W0275264

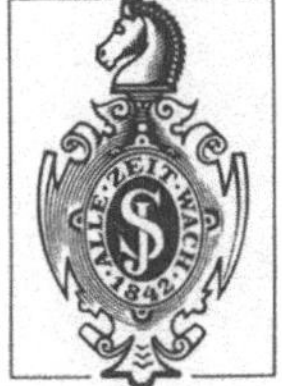
ALLE ZEIT WACH
1842

Z. Lojda R. Gossrau T. H. Schiebler

Enzymhistochemische Methoden

Mit 20 Abbildungen

Springer-Verlag Berlin Heidelberg GmbH

Professor Dr. Zdeněk Lojda
I. Pathologisches Institut der Universität Prag
Studničkova 2, Prag 2/ČSSR

Priv.-Doz. Dr. Reinhart Gossrau
Anatomisches Institut der Universität Würzburg
Koellikerstr. 6, 8700 Würzburg

Professor Dr. Theodor Heinrich Schiebler
Anatomisches Institut der Universität Würzburg
Koellikerstr. 6, 8700 Würzburg

ISBN 978-3-540-07810-4 ISBN 978-3-662-11693-7 (eBook)
DOI 10.1007/978-3-662-11693-7

Library of Congress Cataloging in Publication Data. Lojda, Zdeněk, 1927–. Enzymhistochemische Methoden. Bibliography: p. Includes index. 1. Enzymes-Analysis. 2. Histochemistry. I. Gossrau, Reinhart, joint author. II. Schiebler, Theodor Heinrich, joint author. III. Title. RB48.L64 574.8'21 76–18681

Das Werk ist urheberrechtlich geschützt. Die dadurch begründeten Rechte, insbesondere die der Übersetzung, des Nachdruckes, der Entnahme von Abbildungen, der Funksendung, der Wiedergabe auf photomechanischem oder ähnlichem Wege und der Speicherung in Datenverarbeitungsanlagen bleiben auch bei nur auszugsweiser Verwertung, vorbehalten. Bei Vervielfältigungen für gewerbliche Zwecke ist gemäß § 54 UrhG eine Vergütung an den Verlag zu zahlen, deren Höhe mit dem Verlag zu vereinbaren ist.

© by Springer-Verlag Berlin-Heidelberg 1976
Ursprünglich erschienen bei Springer-Verlag Berlin Heidelberg New York 1976

Die Wiedergabe von Gebrauchsnamen, Handelsnamen, Warenbezeichnungen usw. in diesem Werk berechtigt auch ohne besondere Kennzeichnung nicht zu der Annahme, daß solche Namen im Sinne der Warenzeichen- und Markenschutz-Gesetzgebung als frei zu betrachten wären und daher von jedermann benutzt werden dürften.

Vorwort

Die moderne Enzymhistochemie geht auf die Entwicklung eines Nachweises für die alkalische Phosphatase am histologischen Schnitt von GOMORI (1939) und TAKAMATSU (1939) zurück. Seitdem sind eine Fülle histochemischer Enzymnachweise beschrieben und in die Laborpraxis eingeführt worden. Oft ist es schwierig, insbesondere für den mehr angewandt-histochemisch tätigen Wissenschaftler und für die technischen Mitarbeiter im Labor, den Wert einer enzymhistochemischen Reaktion zu beurteilen und eine richtige Auswahl unter vorhandenen Methoden zu treffen. Hierbei soll das vorliegende Buch helfen. Es enthält nur die *wichtigsten* histochemischen Enzymnachweise, die *alle* selbst erprobt, häufig modifiziert und vielfach mit gutem Erfolg bei den verschiedensten Forschungs- und Routineuntersuchungen an normalen und pathologisch veränderten Organen eingesetzt wurden. Verfahren, mit denen keine Erfahrungen bestehen, oder die unbefriedigende Resultate erbringen, werden erwähnt, aber nicht als Methode empfohlen. Bei der Sammlung handelt es sich daher um eine speziell für die *praktische* Laborarbeit gedachte, kritische Auswahl enzymhistochemischer Methoden. Theoretische Gesichtspunkte finden insoweit Berücksichtigung, als sie zum Verständnis praktisch-histochemischer Probleme und wichtiger funktionell-biochemischer Vorgänge und Zusammenhänge beitragen.
Hervorgegangen ist dieses Buch aus zwei unabhängig voneinander entstandenen Rezeptsammlungen, die vielfach verändert, weitergeführt und den Fortschritten der Forschung angepaßt wurden. Beide Methodensammlungen wurden in histochemischen Kursen erprobt, die wir an verschiedenen Orten und für sehr unterschiedliche Teilnehmerkreise durchgeführt haben. Aus den Fragen der Kursteilnehmer haben wir viel gelernt. Dankbar sind wir für jeden weiteren Hinweis und bitten die Leser und Benutzer dieses Buches, uns auf Schwächen und Mängel unserer Darstellung aufmerksam zu machen. Wir sind uns darüber klar, daß eine Methodensammlung nicht statisch, sondern dynamisch sein muß.
Unser Dank richtet sich an unsere vielen Mitarbeiter, die uns, seitdem wir selbst auf diesem Gebiet tätig sind, z. T. aufopfernd unterstützt haben. Sie namentlich zu nennen ist unmöglich. Dankbar sind wir ferner den Mitarbeitern des Springer-Verlages, Heidelberg, die uns bei den Manuskriptarbeiten stets freundlich und hilfsbereit beraten haben.
Möge dieses Buch dem Fortschritt der Histochemie dienen.

Juni 1976

Z. LOJDA, Prag
R. GOSSRAU, Würzburg
T. H. SCHIEBLER, Würzburg

Inhaltsverzeichnis

A. Einleitung

Enzyme sind Stoffe, die der Katalyse von Reaktionen im Zellstoffwechsel dienen. Sie kommen in allen tierischen und pflanzlichen Organismen vor. Enzyme kann man sowohl biochemisch als auch histochemisch untersuchen. Der Vorteil der histochemischen Methoden besteht darin, daß der Nachweis in situ erfolgt und damit eine Lokalisation von Enzymen in normalen und pathologisch veränderten Zellen und Geweben möglich ist.

Chemisch handelt es sich bei den Enzymen um Makromoleküle, deren wesentlichster Bestandteil Proteine sind. Ihre Fähigkeit zur Katalyse ist an die Anwesenheit aktiver Zentren gebunden, die in der Lage sind, ein Substrat zu spalten. Von dieser Fähigkeit wird bei der Mehrzahl der enzymhistochemischen Nachweismethoden Gebrauch gemacht. Eine andere, in vorliegendem Buch nicht behandelte Methodik besteht im immunhistochemischen Nachweis der Enzyme.

In der Enzymhistochemie kommt es darauf an, das Enzym und das bei der Substratumsetzung anfallende Reaktionsprodukt am Ort des Vorkommens zu erhalten, die Zell- und Gewebsstruktur zu bewahren und ein Produkt der Enzymreaktion mikroskopisch sichtbar zu machen.

B. Allgemeines

I. Bedingungen für enzymhistochemische Nachweise

Folgende Forderungen sind bei jeder enzymhistochemischen Untersuchung zu beachten und möglichst zu erfüllen:

1. Gewebe- und Schnittvorbehandlung sollen die Verteilung und Aktivität des Enzyms unbeeinflußt lassen.
2. Substrat und Hilfsreagentien sollen gleich schnell in alle Zellen und ihre Bestandteile eindringen.
3. Das Substrat soll möglichst nur von einem Enzym umgesetzt werden.
4. Die Hilfsreagentien sollen die Enzymreaktion und das Eindringen des Substrates nicht behindern.
5. Das Produkt der Enzymreaktion soll sich schnell mit dem Hilfsreagens verbinden; dies soll unabhängig vom Zellmilieu ablaufen.
6. Das Endprodukt soll sofort ausgefällt werden, d.h. praktisch unlöslich sein, und zwar sowohl in Wasser als auch in Lipiden. Außerdem soll es amorph (oder mikrokristallin) und stabil sein.
7. Die an der Reaktion beteiligten Substanzen sollen nicht außerhalb der enzymaktiven Orte in der Zelle gebunden oder adsorbiert werden.

All diesen Forderungen kann meistens nicht Rechnung getragen werden. Deshalb stellt im Grunde jede histochemische Enzymreaktion einen Kompromiß dar.

II. Terminologie und Klassifizierung der Enzyme

Enzyme werden durch den Zusatz "-ase" gekennzeichnet und in der Regel nach dem Substrat benannt, das sie spalten. Wird beim histochemischen Nachweis ein anderes Substrat als bei der biochemischen Untersuchung benutzt und ist bisher unbewiesen, daß beide Substrate durch dasselbe Enzym gespalten werden, empfiehlt es sich, bei der Darstellung in situ das Enzym vorläufig nach dem speziellen Substrat zu benennen, z.B. bei einem Enzym, das L-Leucyl-2-naphthylamid angreift, von einer "Leucylnaphthylamidase" zu sprechen.

In der Biochemie hat sich inzwischen eine systematische und rationelle Enzymnomenklatur durchgesetzt (Enzyme Nomenclature, 1972; BARMAN, 1969 a, b; 1974). Danach läßt sich jedes Enzym durch 4 Zahlen charakterisieren. Die 1. Zahl bedeutet, zu welcher von 6 Klassen das Enzym gehört. Klasse 1 sind die Oxidoreductasen, Klasse 2 die Transferasen, Klasse 3 die Hydrolasen, Klasse 4 die Lyasen, Klasse 5 die Isomerasen und Klasse 6 die Ligasen (Synthetasen). Die 2. Zahl bezeichnet die jeweilige Unterklasse, die 3. die zugehörige Unter-Unterklasse, und die 4. Zahl entspricht der Reihennummer des Enzyms innerhalb der betreffenden Unter-Unterklasse. So trägt z.B. die alkalische Phosphatase die Nummer 3.1.3.1. Damit ist gemeint, daß sie zu den Hydrolasen gehört, die Esterbindungen von Monoestern der Phosphorsäure spalten.

III. Reaktionsprinzipien histochemischer Methoden zum Enzymnachweis

1. Fällungsreaktionen

a) Präzipitationsreaktionen mit Metallkationen

(sog. Gomori-Typ)

Die Reaktionen bestehen aus mehreren Schritten, die in verschiedenen Medien durchgeführt werden:

1. Spaltung des Substrates (Primär- oder Spaltungsreaktion). Meistens werden natürliche Substrate verwendet.

2. Fällungsreaktion (Sekundärreaktion). Spaltungs- und Fällungsreaktion laufen in demselben Medium ab. Zur Fällung des durch die Enzymtätigkeit entstandenen Spaltproduktes werden Ca^{2+}-, Pb^{2+}-, Cu^{2+}- oder Ba^{2+}-Ionen zugegeben. Das Präzipitat ist in der Regel mit üblichen Lichtmikroskopen nicht oder nur schlecht sichtbar; erkennbar ist es im Phasenkontrast- oder Polarisationsmikroskop.

3. Sichtbarmachung (Visualisation, Tertiär- oder Umwandlungsreaktionen). Um ein farbiges, lichtmikroskopisch leicht erkennbares Reaktionsprodukt zu erhalten, müssen der Fällungsreaktion 1 oder mehrere Reaktionen angeschlossen werden.

Für die ortsgetreue Präzipitation ist eine ausreichende Konzentration von Metallkationen im Inkubationsmedium erforderlich. Andererseits hemmen die Metallkationen die Enzymaktivität und einige Gewebsstrukturen besitzen Metallophilie. Schließlich ist die Verwechslung des farbigen Reaktionsproduktes mit genuinen Pigmenten oder präformierten Kalkherden kritisch.

Nach dem klassischen Gomori-Prinzip erfolgt der Nachweis von Phosphatasen, Sulfatasen und Cholinesterasen.

Beispiele: Alkalische Phosphatase

1. Spaltungs- und Fällungsreaktion

$$\begin{array}{l} CH_2{-}OH \\ | \\ CH{-}O{-}P(=O)(ONa)_2 \\ | \\ CH_2{-}OH \end{array} \xrightarrow[H_2O\ +\ Ca^{2+}]{\text{Enzym}} \begin{array}{l} CH_2{-}OH \\ | \\ CH{-}OH \\ | \\ CH_2{-}OH \end{array} + Ca_3(PO_4)_2\downarrow$$

2-Glycerophosphat, Na-Salz — Glycerin — Calciumphosphat (weiß)

2. Erste Umwandlungsreaktion (neues Medium)

$$Ca_3(PO_4)_2 + 3\,Co^{2+} \longrightarrow Co_3(PO_4)_2 \downarrow$$

Calcium-phosphat — Kobalt-kationen — Kobaltphosphat

3. Zweite Umwandlungsreaktion (neues Medium)

$$Co_3(PO_4)_2 + 3\,S^{2-} \longrightarrow 3\,CoS \downarrow$$

Kobalt-phosphat — Sulfid-anionen — Kobaltsulfid (schwarz)

Saure Phosphatase

1. Spaltungs- und Fällungsreaktion

$$\begin{array}{l} CH_2{-}OH \\ | \\ CH{-}O{-}P(=O)(ONa)_2 \\ | \\ CH_2{-}OH \end{array} \xrightarrow[H_2O\,+\,Pb^{2+}]{\text{Enzym}} \begin{array}{l} CH_2{-}OH \\ | \\ CH{-}OH \\ | \\ CH_2{-}OH \end{array} + Pb_3(PO_4)_2 \downarrow$$

2-Glycerophosphat, Na-Salz — Glycerin — Bleiphosphat (weiß)

2. Umwandlungsreaktion (neues Medium)

$$Pb_3(PO_4)_2 + 3\,S^{2-} \longrightarrow 3\,PbS \downarrow$$

Bleiphosphat (weiß) — Sulfid-anionen — Bleisulfid (braun-schwarz)

Cholinesterase (ChE; Reaktion nach KARNOVSKY und ROOTS, 1964): Außer Pb^{2+} wird manchmal als Schwermetallkation bzw. Fällungsreagenz 3-wertiges Fe in Form von Kaliumferricyanid (Kaliumhexacyanoferrat(III)) eingesetzt. Allerdings handelt es sich dann nicht mehr um den klassischen Gomori-Typ. Bei dieser Reaktion wird Kaliumferricyanid durch das unter Enzymwirkung aus dem Substrat entstandene Thiocholinjodid zu Kaliumferrocyanid reduziert. Anschließend wird Kaliumferrocyanid mit Cu^{2+}-Ionen als braunes $Cu_2Fe(CN)_6 \cdot 7\,H_2O$ (Hatchett-Braun) ausgefällt. Alle Reaktionen laufen im Inkubationsmedium ab.

1. Primärreaktion

$$\text{Acetylthiocholinjodid} \xrightarrow[+\ H_2O]{\text{ChE}} \text{Thiocholinjodid} + \text{Acetat}$$

2. Sekundärreaktion (Umwandlungsreaktion)

Kaliumferricyanid (Kaliumhexacyanoferrat(III)) —Thiocholinjodid→ Kaliumferrocyanid (Kaliumhexacyanoferrat(II); noch diffusibel)

3. Tertiärreaktion (Fällungsreaktion)

Kaliumferrocyanid (Kaliumhexacyanoferrat(II)) + Cu^{2+} → $Cu_2Fe(CN)_6 \cdot 7\ H_2O$ Hatchett-Braun

Dieses Reaktionsprinzip findet auch zum Nachweis anderer Enzyme Anwendung, besonders in der Ultrazytochemie. Zur Darstellung der sauren Phosphatase oder der unspezifischen Esterase wird Kaliumferricyanid durch Thiolverbindungen reduziert, die aus dem Substrat, z.B. 2-Naphthylthiolphosphat oder Benzamido-phenylthiolacetat freigesetzt werden (HANKER et al., 1972). Zum Nachweis von Oxidoreductasen wird Kaliumferricyanid an Stelle von Tetrazoliumsalzen (s. Tetrazoliumsalz-Methoden) als künstlicher Elektronenakzeptor benutzt (HANKER et al., 1973). Auch bei den Indigogen-Methoden, bei denen Kaliumferricyanid als Oxidationsmittel dient, kann die Bildung von Hatchett-Braun zur Enzym-Darstellung verwendet werden. Jedoch ist hier in noch höherem Maße als bei den Cholinesterasen mit Diffusionsartefakten zu rechnen.

Alle Reaktionen, bei denen mikroskopisch sichtbares Hatchett-Braun entsteht, lassen sich entweder direkt auswerten oder es werden weitere Reaktionsschritte angeschlossen. Entweder wird mit Thiocarbohydrazid, das sich an Hatchett-Braun anlagert, Osmiumsäure (OsO_4) in Osmiumschwarz umgewandelt oder Hatchett-Braun wirkt als Metallkatalysator bei der oxidativen Polymerisation von Diaminobenzidin. Dieses Polymerisat reagiert in einer Folgereaktion mit OsO_4. Als Endprodukt entsteht wieder wasser- und fettunlösliches Osmiumschwarz.

b) Simultane Azokupplung

(Simultankupplung)

Hierbei handelt es sich um 2-Schritt-Reaktionen.
1. Spaltung des Substrates (Primär- oder Enzymspaltungsreaktion). Als Substrate dienen Naphtholderivate, und zwar vor allem 1- oder 2-Naphthol- und Naphthol-AS-Verbindungen (Naphtholanilidsäure). Durch die Tätigkeit des Enzyms wird Naphthol bzw. Naphthol-AS (primäres Reaktionsprodukt) gebildet.
2. Kupplungs- und Fällungsreaktion (Sekundärreaktion). Mit dem primären Reaktionsprodukt reagiert ein als Kupplungsreagenz angebotenes Diazoniumsalz, wodurch ein wasserunlöslicher (aber etwas fettlöslicher Azofarbstoff entsteht (sekundäres Reaktionsprodukt).

Nach dem Prinzip der simultanen Azokupplung können Phosphatasen, Glykosidasen, Esterasen und Peptidasen dargestellt werden.

Substrate: Verwendet werden unsubstituierte und substituierte Naphthol- sowie Naphthylaminderivate. Unter den substituierten Naphtholderivaten werden überwiegend Naphthol-AS- und 6-Bromnaphthol-Verbindungen benutzt. Die Derivate der Naphthole dienen zum Nachweis von Phosphatasen, Glykosidasen und Esterasen, die des Naphthylamins von Peptidasen.

Im allgemeinen erfolgt der Umsatz der Derivate unsubstituierter Naphthole schneller als der der Naphthol-AS-Verbindungen. Unter den unsubstituierten Naphtholsubstraten sind die Abkömmlinge des 1-Naphthols für histochemische Zwecke besser geeignet als die des 2-Naphthols. Von den vielen kommerziellen Naphthol-AS-Verbindungen sind nur wenige für die enzymhistochemische Praxis wichtig, und zwar Naphthol-AS-BI-, Naphthol-AS-D-, Naphthol-AS-MX- und Naphthol-AS-TR-Substrate. Von den Derivaten der Naphthylamine sind die des 4-Methoxy-2-naphthylamins den unsubstituierten 2- oder 1-Naphthylaminen wegen ihrer höheren Kupplungsgeschwindigkeit bei gleich hoher Spaltungsrate (GOSSRAU, 1974) vorzuziehen. Aus der Gruppe der unsubstituierten Naphthylaminderivate sind die 1-Naphthylamin- den 2-Naphthylaminabkömmlingen überlegen (LOJDA, 1975 b).

Kuppler (Diazoniumsalze): Die zahlreichen im Handel befindlichen stabilen Diazoniumsalze tragen die Bezeichnung "Fast" bzw. "Echt", gefolgt von der Farbenbezeichnung, die das betreffende Diazoniumsalz nach Kupplung mit 2-Naphthol ergibt, sowie bestimmten Buchstaben ggf. in Kombination mit Zahlen, die mit dem chemischen Aufbau des Fast-Salzes zusammenhängen. So bedeuten im Fall von Fast Blue B (Echtblausalz B; die englischen Bezeichnungen werden verwendet, weil sie heute international üblich sind) "Fast" ein stabiles Salz, "Blue" die Farbe, die nach Kupplung mit 2-Naphthol entsteht und B weist auf die chemische Formel hin. Im Fall von Fast Blue B handelt es sich um o-Dianisidin.

Praktisch wichtige Diazoniumsalze: Fast Blue B = tetrazotiertes o-Dianisidin, Fast Blue BB = diazotiertes 4-Benzamido-2,5-diäthoxyanilin, Fast Blue RR = diazotiertes 4-Benzamido-2,5-dimethoxyanilin, Fast Red TR = diazotiertes 5-Chlor-2-toluidin und Fast Garnet GBC (Echtgranatsalz GBC) = diazotiertes o-Azotoluol.

Die kommerziellen stabilen Diazoniumsalze kommen normalerweise als Diazoniumchlorid-Zinkchlorid-Doppelsalze, Fluoborate oder Naphthalindisulfonate vor; nur wenige Diazoniumsalze existieren als reine Chloride. Viele Diazoniumsalze enthalten als Stabilisatoren außerdem Aluminium-, Natrium-, Magnesium- und Zinksulfate. Die Menge zur Kupplung fähiger Substanz beträgt in den meisten Diazoniumsalz-Chargen nur ca 20%.

Für den bei weitem größten Teil der enzymhistochemischen Reaktionen ist Hexazonium-p-rosanilin das Diazoniumsalz der Wahl. Es wird nicht als stabiles Salz geliefert und muß immer erst hergestellt werden.

Kriterien bei der Arbeit mit Diazoniumsalzen: Vor allem ist auf Stabilität der Diazoniumsalze im Inkubationsmedium, Kupplungsgeschwindigkeit, Hemmrate und Partikelgröße des gebildeten Azofarbstoffs zu achten.

Die *Stabilität* der Diazoniumsalze im Inkubationsmedium hängt vom pH, von der Temperatur, der Konzentration und der Art des Diazoniumsalzes ab. Je höher das pH, um so instabiler ist das Salz, d.h. um so schneller sein Zerfall. Die Zerfallsprodukte verursachen - außer der in geringem Maße ablaufenden Diazoniumreaktion mit einigen Aminosäuren der Gewebsproteine - die artefizielle Anfärbung des Schnitthintergrundes. Die Instabilität der Diazoniumsalze bei alkalischem pH und 37°C kann eine Erneuerung des Inkubationsmediums erforderlich machen. - Verglichen miteinander ist bei identischen Bedingungen unter den aufgeführten Diazoniumsalzen Fast Red TR stabiler als Fast Blue BB und RR; Fast Blue B ist am instabilsten.

Die *Kupplungsgeschwindigkeit* hat für die korrekte Lokalisation des Enzyms entscheidende Bedeutung. Sie wird vor allem vom pH und dem Kupplungspartner (dem primären Reaktionsprodukt) beeinflußt. Bei den substituierten und unsubstituierten Naphtholen steigt die Kupplungsgeschwindigkeit mit zunehmendem pH an, so daß beim Nachweis der alkalischen Phosphatase bessere Voraussetzungen für eine ortsgetreue Lokalisation gegeben sind als bei der Darstellung der neutralen Glykosidasen (Glucoamylase, Lactase); bei den sauren Hydrolasen (saure Phosphatase, Glykosidasen) sind die Bedingungen für eine korrekte Lokalisation am schlechtesten. Verglichen mit Naphtholen kuppeln die Naphthylamine im Bereich von pH 6-8 langsamer.

Oft ist ein Kompromiß zu schließen, d.h. ein pH zu wählen, der zwar für die Enzymaktivität nicht optimal ist, bei dem aber die Kupplungsreaktion für eine exakte Lokalisation des Azofarbstoffs schnell genug vor sich geht und gleichzeitig das Enzym noch ausreichend aktiv ist.

Hemmrate: Die einzelnen Enzyme werden durch die Diazoniumsalze unterschiedlich stark gehemmt. Bei gegebenem Enzym sind für die Hemmwirkung der Diazoniumsalze das Salz selbst, seine Stabilisatoren (z.B. Al^{3+}, Mg^{2+}, Zn^{2+}) und seine Konzentration verantwortlich. Weiterhin hängt die Inhibitionsrate vom pH ab, bei dem die Nachweisreaktion abläuft. Auf Grund der Inhibition durch Diazoniumsalze wäre es einerseits angebracht, bei Simultankupplungsreaktionen mit möglichst kleinen Konzentrationen zu arbeiten. Andererseits erfordert eine gute Lokalisation des Reaktionsproduktes ausreichend hohe Kupplungsgeschwindigkeiten, die von einer bestimmten Mindestmenge Diazoniumsalz abhängen. Ein guter Kompromiß liegt bei den stabilen Diazoniumsalzen in der Größenordnung von 1 mg/ml (bei Diazoniumsalzen vorzüglicher Qualität, die einen hohen Anteil an effektivem Kuppler haben, genügen auch 0,5 mg/ml, z.B. bei Fast Blue B "reinst", Serva), für Hexazonium-p-rosanilin bei 0,03-0,09 ml/ml und für hexazotiertes Neufuchsin bei 0,008-0,015 ml/ml.

Partikelgröße: Sie hängt von den Kupplungspartnern und von der Gewebevorbehandlung ab. Bei enzymhistochemischen Untersuchungen an Paraffinschnitten erscheinen die meisten Azofarbstoffe amorph oder mikrokristallin, wogegen sie in Kryostat- bzw. Gefrierschnitten von fixiertem oder frischem Material ohne Lipidextraktion vorwiegend granulär ausfallen. Nur Hexazonium-p-rosanilin und hexazotiertes Neufuchsin und unter den stabilen Diazoniumsalzen Fast Blue B erlauben auch in Verbindung mit Kryostat- bzw. Gefrierschnitten amorphe Reaktionsprodukte, die für exakte Aussagen über die intrazelluläre Lokalisation von Enzymen benötigt werden.

Beispiel: Alkalische Phosphatase

1. Primärreaktion (Enzymspaltungsreaktion)

1-Naphthylphosphat, Na-Salz $\xrightarrow[H_2O]{\text{Enzym}}$ Na_2HPO_4 + 1-Naphthol

ONa
P=O
ONa
OH

1-Naphthylphosphat, Na-Salz

Dinatrium-hydrogenphosphat

1-Naphthol

2. Sekundärreaktion (Kupplungsreaktion)

2 1-Naphthol + Fast Blue B (Cl⁻ N≡N⁺–Ar(OCH₃)–Ar(OCH₃)–N⁺≡N Cl⁻) → Azofarbstoff ↓

c) Indigogen-Methoden

Hierbei handelt es sich um Reaktionen, die in 2 Schritten und in demselben Inkubationsmedium ablaufen.

1. Spaltung des Substrates (Primär- oder Enzymspaltungsreaktion). Als Substrate werden Indoxyl- oder Indolylaminderivate verwendet. Durch die Tätigkeit des Enzyms entstehen Indoxyl bzw. Indolylamin.
2. Fällungsreaktion (Sekundärreaktion). Das vom Enzym freigesetzte Indoxyl bzw. Indolylamin wird zu blauem Indigo oxidiert, das am Ort seiner Entstehung als unlöslicher blauer Farbstoff ausfällt. Damit die Reaktion schnell genug abläuft, wird dem Medium ein Oxidationsmittel zugesetzt. Ist nur Luftsauerstoff anwesend, wird Indoxyl so langsam zu Indigo oxidiert, daß Diffusionsartefakte entstehen. Diese kommen dadurch zustande, daß Indoxyl löslich ist und im Gewebe zu Orten mit aktiver Peroxidase oder Pseudoperoxidase diffundiert. Hier findet die Oxidation von Indoxyl zu Indigo statt.

Die Oxidationsgeschwindigkeit ist pH-abhängig; im alkalischen Milieu geht die Oxidation schneller als im sauren Bereich vor sich. In jedem Fall ist es nötig, dem Inkubationsmedium ein Oxidationsmittel (Kaliumferricyanid, Phenazinmethosulfat, Tetrazoliumsalz) zuzugeben. Hierbei besteht die Gefahr, daß schwach gefärbte oder ungefärbte Produkte entstehen. Die Lokalisation des Reaktionsproduktes wird von Gewebevorbehandlung, untersuchtem Enzym, der Stellung und Zahl der Substituenten am Indolring (besonders gut geeignet sind 5-Brom-4-chlor-Derivate) und dem Typ des Oxidationsmittels beeinflußt (s.o.). Wird ein Tetrazoliumsalz benutzt, zeigt abgelagertes Formazan die Enzymaktivität an (s.S. 13). Dient Kaliumferricyanid als Oxidationsmittel, kann durch Zugabe von Cu^{2+} zum Inkubationsmedium Hatchett-Braun entstehen (vgl. S. 6).

Mit Indigogen-Methoden können unspezifische Esterasen, Cholinesterasen, Glykosidasen, Phosphatasen und Peptidasen nachgewiesen werden.

Beispiel: Unspezifische Esterase

1. Primärreaktion (Enzymspaltungsreaktion)

X–Indoxylester (–O–COR, NH) —Enzym / H_2O→ X–Indoxyl (–OH, NH) + RCOOH

Indoxylester   Indoxyl

COR=Acetyl, Butyryl
X=Br, Cl

2. Sekundärreaktion (Fällungsreaktion)

X–Indoxyl (–OH, NH) + X–Indoxyl (–OH, N) —Oxidation→ X–Indigo–X ↓

Indoxyl   Indoxyl   Indigo

d) Tetrazolium-Methoden

Die Reaktion umfaßt mehrere Schritte, die alle in einem Medium ablaufen:

1. Substratoxidation. Verwendet werden natürliche Substrate.
2. Coenzym-Reduktion. Sie kommt dadurch zustande, daß die bei der Substratoxidation frei gewordenen H^+-Ionen das dem Inkubationsmedium beigegebene NAD^+ ($NADP^+$) zu NADH (NADPH) reduzieren.
3. Reduktion einer im Gewebe vorhandenen Tetrazoliumreductase oder eines dem Inkubationsmedium zugesetzten Elektronenakzeptors,

z.B. Phenazinmethosulfat (PMS).

4. Tetrazoliumsalz-Reduktion. Ein wasserlösliches, dem Inkubationsmedium zugegebenes Tetrazoliumsalz wird durch den reduzierten Akzeptor (reduzierte Tetrazoliumreductase oder reduziertes PMS) zu einem wasserunlöslichen und in Abhängigkeit vom gewählten Tetrazoliumsalz unterschiedlich lipidlöslichem Formazan reduziert.

Mit Tetrazoliummethoden können Dehydrogenasen und Monoaminooxidase nachgewiesen werden.

Beispiel: Lactat-Dehydrogenase (LDH)

1. Substratoxidation

$$CH_3{-}CHOH{-}COONa \xrightarrow{LDH} CH_3{-}CO{-}COONa + H^+$$

Natrium-Lactat → Natrium-Pyruvat

2. Coenzym-Reduktion

$$NAD^+ \xrightarrow{H^+} NADH$$

3. Tetrazoliumreductase(oder PMS)-Reduktion

Tetrazoliumreductase oder PMS $\xrightarrow{NADH}$ reduzierte Tetrazoliumreductase oder reduziertes PMS

4. Tetrazoliumsalz-Reduktion

$$R_1{-}C{\Large\lt}^{N{-}N{-}R_2}_{N{-}\overset{+}{N}{-}R_3}\ Cl^- \xrightarrow[\text{Akzeptor}]{\text{reduzierter}} R_1{-}C{\Large\lt}^{N{-}\overset{H}{N}{-}R_2}_{N{=}N{-}R_3}\downarrow + H^+ + Cl^-$$

Tetrazoliumchlorid → Formazan

R_1, R_2 und R_3 = Substituenten

Die Reduktion der Tetrazoliumsalze zu Formazan kann auch in Verbindung mit Indolylderivaten zum Nachweis der alkalischen Phosphatase (s.S. 62) und von Peptidasen verwendet werden (s.S. 179). Weiterhin besteht die Möglichkeit, Tetrazoliumsalz-Verfahren dort einzusetzen, wo Reaktionen unter Mitwirkung von 1 oder mehreren Hilfsenzymen ablaufen (sog. Mehrschrittreaktionen). In diesem Fall enthält das Inkubationsmedium Substrat, Tetrazoliumsalz und Hilfsenzym(e). Allerdings ist bei diesen Verfahren die Diffusionsgefahr wesentlich größer als bei den Methoden, an denen nur das nachzuweisende Enzym beteiligt ist. - Bei der Verwendung von Hilfsenzymen muß immer mit Gelmedien gearbeitet werden.

Tetrazoliumsalz-Methoden mit Hilfsenzymen können dann verwendet werden, wenn das primär wirksame Enzym keine Oxidoreductase ist, das Reaktionsprodukt aber in einem späteren Schritt von einer Oxidoreductase, die als Hilfsenzym dient, umgesetzt wird.

> Mit Tetrazoliumsalzmethoden, bei denen Hilfsenzyme dem Inkubationsmedium zugesetzt werden, können Fructosediphosphat-Aldolase, Hexokinase und Phosphoglucoisomerase nachgewiesen werden.

Beispiel: Fructosediphosphat-Aldolase (ALD) mit der NAD^+-abhängigen Glyceraldehyd-3-phosphat-Dehydrogenase (GAPDH) als Hilfsenzym

H_2C-O-P | $C=O$ | $HO-C-H$ | $H-C-OH$ | $H-C-OH$ | H_2C-O-P

D-Fructose-1,6-diphosphat

$\xrightleftharpoons{\text{ALD}}$

H_2C-O-P | $C=O$ | $HO-CH_2$ — Dihydroxyacetonphosphat

+

$H-C=O$ | $H-C-OH$ | H_2C-O-P — D-Glyceraldehyd-3-phosphat

$NAD^+ \rightarrow NADH$ (s. LDH) — GAPDH (Hilfsenzym)

$\downarrow$

$C(=O)OH$ | $H-C-OH$ | H_2C-O-P

3-Phospho-D-glycero-phosphat

Hilfsenzyme können auch Oxidasen sein, z.B. Glucoseoxidase (GO), die bei der Oxidation von D-Glucose reduziert wird. Unter Vermittlung von Phenazinmethosulfat (PMS) wird Wasserstoff auf ein

Tetrazoliumsalz übertragen, das dadurch in Formazan übergeht (gekoppelte GO-Tetrazoliumsalz-Reaktion). Dieser Mechanismus gestattet die Darstellung der Disaccharidasen mit ihren natürlichen Substraten, die als Spaltprodukt D-Glucose liefern:

$$\text{Disaccharid} + H_2O \xrightarrow{\text{Disaccharidase}} \text{D-Glucose} + \text{Hexose.}$$

D-Glucose + O_2 + H_2O → D-Gluconat + H_2O_2

GO — reduziertes GO

PMS — reduziertes PMS

↓ Formazan — Tetrazoliumsalz

Alternativ kann bei der Glucoseoxidation auch Wasserstoffperoxid (H_2O_2) als Indikator der Disaccharidase-Aktivität dienen; man bedient sich der Peroxidase (PO) als weiterem Hilfsenzym und Diaminobenzidin (DAB) als Indikator (gekoppelte GO-PO-Reaktion).

$$\text{Disaccharid} + H_2O \xrightarrow{\text{Disaccharidase}} \text{D-Glucose} + \text{Hexose}$$

$$\text{D-Glucose} + O_2 + H_2O \xrightarrow[\text{(1. Hilfsenzym)}]{\text{GO}} \text{D-Gluconat} + H_2O_2$$

$$H_2O_2 + \text{DAB} \xrightarrow[\text{(2. Hilfsenzym)}]{\text{PO}} \text{brauner Farbstoff}\downarrow + 2\,H_2O$$

DAB

2. Sukzedane Azokupplung

(Postkupplung)

Hierbei handelt es sich um Methoden in 2 Schritten, bei denen die

1. Enzymspaltungsreaktion (Primärreaktion) und
2. Kupplungsreaktion (Sekundärreaktion)
in verschiedenen Medien durchgeführt werden.

Als Substrate dienen substituierte Naphthole (überwiegend Naphthol-AS-BI-, 6-Brom- oder 6-Benzoyl-2-naphthylverbindungen). Während die Substrate löslich sind, gelten die freigesetzten Naphthole als schwer löslich. Als Kuppler werden wieder Diazoniumsalze verwendet (s.o.). Der Vorteil der Postkupplung besteht darin, daß die Enzymreaktion in Abwesenheit der als Hemmer wirkenden Diazoniumsalze abläuft. Der Nachteil dieser Technik sind Artefakte, die durch die Diffusion der primären Reaktionsprodukte (Naphthol-AS-BI, 6-Brom-2-naphthol, 6-Benzoyl-2-naphthol) und ihrer Bindung an enzymfreie Strukturen resultieren. Daher wird die Postkupplung mit Gewinn nur in solchen Fällen eingesetzt, bei denen keine andere Möglichkeit der Enzymdarstellung besteht, z.B. meistens bei der Hetero-ß-Galaktosidase oder, wenn Diffusionsartefakte nicht stören, z.B. bei der Untersuchung von sauren Phosphatasen und Glykosidasen nach elektrophoretischer Auftrennung von Homogenaten (zur Entwicklung von Zymogrammen).

3. Synthesereaktionen

Mit diesem Reaktionsprinzip werden Glucosyltransferasen dargestellt.

Die Reaktion erfolgt in 2 Schritten:
1. Synthesereaktion. Das Enzym setzt aus einem diffusiblen Substrat (Uridin-5'-diphosphatglucose, D-Glucose-1-phosphat) D-Glucose frei und bildet daraus ein Polyglucan mit wesentlich geringerer Löslichkeit als die des Substrates.
2. Visualisation. Das synthetisierte Polyglucan wird mit Lugolscher Lösung oder der Perjodsäure-Schiff-Reaktion sichtbar gemacht.

4. Substratfilmverfahren

Technisch werden diese Methoden so durchgeführt, daß die auf einem Objektträger aufgezogenen Kryostatschnitte mit einem Film überdeckt werden, der ein hochmolekulares Substrat enthält bzw. daraus besteht. Das nachzuweisende Enzym spaltet das über dem Ort seines Vorkommens als Film vorliegende hochmolekulare Substrat in lösliche niedermolekulare Produkte. Wird nach Abschluß der Reaktion der Film gefärbt, färben sich die Orte der Enzymtätigkeit nicht mehr an. - Während bei Synthesereaktionen durch das nachzuweisende Enzym höhermolekulare (schwer lösliche) Verbindungen entstehen, werden bei der Substratfilmmethode niedermolekulare (leicht lösliche) Produkte gebildet.

Substratfilmmethoden finden zum Nachweis von Proteinasen, Nucleasen und Amylasen Verwendung.

IV. Artefakte und Kontrollen

Bei allen histochemischen Enzymnachweisen können Artefakte entstehen. Jeder einzelne Schritt, von der Materialgewinnung bis zum Eindecken der Schnitte, kann hierzu Anlaß geben. Die Gefahrenquellen sind bei den einzelnen Methoden unterschiedlich. Aus diesem Grunde erfolgt die Besprechung der Artefaktmöglichkeiten bei jeder einzelnen Nachweismethode (s.u.).

Um Fehlbeurteilungen zu vermeiden, sind bei jedem Enzymnachweis Kontrollreaktionen erforderlich. Auch hierauf wird bei den einzelnen Enzymnachweisen eingegangen.

V. Korrelation histochemischer und biochemischer Befunde

Für die praktische Arbeit ist es häufig wichtig, biochemische und histochemische Untersuchungen zu korrelieren. Biochemie und Histochemie ergänzen sich. In der Enzymhistochemie geht es vor allem um die Lokalisation, in der Biochemie um Aktivitätsbestimmungen von Enzymen. Allerdings kann man auch mit biochemischen Techniken Enzyme lokalisieren und in der Enzymhistochemie quantifizieren. Zwischen biochemischen und histochemischen Untersuchungsverfahren bestehen grundsätzliche Unterschiede.

Biochemische Aktivitätsbestimmungen werden meistens in Überständen nach einfacher Zentrifugation von Homogenaten durchgeführt. Die im Sediment vorhandenen Enzymaktivitäten bleiben unberücksichtigt. Dies kann bei strukturgebundenen Enzymen zu falschen Schlüssen führen, z.B. bei den Disaccharidasen. Ferner sind die Enzyme bei biochemischen Untersuchungen in der Regel gleichmäßig im Medium verteilt, haben ungehinderten Zugang zum Substrat, arbeiten bei optimalem pH und bei einer Substratkonzentration, die eine Reaktion 0. Ordnung gewährleistet; das Enzym ist mit Substrat gesättigt und die Reaktionsgeschwindigkeit daher unabhängig von der Substratkonzentration. Die unter diesen definierten kinetischen Bedingungen ermittelte Enzymaktivität läßt sich durch die während einer bestimmten Zeit erfolgte Substratabnahme bzw. Spaltproduktzunahme bezogen auf Feucht- oder Trockengewicht, Protein- oder DNA-Menge ausdrücken, z.B. in Form von µMolen Substrat, die in einer Minute von dem in 1 mg Gesamtprotein enthaltenem Enzym umgesetzt worden sind (µM/min/mg; spezifische Enzymaktivität). Für die intrazellulären Enzyme ist die DNA-Menge die optimale Bezugsgröße. Die mit den übrigen Bezugsgrößen erhobenen Resultate können das wirkliche Bild vor allem in fetalen bzw. embryonalen und pathologisch veränderten Organen verzerren. Aber auch bei der DNA-Menge als Bezugsgröße der Wahl handelt es sich nur um Durchschnittswerte, so daß Enzymaktivitätsdifferenzen zwischen einzelnen Zellen verborgen bleiben.

Wenn mit biochemischen Methoden zusätzlich die intrazelluläre Enzymverteilung untersucht werden soll, analysiert man Fraktionen, die durch Differentialzentrifugation von Homogenaten (manchmal in Dichtegradienten) gewonnen werden, und zwar die Kern-, Mitochondrien-, Lysosomen- und Mikrosomenfraktion sowie den Überstand. Auch spezielle Oberflächenstrukturen, z.B. Bürstensäume, lassen sich isolieren. Zu berücksichtigen ist aber, daß Fraktionen nicht rein sind, d.h. nicht ausschließlich die zu untersuchende Organelle enthalten. Darüber hinaus kann es zur Verlagerung von Enzymen kommen; z.B. ist es möglich, daß das Enzym im Überstand, der dem "Zytosol" entsprechen soll, erst sekundär in diese Fraktion hineingelangt. Außerdem ist die mikrosomale Fraktion ein Präparationsartefakt; in ihr kommen hauptsächlich Fragmente des endoplasmatischen Retikulums, aber auch andere Membranbruchstücke vor. Die Existenz eines Enzyms in einer bestimmten Fraktion muß deshalb *nicht* unbedingt seine tatsächliche Lokalisation widerspiegeln.

Demgegenüber wird mit histochemischen Methoden die Lokalisation *und* Aktivität von Enzymen in Schnitten erfaßt. Bei der Schnittherstellung kann es zu beträchtlichen Verlusten an Enzymaktivitäten kommen. Ferner werden Enzyme, die nicht fest strukturgebunden sind, teilweise oder ganz bei der Fixation aus dem Gewebe herausgeschwemmt oder diffundieren ins Inkubationsmedium; deswegen lassen sich mit den üblichen histochemischen Methoden immer nur primär festgebundene oder sekundär durch Fixation immobilisierte Enzyme darstellen. Darüber hinaus können entweder die Fixation oder die Montage frischer Schnitte die Eigenschaften der Enzyme verändern und vermindern meistens auch ihre Aktivität. - Der Kontakt zwischen Substrat und Enzym ist beim histochemischen Nachweis dadurch erschwert, daß die Substrate Membranen passieren müssen, z.B. das Plasmalemm oder die Lysosomen- und Mitochondrienmembran. - Die Heterogenität der intrazellulären Enzymverteilung dürfte jedoch trotz der mit der Gewebevorbehandlung verbundenen Alteration der Zellen und ihrer Bestandteile weitgehend erhalten bleiben.

Da es bei Nachweisen in situ primär um die Lokalisation der Enzyme geht, sind häufig keine optimalen Reaktionsbedingungen möglich, d.h. die gewählte Substratkonzentration garantiert oft keine Reaktion 0. Ordnung. Soll aber quantifiziert werden, ist es nötig die Enzymaktivität nicht nur ortsgetreu zu lokalisieren, sondern auch ihre Aktivitätsdifferenzen korrekt zu erfassen. Entscheidende Bedeutung kommt dabei neben der Substratkonzentration der Schnittdicke und der Inkubationszeit zu.

Für biochemische Messungen werden in der Regel *Substratkonzentrationen* benutzt, die etwa das 10fache der sog. Michaelis-Konstante (K_m) des zu untersuchenden Enzyms für das jeweilige Substrat betragen (Die K_m entspricht der Substratkonzentration, bei der die Enzymreaktion mit halbmaximaler Reaktionsgeschwindigkeit abläuft.) Für die meisten enzymhistochemischen Nachweise fehlen derartige Angaben, obwohl sich das Problem geeigneter Substratkonzentrationen bei Enzymdarstellungen in situ grundsätzlich an Polyacrylamidmembranen mit inkorporierten Enzymen untersuchen läßt (van DUIJN u. van der PLOEG, 1970). Derartige Membranen können entweder biochemisch oder histochemisch aufgearbeitet werden und geben darüber Auskunft, ob das betreffende histochemische Medium überhaupt in der Lage ist, verschiedene Enzymaktivitäten richtig widerzuspiegeln.

Die *Schnittdicke* beeinflußt die Penetration bzw. die Diffusion des Substrates zum Enzym im Schnitt negativ, so daß möglichst dünne Schnitte verwendet werden sollten. Die erlaubte Schnittdicke hängt vor allem von der Umsatzzahl des jeweiligen Substrates ab, d.h. davon, wieviel Substratmoleküle das Enzym pro min umsetzt. Je kleiner die Umsatzzahl ist, desto dicker können die Schnitte sein.

Die *Inkubationszeit* geht in das Resultat ähnlich wie bei biochemischen Messungen mit folgenden Einschränkungen ein: Die bei den meisten histochemischen Enzymnachweisen anfallenden primären und/oder sekundären Reaktionsprodukte können den Zugang weiteren Substrates zum Enzym dadurch erschweren, daß es als Folge des sog. clog-Effektes letztlich von Reaktionsprodukt eingemauert wird. Dies dürfte speziell in Zellen mit hoher Enzymaktivität eine Rolle spielen und würde bedeuten, daß nach einer bestimmten Zeit zunächst vorhandene Aktivitätsdifferenzen zunehmend ausgeglichen werden können. Schließlich besteht die Möglichkeit, daß die zur Sichtbarmachung des primären Reaktionsproduktes notwendigen Indikatoren, z.B. Tetrazolium-, Diazonium- und Schwermetallsalze die zu untersuchende Enzymaktivität vermindern können.

Stehen jedoch Inkubationsmedien zur Verfügung, die tatsächlich vorhandene Enzymaktivitätsdifferenzen ortsgetreu und ohne größere Aktivitätsverluste aufdecken, kann auch bei histochemischen Untersuchungen quantifiziert werden, z.B. auf zytophotometrischem, interferenzmikroskopischem und mikrodensitometrischem Wege. Als Maß der Enzymaktivität kann man auch die Inkubationszeit benutzen, die gerade zur Bildung einer mikroskopisch sichtbaren Menge Reaktionsprodukt an einer bestimmten Stelle im Schnitt nötig ist.

C. Vorbereitung des Gewebes

Alle Arbeitsgänge haben zum Ziel, die nachzuweisenden Enzyme am Ort ihres Vorkommens mit unveränderter Aktivität zu erhalten. Hierzu ist eine auch im morphologischen Sinne vorzügliche Strukturerhaltung notwendig. Häufig lassen sich jedoch nicht alle Forderungen gleichzeitig erfüllen.

I. Gewebsentnahme

Das Gewebe ist so schnell als möglich nach der Entnahme (Biopsie, tierisches Material) zu bearbeiten; Autolyseprozesse können nämlich die Lokalisation und Aktivität mancher Enzyme verändern. Das Volumen bzw. die Menge des für die Untersuchung bestimmten Materials hängt von der Fragestellung, der Art der Gewebevorbehandlung und vom Organ ab. Soll die intrazelluläre Lokalisation untersucht werden, müssen die Gewebsstücke klein sein. Die Kantenlänge soll 1 cm nicht überschreiten. Geht es lediglich um die Zuordnung von Enzymen zu Zellen und Geweben, können größere Stücke verwendet werden. Bei Stückfixation mit Glutaraldehyd sollen die zu fixierenden Gewebsportionen unabhängig vom Organ eine Kantenlänge von maximal 5 mm nicht überschreiten, während man bei Stückfixation in einem Gemisch aus Form- und Glutaraldehyd und vor allem in reinem Formaldehyd größere Stücke benutzen kann. Im Fall dünnwandiger Hohlorgane, z.B. dem Darm, ist es möglich, größere Stücke als bei der Untersuchung von Niere oder Leber zu fixieren.

II. Weiterverarbeitung

Die Art der Weiterverarbeitung hängt vom *Enzym*, das untersucht werden soll, von der *Fragestellung* und von der *Nachweismethode* ab. Sollen Enzyme dargestellt werden, die gegenüber chemischen Fixantien, z.B. Aldehyden empfindlich sind, verbietet sich die Fixation oder sie ist nur mit Einschränkungen angebracht. Solche Enzyme untersucht man besser an frischen Geweben (Mehrzahl der Dehydrogenasen, Transferasen, Cytochromoxidasen, Lyasen). Dagegen überstehen andere Enzyme (Tetrazoliumreductasen, zahlreiche Hydrolasen, einige Peroxidasen) Fixation relativ gut, und lassen sich daher auch in fixiertem Material zufriedenstellend nachweisen. Wenn die Erfassung der Gesamtaktivität gewünscht ist, müssen Schnitte von frischem Material benutzt werden; außerdem ist dafür Sorge zu tragen, daß der lösliche Enzymanteil, der bei manchen Enzymen den größeren Teil der Aktivität ausmacht, während der Inkubation der Schnitte nicht in Lösung geht; dies ist durch Verwendung von Gelmedien und/oder semipermeablen Membranen als Diffusionsschutz möglich. Steht die intrazelluläre Lokalisation im Vordergrund, muß für eine besonders gute Strukturerhaltung gesorgt werden.

Der *Typ der Nachweisreaktion* beeinflußt die Wahl der Gewebevorbehandlung ebenfalls. Z.B. läßt sich die alkalische Phosphatase im Bürstensaum mit dem Metallsalzverfahren nach jeder Gewebevorbehandlung gut darstellen. Handelt es sich aber um die Erfassung des gleichen Enzyms im Golgi-Apparat, fällt der Nachweis mit der Gomori-Reaktion nur in Schnitten von Aldehyd-fixiertem Material zufriedenstellend aus, obwohl die Darstellung der alkalischen Phosphatasen in gefriergetrockneten Kryostatschnitten mit Azokupplungsverfahren an gleicher Stelle ausgezeichnet gelingt. Bei gegebener Gewebevorbehandlung hat sich nicht nur bei der alkalischen, sondern auch bei der sauren Phosphatase, den Esterasen und Glykosidasen die Auswahl von Substrat und Kupplungssalze an der Art der Vorbehandlung zu orientieren. So ist die lysosomale Lokalisation der sauren Phosphatase in gefriergetrocknetem Material besonders nach Paraffineinbettung mit den meisten Naphthol-AS-phosphaten und vielen Diazoniumsalzen möglich, während an Gefrierschnitten von stückfixiertem Gewebe der Nachweis nur mit Naphthol-AS-BI-, Naphthol-AS-TR-, Naphthol-AS-BO- und Naphthol-AS-LC-phosphat und Hexazonium-p-rosanilin gelingt (LOJDA et al., 1964). Umgekehrt muß sich manchmal die Art der Gewebevorbehandlung nach den im Labor vorhandenen Reagentien richten. Soll die saure Phosphatase in den Lysosomen nachgewiesen werden und sind nur die Reagentien für die Gomori-Reaktion erreichbar, ist das zu untersuchende Gewebsstück in Aldehyden zu fixieren; an gefriergetrockneten Schnitten sind die Ergebnisse schlecht. Im Detail wird darauf bei den einzelnen Methoden eingegangen.

1. Frisches Gewebe

a) Einfrieren

Das Einfrieren soll die im lebenden Organismus ablaufenden Stoffwechselvorgänge momentan unterbrechen und sie etwa in dem Zustand belassen, in dem sie sich im Augenblick des Gefrierstops befinden. Außerdem sollen Autolyseprozesse unterbunden, das Gewebe gehärtet und damit schneidbar werden. Die Aktivität der meisten Enzyme ändert sich durch das Einfrieren kaum.

Das Einfrieren muß äußerst schnell erfolgen, um die Zellen und ihre Bestandteile möglichst wenig zu schädigen (Gefahr der Eiskristallbildung). Für die Praxis kommen 4 Arten des Einfrierens in Frage: 1. in Kohlensäureschnee, 2. in Aceton-Trockeneisgemisch-gekühltem Petroläther, Hexan oder Heptan, 3. in flüssigem Stickstoff, 4. in Stickstoff-gekühltem Propan. Eingefrorene Gewebsblöcke können entweder gefriergetrocknet, gefriersubstituiert oder unmittelbar geschnitten werden. Da die Gefriertrocknung und Gefriersubstitution von Gewebsblöcken umständlich, zeitraubend (GOSSRAU, 1975 d) und der Gefriertrocknung von Schnitten häufig unterlegen sind, wird auf diese beiden Verfahren nicht näher eingegangen.

Wenn möglich soll das Gewebe unmittelbar nach der Entnahme auf einem Kryostattisch (Objekttisch, Gefrierkammer) oder Messing-

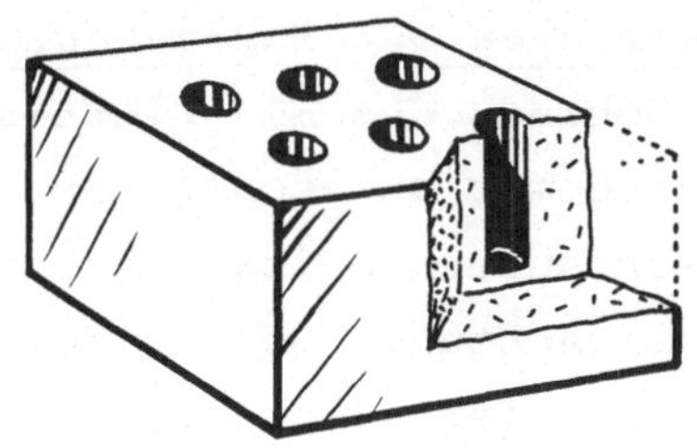

Abb. 1. Messingwürfel mit Bohrungen. 1 x 2 x 1,5 oder 1 x 1,5 x 1 cm (h x b x l)

würfel (Abb. 1) eingefroren werden. Zur Vorbereitung müssen die Objekthalter entfettet, gesäubert (durch Einlegen in Aceton, Abbürsten mit Seife und Abspülen mit Leitungswasser) und getrocknet werden.

Montage auf Kryostattisch: Auf den Kryostattisch wird zunächst ein knapp abdeckendes Stück Filtrierpapier gelegt, das mit der Spritzflasche angefeuchtet wird. Dann werden 1 oder mehrere Gewebsblöcke von einem oder verschiedenen Organen auf das feuchte Filtrierpapier des Objekttisches gelegt; der Durchmesser der aufgelegten Gewebe darf die Breite des Streckglases am Kryostatmesser nicht übertreffen.

Montage auf Messingblöcken: Zunächst werden die Bohrungen der Messingblöcke mit Aqua dest. gefüllt. Dann wird das Gewebe unmittelbar auf die Blockoberfläche gelegt.

Montage von bereits eingefrorenen Blöcken: Häufig, z.B. bei Biopsieuntersuchungen oder Materialgewinnung außerhalb des eigenen Labors, muß das Gewebe zunächst allein eingefroren werden. Dann muß die Montage auf einem Kryostattisch oder auf einem Messingblock später erfolgen. Für diese Fälle sind die Messingblöcke besonders geeignet. Vor dem Aufblocken der eingefrorenen Objekte muß der mit Aqua dest. beschickte Messingwürfel oder der mit einem Filtrierpapier belegte Objekttisch so mit Kohlensäureschnee gekühlt werden (s.u.), daß es gerade zur Eisbildung kommt. Dann wird das eingefrorene Objekt in schneidegerechter Stellung mit einer durch Trockeneis gekühlten Pinzette auf den Objekttisch bzw. Messingwürfel gelegt, die Umgebung schnell mit Aqua dest. bepinselt und alles mit Kohlensäureschnee eingefroren.

Einfrieren mit Kohlensäureschnee: Objekttisch mit Gewebsstückchen in Bohrung des Einfriertisches schrauben, der an eine Kohlensäurebombe angeschlossen ist, oder den Messingwürfel auf dem eingeschraubten Objekttisch oder den Tisch des Gefriermikrotoms legen. (Achtung: Bei frischem Material *vor* dem Aufblocken immer kontrollieren, ob die Bombe noch ausreichend gefüllt ist.) Um den Kohlensäurestrom gegen das Objekt zu lenken, Plastikgefäß über Objekttisch oder Messingwürfel bzw. Gewebsstückchen halten und Hahn der Bombe zunächst *langsam* und vorsichtig öffnen bis Gewebsblöckchen auf dem Objekthalter festgefroren ist. Dann stärker im Wechsel öffnen und schließen, d.h. stoßweise einfrieren. Das Einfrieren muß so lange fortgesetzt werden, bis mit Sicherheit auch das Blockzentrum fest ist. Durchschnittlich wird für einen Gewebsblock mit 0,5 cm Kantenlänge 1 min benötigt. Anschließend Objekttisch herausschrauben oder Messingwürfel mit kräftigem Seitendruck von Objekttisch lösen (z.B. durch Hammerschlag) und schnell in Kryostaten oder Tiefkühltruhe legen. Für das Schneiden mit dem Gefriermikrotom wird direkt auf dem Objekttisch des Mikrotoms eingefroren. - Nachteilig ist bei der Verwendung von Kohlensäureschnee, daß das Einfrieren relativ lange dauert. Dadurch entstehen im Gewebe Eiskristalle, die erhebliche Strukturzerstörungen hervorrufen.

Einfrieren in Petroläther: Diese Art des Gefrierstops hat sich besonders beim Einfrieren von Biopsiematerial und kleineren Objekten bewährt und ist auch im Operationssaal einfach durchzuführen. Innerhalb kürzester Zeit sind Temperaturen um $-80^{o}C$ im Blockkern erreicht und die Bildung von Eiskristallen ist weitgehend eingeschränkt. Petroläther ist billig und leicht zu beschaffen.

Zunächst wird ein Becherglas (Volumen ca 25 ml) auf den Boden eines größeren Metallgefäßes gestellt, das auf Zellstoff steht. Dann werden 15-20 ml Petroläther (Merck, Lachema) in das Becherglas gegossen. Anschließend werden in den Raum zwischen Becherglas und Metallgefäß Trockeneisstückchen gegeben und *vorsichtig* soviel Aceton darübergegossen (Achtung: langsam durchführen; sonst besteht wegen zu schneller CO_2-Verdampfung die Gefahr, daß kaltes Aceton verspritzt), bis der Petrolätherspiegel erreicht ist. Erneut Trockeneis zufügen, bis es nicht mehr verdampft; 3-5 min warten.

Vor dem Einfrieren kleiner Objekte empfiehlt es sich, diese auf ein Stück Gelatinefolie zu legen (vor allem bei flachen Stücken, die sich auf der Folie gut strecken lassen, z.B. Dünndarmbiopsien). Objekte in Petroläther einbringen, nach ca 1 min mit einer durch Trockeneis vorgekühlten Pinzette herausnehmen, auf Trockeneisstückchen legen und möglichst in Plastikfläschchen mit Deckel einbringen. Notfalls kann das Gewebe auch in Mull eingewickelt und in Plastiksäckchen verstaut werden, die Trocken- und normales Eis enthalten. - Plastikgefäße oder -säckchen können unter Trockeneis oder in einer Tiefkühltruhe bis zur Weiterverarbeitung aufbewahrt werden.

Aufblocken der eingefrorenen Objekte s.S. 25.

Einfrieren in Stickstoff-gekühltem Propan (WINCKLER, 1970 b): Flüssiger Stickstoff ist handelsüblich oder wird oft in physikalischen oder chemischen Instituten selbst hergestellt. Zum Transport von flüssigem Stickstoff dienen Wärme-isolierte Kannen. - Als Propan kann man das übliche Haushaltsgas verwenden. Es wird in Flaschen geliefert, die verflüssigtes Gas enthalten. Die Verflüssigung ist durch Druckerhöhung erreicht.

Um Propan für histochemische Zwecke zu gewinnen, wird ein Propangasbehälter auf den Kopf gestellt und die Flüssigkeit abgelassen, am besten durch ein selbstgefertigtes Auslaufrohr, das auf das Gewinde des Behälters aufgeschraubt ist. Beim Experimentieren mit Propan muß offenes Feuer (Bunsenbrenner, Rauchen u.a.) vermieden werden, weil Explosionsgefahr besteht. - Statt Propan kann auch Freon (meist Typ 12) verwendet werden, das teuer, schwer zu erhalten und ungefährlich ist.

Stickstoff-gekühltes Propan: Ein Dewargefäß wird randvoll mit Stickstoff gefüllt; zur Vermeidung von Siedeverzug wird etwas Talkumpuder zugegeben. In den Stickstoff wird vorsichtig ein

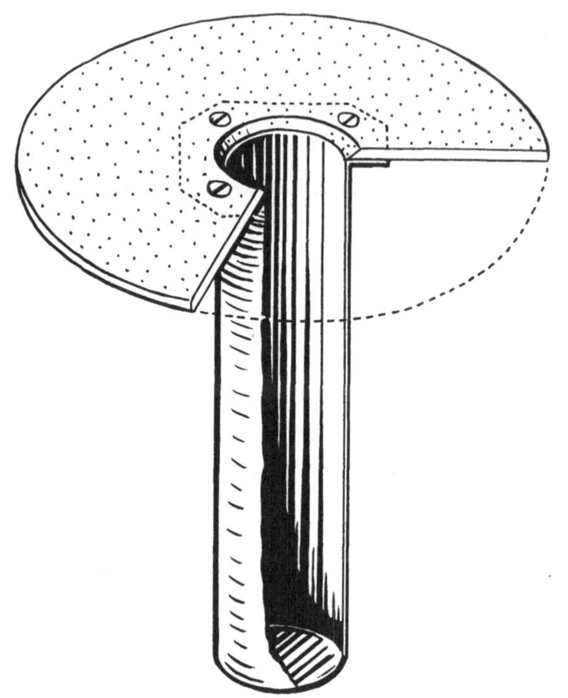

Abb. 2. Fingerförmiger Messingbehälter mit Plexiglaskragen. Lichte Weite des Behälters 4 cm, Länge 11 cm

fingerförmiger Metallbehälter eingetaucht, der an seinem oberen Rand einen Kragen besitzt (Abb. 2). Beim Eintauchen beschlägt die innere Oberfläche des Metallbehälters bis zum Stickstoffspiegel. Anschließend muß Stickstoff bis zum Rand des Dewargefäßes nachgefüllt werden. Prüfen, ob sich am Boden des Metallbehälters Atmosphärenluft verflüssigt hat. Diese ist unbedingt vor dem Einfüllen von Propan abzugießen, da verflüssigter Sauerstoff und Propan ein hochexplosives Gemisch bilden. Anschließend langsam mit Hilfe eines Schlauches oder direkt aus dem Auslaufrohr der Gasflasche Propan in den Metallbehälter einlassen bis dieser gut gefüllt ist und etwas Talkum zusetzen.

Gewebe: Das frische Gewebe wird auf einen Objekttisch mit angefeuchtetem Filtrierpapier bzw. Messingwürfel gelegt (s.o.). Anschließend wird alles mit einer dünnen Plastikfolie (Vitawrap, Melitta) eingehüllt und der Gewebsblock unter Verdrehen der Folie zu einem Stiel gegen seine Unterlage gedrückt. Hierdurch wird ein Zerspringen des Gewebsblocks beim Einfrieren vermieden. Verformungen des Gewebes sind zytologisch bedeutungslos; ist aber eine regelrechte Topographie erforderlich, z.B. bei der Lokalisation von Hirnkernen oder bei der Aufarbeitung von Biopsien, schützt man den Block vor dem Einhüllen mit Folie durch einen passenden Ring aus Kupferblech.

Einfrieren: Objekttisch bzw. Messingwürfel an ihrem "Stiel" halten, die Oberfläche durch kurzes Eintauchen in Talkum bepudern und anschließend alles rasch "kopfüber" in das gekühlte Propan stecken. Im Kühlmedium ist das Objekt solange lebhaft auf- und abzubewegen, bis das Propan visköser wird (Motorenöl-Konsistenz); dies zeigt die Beendigung des Einfriervorganges an (durchschnittliche Dauer 1-1,5 min).

Anschließend sind Objekttisch bzw. Messingwürfel in Plastikfolie rasch in den Kryostaten oder eine Tiefkühltruhe zu bringen. Um ein Austrocknen des Gewebes zu verhindern, wird die Folie erst kurz vor Verwertung des Blockes durch Aufdrillen des "Stiels" entfernt; sie löst sich glatt von der Gewebeoberfläche.

Steht kein Propan zur Verfügung, kann auch direkt in flüssigem Stickstoff eingefroren werden. Die Strukturerhaltung ist gut.

b) Schnittherstellung

Schnitte von eingefrorenen nativen Gewebsblöcken lassen sich entweder im Kryostaten oder mit dem Gefriermikrotom herstellen. In der Praxis dienen dazu überwiegend Kryostaten; die Anfertigung von Schnitten mit dem Gefriermikrotom ist nur dann angebracht, wenn kein Kryostat zur Verfügung steht.

Es existieren mehrere Kryostattypen, mit denen reproduzierbar Schnitte guter Qualität hergestellt werden können (Cryocut, Dittes-Duspiva, Pearse-Slee, WKF). Da die eigenen Erfahrungen vor allem auf der Arbeit mit den Kryostaten Dittes-Duspiva und WKF beruhen, beziehen sich die folgenden Ausführungen in erster Linie auf diese Modelle.

Temperatur im Kryostatraum: Die optimale Schneidetemperatur für frische Gewebe bewegt sich zwischen -10°C und -25°C, für blockfixiertes und stark fetthaltiges Material zwischen -30°C und -35°C. Sollte es im Kryostatraum wärmer sein, empfiehlt es sich, das Messer mit Trockeneis zu kühlen (Trockeneisstück mit Pinzette auf das Messer legen und etwas warten). Liegen die Temperaturen trotz intaktem Kühlaggregat zu hoch oder steigt die Temperatur kurz nach Schneidebeginn schnell an, sind häufig die Kühlrippen vereist. Dann ist der Kryostat abzutauen.

Kryostatreinigung: Jeder Kryostat sollte je nach Benutzung wöchentlich bis monatlich abgetaut und gereinigt werden. Bei dieser Gelegenheit ist auch das Mikrotom zu säubern und nach Entfernung der Ölreste und Trocknen (Trockenschrank bei +100°C über Nacht) neu mit handelsüblichem oder speziellem Kryostatöl (1:1 verdünnt mit Xylol; manche Öle werden viskös, wodurch das Mikrotom schwer läuft) an den markierten Stellen einzufetten. Die Gummiringe an den Eingriffsöffnungen sind mit Talkum zu bepudern.

Vorbereitungen zum Schneiden: Vor das Mikrotom Zellstoff legen und leere Küvetten (zur Aufnahme der schnittragenden Objektträger oder Deckgläschen) mit Deckel oder Kästen für Gefriertrocknung oder Petrischalen zur flottierenden Inkubation zum Vorkühlen in den Kryostatraum einbringen.

Der Objektzylinder ist vor dem Einschrauben des Objekthalters bis kurz vor den Anschlag zurückzudrehen. Bei zu weit ausgefahrenem Objektzylinder kann es beim Schneiden zu ungleichmäßig dicken Schnitten kommen, bei zu tief eingefahrenem kann der Vortrieb blockiert sein. - Ursachen für einen gestörten Vortrieb können Vereisung im Kryostatraum und am Mikrotom, Verharzung der Öle im Lager und auf den Schienen des Mikrotoms oder Abnutzung des Lederkeils sein, der die eingestellte Schnittstärke bei einigen Mikrotomtypen überträgt ("Lederbremse", Modell Dittes-Duspiva). Im ersten Fall ist das Gerät abzutauen, im 2. mit reinem Xylol zu "ölen" und im 3. eine neue "Lederbremse" anzufertigen.

Kryostattisch, ggf. nach Entfernung der Folie, *fest* in Objektzylinder einschrauben bzw. Messingwürfel mit einer neapolitanischen Klammer (handelsüblich, Objektbefestigung beim Mikrotom nach Minot) befestigen. Von Kryostattischen, die vorher in Stickstoff-gekühltem Propan eingefroren waren, muß häufig Eis von der Unterlage oder vom Gewinde entfernt werden. Über Stellschrauben am Objektzylinder läßt sich die Position des Objekttisches bzw. Messingwürfels zusätzlich korrigieren.

Vor Beginn des Schneidens muß an der Oberfläche des Gewebsblocks eine glatte Schnittfläche hergestellt werden. Dies kann durch Abtragen der obersten Blockteile mit kalten Rasierklingen, Skalpellen oder dem Mikrotommesser erfolgen. Um mit dem Mikrotommesser die Objektoberfläche glatt zu schneiden, wird der Messerhalter gelockert und das Messer bei zurückgeklapptem Schnittstrecker bis unmittelbar an den Gewebsblock geschoben, jedoch nicht weiter (Gefahr, den Block abzureißen). Dann Arretierung des Messerhalters und Abtragen der Blockoberfläche.

Schneiden: Um gute Schnitte zu erhalten, müssen Messer und Messerträger fest sitzen. Hierzu sind alle zugehörigen Schrauben anzuziehen. Vorderkante des Streckglases (sie können aus Objektträgern passender Breite selbst gebrochen werden) und Messerfacette müssen einen solchen Abstand haben, daß der Schnitt glatt durch den Spalt hindurchgleiten kann. Das Streckglas darf den höchsten Punkt der Messerfacette nur minimal überragen. Bei defekter Feder im Streckglashalter ist dieser mit dem Finger u.U. auch während des Schneidens gegen das Messer zu drücken. Die Wahl des Winkels zwischen Messer und Gewebe hängt u.a. von der Festigkeit des zu schneidenden Gewebes ab; die Winkelwahl ist eine Sache der Erfahrung und ähnlich wie in der histologischen Technik zu handhaben (ROMEIS, 1968). Gute Schnitte sind nur dann möglich, wenn der Gewebsblock mit gleichbleibender, aber nicht zu hoher Geschwindigkeit gegen das Messer bewegt wird.

Die Schnittdicke liegt für Routinezwecke zwischen 8 und 10 µm und kann im Bedarfsfall bis auf 40 µm heraufgesetzt bzw. auf 4 µm reduziert werden.

1 µm dicke Schnitte lassen sich von frischem Material unter Benutzung von Glasmessern (wie in der Elektronenmikroskopie) herstellen. Für die Halterung des Glasmessers muß ein Metallblock angefertigt werden, der statt des Mikrotommessers in den Messerhalter eingesetzt werden kann (WINCKLER, 1972). Es stehen auch kommerzielle Vorrichtungen mit Stahl- (Am. Opt. Co.) oder Rubinmessern (Dittes) zur Verfügung. Derartige dünne Schnitte sind angebracht, wenn z.B. in einer Zelle verschiedene Enzyme nachgewiesen oder Lysosomen gezählt werden sollen.

Kann mit den bloßen Augen nicht entschieden werden, ob man sich beim Schneiden im richtigen Areal befindet, z.B. bei der Untersuchung von Hirnkernen, wird ein Schnitt aufgezogen (s.u.), für 1-2 min mit 0,5-1% wäßrigem Methylenblau (Chroma) oder 0,5% Azur (Chroma) gefärbt, mit Wasser abgespült und unter einem Färbemikroskop kontrolliert.

Sind die Schnitte aufgerollt, ist die Position des Streckglases zu überprüfen (s.o.). Erscheinen die Schnitte gewellt oder waschbrettartig geriffelt, ist in der Regel der Abstand zwischen Messer und Streckglas zu groß. Treten Risse in den Schnitten auf, so kann dies auf Scharten im Messer (meist längs verlaufende Risse), am Streckglas oder an zu tiefen Temperaturen im Kryostaten liegen. Hat sich der Gewebsblock vom Kryostattisch gelöst, wird im Kryostatraum etwas Aqua dest. auf den Objekthalter gespritzt, der Gewebsblock schnell mit einer Pinzette gefaßt und auf dem Tisch bzw. Würfel angefroren.

Aufziehen von Schnitten auf Objektträger: Bleiben die Schnitte am Mikrotommesser haften, wird ein gesäuberter (nicht weiter vorbehandelter) zimmerwarmer Objektträger oder Deckglas an sie herangehalten. Die Schnitte tauen sofort auf und haften. Häufig fallen Schnitte vom Mikrotommesser herunter. Für diesen Fall ist unter das Messer ein gekühlter Objektträger zu legen. Von hier können die Schnitte - evtl. können sie mit einer kalten Präpariernadel geglättet werden - in der oben beschriebenen Weise mit einem zimmerwarmen Objektträger oder einem Deckglas aufgenommen werden. In allen Fällen können Schnitte mit kalten Präpariernadeln oder einem Pinsel auf zimmerwarme Objektträger oder Deckgläschen übertragen werden.

Anschließend werden die Objektträger entweder in eine Küvette mit der schnittragenden Seite zur Schneideperson gestellt (Küvette verschließen) oder bei unmittelbarer Weiterverarbeitung aus dem Kryostaten herausgenommen und in der Luft getrocknet. Derartige Schnitte können entweder frisch oder nach Postfixation (Formaldehyddämpfe oder 5 min in 4% Formaldehyd oder 100% Aceton, $4^{o}C$) weiterverarbeitet werden.

Aufziehen von Schnitten auf Membranen: Schnitte können auch auf semipermeable Membranen aufgezogen werden (McMILLAN, 1967; LOJDA, 1972 a, 1973, 1974; MEIJER, 1972, 1973; GOSSRAU, 1973 a, 1975 c; MEIJER u. VLOEDMAN, 1973; MEIJER u. de VRIES, 1974). Die Membrantechnik hat den Vorteil, daß mit ihrer Hilfe u.a. die Gesamtaktivität der Enzyme erfaßt werden kann, auch solcher, die teilweise oder vollständig löslich sind.

Herstellung der Inkubationsgefäße: Über einen Zylinder aus nicht korrosivem Metall, Plexiglas oder Plastik (Höhe 3-5 cm, Durchmesser 2-4 cm in Abhängigkeit von der Breite der Deckgläser bzw. Objektträger, auf denen die Membranen nach der Inkubation montiert werden müssen) werden semipermeable Membranen (Nephrophan, Filmfabrik Wolffen; Visking-Dialyseschläuche Typ 36/32, Serva oder Nr. 7060-1, Cenco) straff gespannt und mit einem Gummiring befestigt. Zum besseren Halt des Gummis dient eine unterhalb des Zylinderrandes eingefräste Rille. Vor dem Aufspannen sind die Membranen kurz in Aqua dest. zu wässern.

Die montierten Membranen müssen absolut trocken sein. Das Aufziehen der Schnitte auf die Membranen kann vor oder nach dem Einfüllen des zum Enzymnachweis erforderlichen Mediums in die Inkubationsgefäße erfolgen (Abb. 3).

Verwendung unmontierter Schnitte: Für die Gefriertrocknung (s.u.) müssen unmontierte Schnitte verwendet werden. Hierzu werden die Schnitte in vorgekühlte Messingkästen übertragen.

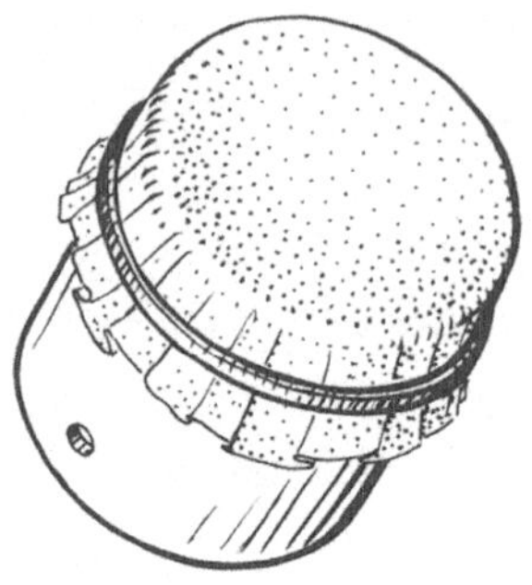

Abb. 3. Membranbespanntes Inkubationsgefäß

c) Gefriertrocknung von Kryostatschnitten

(HEENE, 1968; WINCKLER, 1970 a)

Eine andere Art der Gewebevorbereitung ist die Gefriertrocknung von Kryostatschnitten. Die Strukturerhaltung übertrifft immer die von montierten frischen Schnitten und häufig die nach Fixation größerer Gewebsstücke in Aldehyden. Allerdings ist es auch an gefriergetrockneten Schnitten nicht möglich, histochemisch die Gesamtaktivität von Enzymen zu bestimmen, da eine Schnittmontage mit Fixantien (s.u., Ausnahme: Dehydrogenasen) unumgänglich ist. - Gefriergetrocknete Schnitte eignen sich wegen der vorzüglichen Strukturerhaltung besonders gut zur Untersuchung von Lysosomen und lysosomalen Enzymen und zwar vor allem dann, wenn vor der Celloidin-Montage (s.u.) noch kurz mit Formaldehyddämpfen fixiert wird (Dampffixation). - In gefriergetrockneten Schnitten sind praktisch alle Enzyme nachweisbar.

Gefriergetrocknete Kryostatschnitte sollten immer von Geweben stammen, die in Stickstoff-gekühltem Propan, Stickstoff oder Aceton-Trockeneis-gekühltem Petroläther eingefroren waren.

Vor Beginn des Schneidens Schnittbehälter und Petrischale zum Abkühlen in den Kryostaten bringen. Ferner ist die Gefriertrocknungsanlage (Pearse-Speedivac Tissue Dryer, Gefriertrockenanlage Leybold-Heraeus) vorzubereiten: Erneuerung des Phosphor-

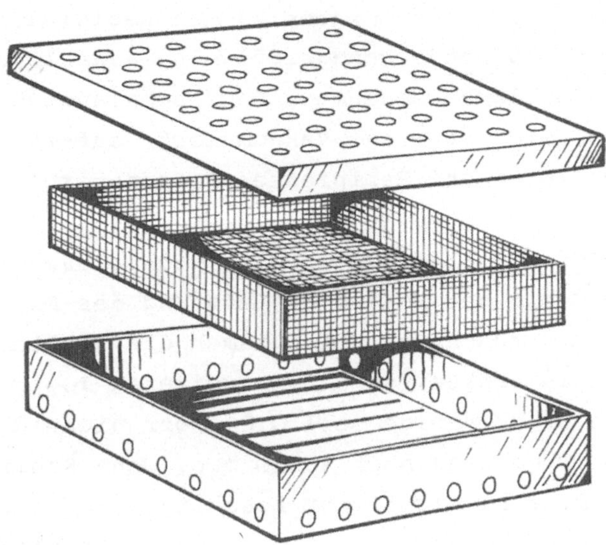

Abb. 4. Messingkasten mit Kupferdrahteinsatz und Deckel

pentoxids, Wasserzufluß öffnen, Ölstandkontrolle am Schauglas; für 20-30 min Leerlauf der Anlage (zum Entgasen des Öls auf "Ballast" stellen) bei maximaler Kühlung. Anschließend die Gefriertrockenanlage auf volle Pumpleistung schalten, dazu "Ballast" zudrehen. Überprüfung der Vakuumleistung der Pumpe, evtl. Dichtungsringe säubern.

Der Schnittbehälter besteht aus einem Messingkästchen, dessen Maximalgröße etwa der Ausdehnung des Kühltisches entspricht, mit durchlöchertem Deckel und Kupferdrahteinsatz (Abb. 4), und ist in eine gekühlte Petrischale zu stellen.

Sammeln der Kryostatschnitte (Schnittdicke bis zu 10 µm; bei embryologischem Material bis zu 16 µm) auf kaltem Objektträger bei Temperaturen unter -20°C. Schnitte anschließend ins Kästchen übertragen. Das Kästchen darf nur so voll sein, daß die Schnitte beim Aufbringen des Deckels nicht zusammengepreßt werden. Während des Schneidens ist die Petrischale, in der sich der Schnittbehälter befindet, verschlossen zu halten.

Schnelltransport des verschlossenen Schnittbehälters zur vorbereiteten Gefriertrockenanlage in einer verschlossenen Petrischale.

Einbringen des Gewebes in den Rezipienten der Gefriertrockenanlage. Folgende Handgriffe sind *schnell* auszuführen: Belüften, Vakuumglocke abnehmen, Petrischalendeckel abheben, Kasten auf Kühltisch stellen, Vakuumglocke aufsetzen, Lufteinlaßventil schließen und Rezipienten-Pumpen-Verbindung öffnen.

Gefriertrocknung mit Pearse-Speedivac-Anlage (WINCKLER, 1970 a): 5-10 min bei maximaler Leistung des Peltierelementes kühlen. Zunächst rasch, dann langsamer die Kühltemperatur des Peltierelementes senken, so daß in weiteren 10-15 min -45°C erreicht sind. Die Druckanzeige soll 0,01 Torr nicht überschreiten. Beendigung der Trocknung nach 45-60 min, wenn Kühltisch völlig eiskristallfrei, d.h. nicht mehr beschlagen ist. Verschluß der Rezipienten-Pumpen-Verbindung, Öffnen des Lufteinlaßventils, Abheben der Vakuumglocke und rasches Übertragen des geschlossenen Kastens in ein Glasgefäß mit Schliff oder eine Petrischale.

Gefriertrocknung mit Leybold-Heraeus-Anlage (GOSSRAU, 1971): Peltierelement für 10 min bei -50°C belassen. In dieser Zeit werden in der Regel Drucke um 0,01 Torr erreicht (wenn nicht, Lecksuche). Anschließend auf -45°C zurückstellen. Diese Position wird bis zum Ende der Trocknung beibehalten. Nach 60-70 min Beendigung der Trocknung; weiter s. Gefriertrocknung mit Pearse-Speedivac-Anlage. - Nach Gewebsentnahme Reevakuierung, Unterbrechung der Pumpen-Rezipient-Verbindung, Abstellen der Anlage und Verschluß des Wasserhahns.

Selbstbau von Anlagen zur Gefriertrocknung von Kryostatschnitten (GOSSRAU, 1972 a): Hierbei ist darauf zu achten, daß die Kryostatschnitte niemals auftauen und ein ausreichend hohes Vakuum im Trocknungssystem entsteht (0,001-0,01 Torr).

Weiterverarbeitung gefriergetrockneter Kryostatschnitte (WINCKLER, 1970 c; GOSSRAU, 1972 a): Zum Nachweis von saurer Phosphatase, Esterasen und Glykosidasen ggf. Dampffixierung mit Paraformaldehyd für 5-10 min bei Zimmertemperatur durch Einstellen der Kästen mit den Schnitten in ein Glasgefäß mit eingeschliffenem Deckel, dessen Boden mit Paraformaldehydpulver bedeckt ist.

Aufziehen der Schnitte: Gefriergetrocknete Schnitte auf albuminisierte Objektträger legen, mit Pinzette glätten und andrücken und im Überschuß geeignete Lösung (Flüssigkeit) auf die Schnitte pipettieren: für Cholinesterasen 100% Isopropanol, für Dehydrogenasen 100% Aceton, für lysosomale und mikrovilläre Enzyme 0,5 oder 1% Celloidin.

Celloidin ist in einem Gemisch aus 40 Teilen 100% Aceton und je 30 Teilen 100% Äther und Äthanol zu lösen. Da das Lösungsgemisch leicht flüchtig ist, ist die enghalsige Celloidinflasche *sofort* nach Benutzung zu schließen; sonst erhöht sich die Celloidinkonzentration laufend und bewirkt auf den Schnitten zu dicke Filme, die für die Inkubationsmedien dann ein Diffusionshindernis darstellen.

Schnitte zum Nachweis von Oxidoreductasen und Lyasen lassen sich auch mit Gelmedien auf den Objektträgern befestigen. Hierzu werden die unmontierten Schnitte auf entfettete Objektträger gelegt und mit gelbeschichteten Deckgläschen bedeckt. Beim Ablösen der Gele bleiben die Schnitte auf den Objektträgern haften.

Abziehen von überschüssiger Flüssigkeit mit Filterpapier.

Trocknen der Schnitte auf Objektträgern, bei Verwendung von Celloidin durch Beblasen oder Wedeln der Objektträger.

d) Gefriersubstitution

(CHANG u. HORI, 1961)

Steht keine Gefriertrockenanlage zur Verfügung, kann auch gefriersubstituiert werden; die Gefriersubstitution liefert ebenfalls recht gute Resultate, ist aber der Gefriertrocknung von Kryostatschnitten unterlegen.

Frische Kryostatschnitte auf Objektträger sammeln und in luftdicht verschlossene Gläschen mit trockenem Aceton (entwässert mit wasserfreiem $CaCl_2$) einbringen, die in einem mit Trockeneis gefüllten Behälter stehen.

Schnitte über Nacht in Trockeneis-gekühltem Aceton bei -70°C belassen (evtl. Tiefkühltruhe).

Zur Montage der gefriersubstituierten Schnitte Objektträger oder Deckgläschen in ebenfalls mit Trockeneis-gekühltes Aceton bei -70°C einbringen. Gefäße, die die Schnitte enthalten, öffnen, Deckglas bzw. Objektträger eintauchen, Schnitte mit gekühlter Präpariernadel aufrühren, anschließend mit Hilfe der Präpariernadel auf dem Objekttisch auffangen und aus dem Aceton herausnehmen, wobei der zu montierende Schnitt mit der Nadel festzuhalten ist.

Schnitte lufttrocknen lassen oder mit Celloidin usw. (s. Weiterverarbeitung gefriergetrockneter Schnitte) behandeln.

2. Fixation

Fixiert (LOJDA, 1965 c) wird vor allem dann, wenn die intrazelluläre Lokalisation von Enzymen untersucht werden soll. Zur Fixation werden überwiegend Aldehyde bzw. Aldehydgemische benutzt. Die früher übliche Acetonfixierung (mit anschließender Paraffin- oder Celloidineinbettung) ist nicht mehr zu empfehlen. - Es ist zwischen Block- und Schnittfixation zu unterscheiden.

Blockfixation: Geeignet sind vor allem Formaldehyd oder Glutaraldehyd. Glutaraldehyd erhält besser die Gewebsstruktur, Formaldehyd die Enzymaktivität. Andere Aldehyde, z.B. Hydroxyadipinaldehyd oder Acrolein, haben sich weniger bewährt. Glyoxal kann u.U. als kaum inhibierendes Fixans, z.B. zur Lokalisation der Thiaminpyrophosphatase in Nebenhoden und neurosekretorischen Kernen bei Ratten, geeignet sein.

Die zu fixierenden Gewebsblöcke sollen eine Kantenlänge von 5 mm nicht überschreiten. Größere Stücke verbieten sich speziell bei Glutaraldehyd-Fixierung, da der Aldehyd nur langsam ins Gewebe eindringt und gleichzeitig stark härtet; dadurch wird lediglich eine ca 1 mm dicke Randzone ausreichend fixiert. Erst nach der Fixierung wird eingefroren und geschnitten.

Bei der Fixation mit Formaldehyd bzw. Glutaraldehyd hängen die Resultate (Enzymaktivität, Strukturerhaltung) von der Konzentration und Reinheit des Aldehyds, der Fixationstemperatur und -zeit sowie von der Verdünnungslösung und vom pH ab.

Die *Konzentration* von Formaldehyd soll 4%, die von Glutaraldehyd 2-3% betragen. Derartige Konzentrationen liefern den besten Kompromiß zwischen Strukturerhaltung und Enzymaktivität; höhere Konzentrationen hemmen zu stark und bewirken Schrumpfungsartefakte, kleinere immobilisieren die Enzyme unvollständig und konservieren das Gewebe unzureichend.

Die *Reinheit* des Aldehyds macht sich besonders bei Fixierung mit Glutaraldehyd bemerkbar, da die käuflichen 25%-Lösungen verunreinigt sind. Zur Reinigung von Glutaraldehyd für Enzymnachweise genügt Filtration über Tierkohle unter dem Abzug. Kommerzielle Glutaraldehyde mit höherem Reinheitsgrad sind teuerer und ihre Reinheit wird vom Hersteller lediglich für eine begrenzte Zeit garantiert. Es empfiehlt sich, die filtrierten Lösungen im Dunkeln bei $4^{o}C$ aufzubewahren, da gereinigter Glutaraldehyd instabil ist. Dem Formaldehyd sind in der Regel ebenfalls andere Verbindungen, z.B. Ameisensäure und Methanol beigemischt, so daß wenigstens zum Abbinden der Ameisensäure den Lösungen immer Calciumcarbonat (Ca_2CO_3) im Überschuß zugesetzt werden soll.

Die besten Formaldehydlösungen lassen sich aus Paraformaldehyd herstellen: 2 g Paraformaldehyd (Merck, Lachema) zu 50 ml 0,1 M Phosphatpuffer, pH 7,4, geben und auf ca. $70^{o}C$ erhitzen. Gut rühren, bis Paraformaldehyd gelöst ist; abkühlen lassen und filtrieren; pH kontrollieren, das 7,2-7,4 betragen soll.

Die *Fixationstemperatur* hat sich um $4^{o}C$ (im Kühlschrank) zu bewegen; bei höheren Temperaturen werden die Enzyme weit schneller inaktiviert. Zur Fixierung nicht nur das Fixans, sondern auch das Fixiergefäß vorkühlen. Die *Fixationszeit* wird von der Blockgröße und vom nachzuweisenden Enzym bestimmt; sie bewegt sich für Stückchen mit einer Kantenlänge von 5 mm für Formaldehyd zwischen 15 min und 24 Std und Glutaraldehyd zwischen 2 und 4

Stunden. Längere Fixation verursacht Gewebsschrumpfung, kürzere ungenügende Strukturerhaltung. Die schnellere Wirkung hat Glutaraldehyd, mit dem in der Nierenrinde von Ratten bei Fixation 1 mm dicker Blöcke nach 3, mit Formaldehyd aber erst nach 6 Std optimale Verhältnisse vorliegen. Im Gegensatz zur Strukturerhaltung und Immobilisierung des Enzyms, die der Fixierzeit in etwa parallel laufen, besteht zumindest bei zahlreichen Hydrolasen zwischen Fixierzeit und Enzymaktivität nur eine lockere Relation. Lediglich während der ersten 10-30 min nimmt die Enzymaktivität proportional zur Fixierzeit ab. Danach ändert sich die Restaktivität der Enzyme nur noch wenig. Deswegen kann bei diesen Enzymen unbedenklich länger fixiert werden. Anders ist die Situation bei einigen Dehydrogenasen in Rattenorganen (z.B. Succinat-Dehydrogenase), die zwar in fixiertem Material nachgewiesen werden können, aber nur nach beträchtlich kürzerer Fixationszeit (15 min).

Zur *Verdünnung der Aldehyde* dienen Aqua dest. oder Puffer. Glutaraldehyd wird immer mit Puffer (pH 7,2-7,4) verdünnt und zwar mit 0,1 M Kakodylat- (für alle Enzyme) oder 0,1 M Phosphatpuffer (für Enzyme mit Ausnahme der Phosphatasen). Formaldehyd wird meistens mit Aqua dest. verdünnt (pH 7,2-7,4 mit 0,1-1 N NaOH einstellen) und kann als Fixans zum Nachweis aller Enzyme, die Formaldehyd tolerieren (s.u.), benutzt werden. Häufig wird dem verdünnten Formaldehyd soviel wasserfreies $CaCl_2$ zugesetzt, daß die Lösung 1% ist. Außerdem kann die Verdünnung des Formaldehyds mit 0,1 M Phosphatpuffer, pH 7,2-7,4, erfolgen. Dann lassen sich unter den nach Formaldehydfixation darstellbaren Enzymen allerdings die Phosphatasen nicht mehr befriedigend erfassen. - Zusatz von Chloralhydrat zur Formaldehydlösung erübrigt sich.

Die *Fixationsmenge* soll mindestens das 20fache des Stückvolumens betragen.

Schnittfixation: Hierbei handelt es sich um eine Fixierung von nativen Kryostatschnitten (Postfixation). Ein Nachteil schnittfixierten Materials besteht darin, daß in ihm verglichen mit Stückfixation die Enzymaktivität - trotz der wesentlich kürzeren Fixierzeit - im Verlauf der Fixation weit schneller abnimmt.

Formaldehyd bzw. Glutaraldehyd (Herstellung der Lösungen s.o.) 5-10 min, 4°C, 10 min fließend wässern und trocknen.

Aceton 100%, 5-10 min, 4°C. Zur Fixation von Blut- und Knochenmarkausstrichen wird gepuffertes (0,1 M Citrat-Puffer, pH 4,2) 60% Aceton verwendet (20-30 sec, Zimmertemperatur); anschließend lassen sich saure Phosphatasen, Esterasen und Peroxidasen nachweisen.

Methanol-Formaldehyd (10 ml 40% Formaldehyd, 90 ml 100% Methanol) 4°C, 30 sec zum Nachweis der alkalischen Phosphatase in Blutausstrichen.

3. Weiterverarbeitung von fixiertem Gewebe

a) Auswaschen

Um die Restaktivität des Enzyms zu erhöhen, muß das Gewebsstück nach der Fixation gewaschen werden. Die Restaktivität läßt sich hierdurch verdoppeln oder sogar verdreifachen, so daß eine positive Reaktion auch in schwachaktiven Zellen möglich wird. Das Spülen geschieht in Aqua dest., fließendem Wasser, 5-30% Rohrzucker (Saccharose) oder im sog. Holtschen Gemisch (HOLT, 1959; 30 g Saccharose und 1 g Gummi arabicum gründlich vermischen; anschließend mit Aqua dest. auf 100 ml auffüllen und mit einem Magnetrührer lösen). Durch das pflanzliche Polysaccharid Gummi arabicum sollen beim Einfrieren Gewebszerstörungen vermieden werden.

Die Spülzeit hängt von der Fixationszeit und vom nachzuweisenden Enzym ab. Je länger fixiert worden ist, um so länger muß ausgewaschen werden. Z.B. beträgt die Spülzeit nach 2stündiger Fixierung von Biopsien ca 2 Std, wogegen sie sich bei einer Fixationszeit von 12-24 Std in der Größenordnung von einem Tag bewegt. Unabhängig von der Spülzeit empfiehlt es sich, die Waschflüssigkeit zu erneuern, vor allem, wenn die Gefäße klein sind.

Die einzelnen Enzyme tolerieren das Auswaschen unterschiedlich: Bei einigen nimmt die Aktivität mit fortschreitender Spülzeit zu (saure Phosphatase, Arylsulfatase, Glykosidasen, NADH-Tetrazoliumreductase); dann können die Gewebsstücke wochenlang im Kühlschrank aufbewahrt werden. Andere Enzyme gewinnen durch das Auswaschen nur anfänglich an Aktivität und weisen bei längerem Spülen Aktivitätsverluste auf (alkalische Phosphatase, Adenosintriphosphatase).

Stückfixation in Formaldehyd und Glutaraldehyd mit folgendem Spülen: Gewebsstücke mit einer Kantenlänge von 5 mm für 15 min-24 Std in 4% wäßrigem Formaldehyd (Merck) mit oder ohne 1% wasserfreiem $CaCl_2$ (pH 7,2; Einstellung mit 0,1-1 N NaOH) oder 4% gepuffertem Formaldehyd (0,1 M Phosphatpuffer, pH 7,2-7,4) oder in 2-3% gereinigtem Glutaraldehyd (Fluka, Roth) in 0,1 M Kakodylat- oder Phosphatpuffer (pH 7,2-7,4) für 15 min-24 Std bei $4^{o}C$ fixieren.

Danach Herausnahme der Blöcke aus dem Fixans und "Abtrocknen" durch leichtes Wälzen auf Zellstoff oder Abtupfen mit Filtrierpapier und Einbringen in gekühltes Holtsches Gemisch, gekühltes Aqua dest., Leitungswasser oder gekühlte 5-30% Rohrzuckerlösung für 2-30 Std bei $4^{o}C$.

---

12 Std Wässern im Anschluß an das Auswaschen in Zuckerlösung erlaubt höhere Schneidetemperaturen und erleichtert die Montage der Schnitte, begünstigt aber Einfrierartefakte. Bessere Ergebnisse werden meistens *ohne* Wässern erzielt. Allerdings sind infolge des relativ weichen Gewebes Schneidetemperaturen um $-25^{o}C$ angebracht.

b) Einfrieren und Schnittherstellung

Das Einfrieren von fixiertem Material beschädigt Zellstrukturen wesentlich weniger als das Einfrieren von nativem Gewebe. Prinzipiell ist beim Einfrieren von blockfixiertem Material wie bei frischem Gewebe vorzugehen; allerdings spielt die Einfriergeschwindigkeit eine weniger wichtige Rolle.

Die Schnittherstellung erfolgt mit dem Kryostaten oder Gefriermikrotom. Hierbei benötigen die in Aqua dest. oder Puffer gespülten Blöcke höhere Schneidetemperaturen (-15 bis -20°C) als das in Zuckerlösung ausgewaschene Material (-20 bis -30°C); sonst splittert in Aqua dest. bzw. Puffer ausgewaschenes Gewebe, während das in Zucker gespülte zum Schneiden zu weich ist. Die Schnitte werden entweder in gekühltem Aqua dest., physiologischer NaCl-, Ringer- oder Pufferlösung zur flottierenden Inkubation aufgefangen oder auf Objektträger montiert, die zuvor mit einem Eiweiß-Glycerin-Gemisch bestrichen, mindestens 3 mal durch eine heiße Bunsenbrennerflamme gezogen und luftgetrocknet werden.

c) Einbettungen

Wenn Schnitte von heterogen gebauten Organen, z.B. Haut oder Milz zu zerfallen drohen, kann dies durch Einbettung in *Glycerin-Gelatine* verhindert werden. Nachstehendes Vorgehen hat sich bewährt:

Ausgewaschene Gewebsstücke für 1 Std bei 37°C in Glycerin-Gelatinelösung folgender Zusammensetzung einbringen: 15 g Gelatine, Serva, 15 ml Glycerin, Merck, 70 ml Aqua dest. und einige Thymolkristalle, Merck, zusammengeben, gut mischen und unter Erwärmen lösen.

Nach Abkühlen in 40% neutralem Formaldehyd 1 Std bei Zimmertemperatur härten, 1 Std gründlich fließend wässern, Blöcke herausschneiden, einfrieren und schneiden.

Häufig kann in einem pathologisch-histologischen Diagnoselaboratorium auf die speziellen Belange der Enzymhistochemie nur in begrenztem Umfang Rücksicht genommen werden, da Paraffineinbettung und Färbung von Schnitten erforderlich sind. Um wenigstens einige Enzyme (alkalische Phosphatase, Peptidasen, Glucoamylase (im intestinalen Bürstensaum), Esterasen (im endoplasmatischen Retikulum und Lysosomen), saure Phosphatase, β-N-Acetylglucosaminidase und β-Glucuronidase in Zellen mit hoher Aktivität) nachweisen zu können - ohne die Möglichkeit zur Herstellung von gefärbten Dauerpräparaten einzuschränken -, hat sich folgendes Vorgehen bewährt (LOJDA, 1971 a):

Fixation in Aldehyden (s.o., 2-3 Std, 4°C; 2 mal 60 min spülen in Pufferlösung, 5% Saccharose oder physiologischer NaCl), Entwässern bei 4°C für 30-45 min in 50% Aceton, dann für 3-24 Std in 100% Aceton (während dieser Zeit Aceton 3 mal wechseln). Die Gewebsblöcke im letzten Acetonbad für 1-2 Std bei Zimmertemperatur stehen lassen.
Anschließend Blöcke 3 mal 10 min in Benzol (oder Xylol) klären, danach für 30-45 min bei maximal 56°C in Paraffin übertragen und einbetten.

4. Tabellarische Zusammenstellung der Gewebevorbehandlung

Fixation	Schnittyp	Nachweisbare Enzyme	Strukturerhaltung
Keine	Kryostatschnitte	Prinzipiell alle; mit konventioneller Technik werden nur strukturgebundene Enzyme gut erfaßt; zur Darstellung der löslichen ist Untersuchung mit semipermeablen Membranen, Gel- oder Halbgelmedien nötig	Mäßig bis gut (Abb. 5 a, b)
Keine	Gefriergetrocknete oder -substituierte	Prinzipiell alle; besonders gut alkalische und saure Phosphatase, Carboxylesterasen, β-Glucuronidase, β-N-Acetylglucosaminidase, saure β-Galaktosidase, α-Ga-	Sehr gut

	Kryostat-schnitte	laktosidase, α-Mannosidase, Lactase, Glucoamylase, Peptidasen, Peroxidasen	(Abb. 5 c)
Form- oder Glutar-aldehyd, 2-24 Std	Gefrier- oder Kryostat-schnitte von Blöcken	Alkalische und saure Phosphatasen, Thiaminpyrophosphatase, Nucleosidphosphatasen, unspezifische Esterasen, Cholinesterasen, β-Glucuronidase, β-N-Acetylglucosaminidase, saure β-Galaktosidase, α-Galaktosidase, α-Mannosidase, Sulfatasen, Lactase, Glucoamylase, Peptidasen, Tetrazoliumreductasen, Lactat-Dehydrogenase, Peroxidasen	Sehr gut; besonders nach Glutaraldehyd (Abb. 5 d, e)
Form-aldehyd, 10 min	Kryostat- oder Gefrier-schnitte	S. Blockfixation, außerdem mitochondriale Adenosintriphosphatase, Glucose-6-phosphatase, Malat-, Isocitrat-, Succinat-, 3-Hydroxybutyrat-, Glycero-1-phosphat-Dehydrogenase	Mäßig bis gut (Abb. 5 f)
Form- oder Glutar-aldehyd	Paraffin-schnitte (nach schonender Einbettung)	Unspezifische Esterasen, alkalische und saure Phosphatase, β-Glucuronidase, β-N-Acetylglucosaminidase, Glucoamylase, Peptidasen	Gut, aber geringe Aktivität

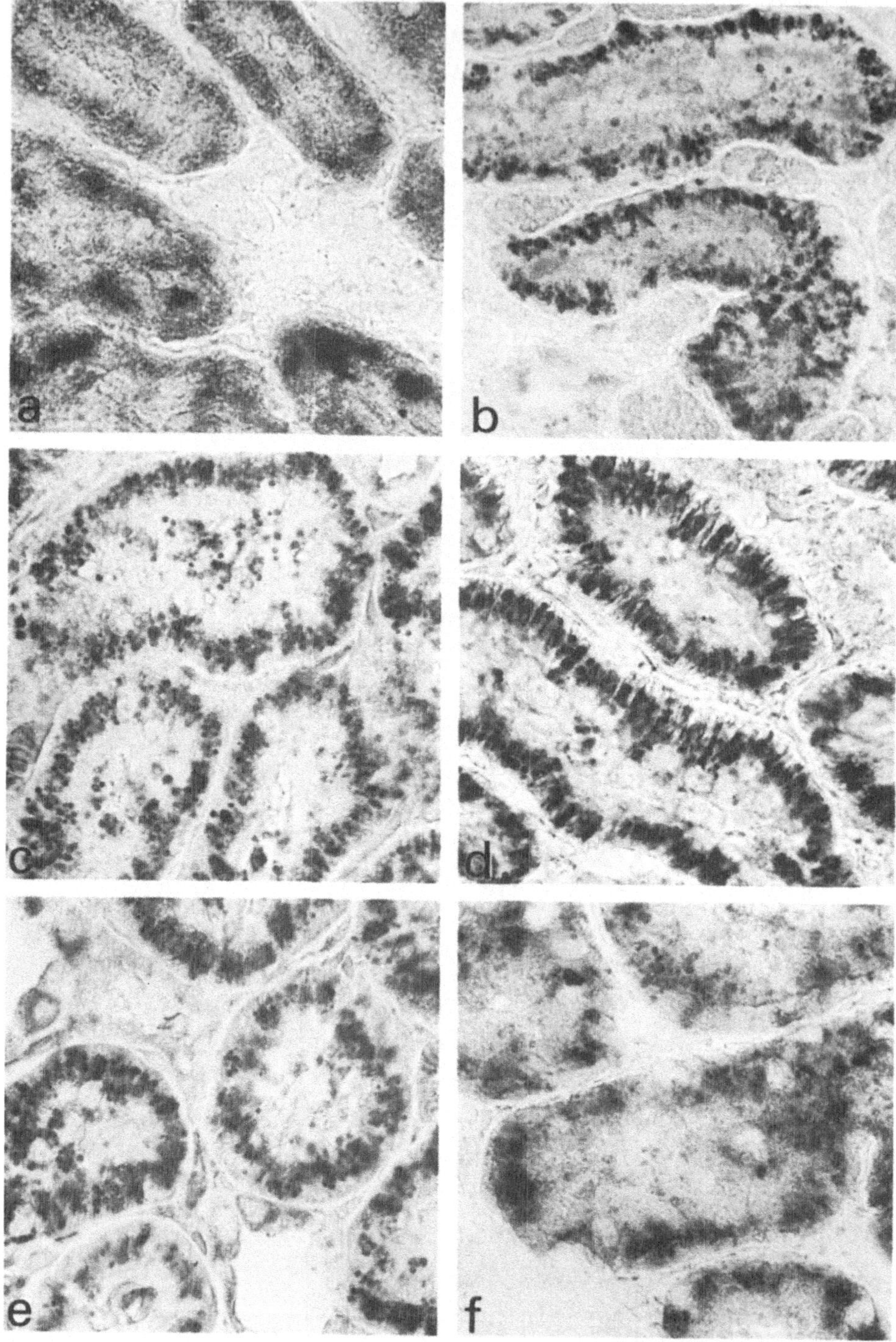
a
b
c
d
e
f

III. Inkubation

Unter Inkubation versteht man die Bebrütung der Schnitte mit einem Medium, das ein Substrat und häufig Hilfsreagentien (Metallkationen, Tetrazolium-, Diazoniumsalze) enthält.

In der Regel erfolgt die Inkubation bei 37°C im *Thermostaten* (Temperaturkontrolle mit einem Thermometer *im* Thermostaten, Luftzufuhr sperren). - Bei *Zimmertemperatur* werden Enzyme in hochaktiven Geweben nachgewiesen, da sonst die Reaktion zu schnell abläuft und überschießende Bildung sowie Diffusion von Reaktionsprodukt erfolgt, z.B. beim Nachweis der unspezifischen Esterase, alkalischen Phosphatase sowie Peptidasen in Niere und Darm. Außerdem werden die mit Gelatinemedien untersuchten löslichen Dehydrogenasen bei Zimmertemperatur nachgewiesen, da Gelatine bei 37°C nicht als Gel, sondern als visköse Verbindung vorliegt und nicht mehr länger voll als Diffusionsschutz wirken kann. - Inkubation bei 4°C im *Kühlschrank* hat besonders beim Nachweis von sauren Hydrolasen (Phosphatasen, Glykosidasen, Esterasen und Lactase mit Azokupplungsverfahren) in Verbindung mit Langzeitinkubation (mehrere Std - über Nacht) und wäßrigen Medien oder semipermeablen Membranen zahlreiche Vorteile; und zwar vor allem deshalb, weil der dabei benutzte Kuppler (Hexazonium-p-rosanilin) länger stabil bleibt. Hierdurch ist die unspezifische Anfärbung des Schnitthintergrundes weniger ausgeprägt, so daß auch schwach aktive Stellen gut erfaßt werden können. Ferner werden die Enzyme

---

◀ *Abb. 5 a-f. Einfluß der Gewebevorbehandlung auf den Nachweis der sauren Phosphatase, Naphthol-AS-BI-phosphat/Hexazonium-p-rosanilin, Niere, Ratte, (a) Unfixierter Kryostatschnitt, (b) Membrantechnik, (c) Gefriergetrockneter Kryostatschnitt nach Celloidinmontage, (d) Kryostatschnitt nach Blockfixation in Formaldehyd, (e) Kryostatschnitt nach Blockfixation in Glutaraldehyd, (f) Formaldehydfixierter Kryostatschnitt. Die lysosomale Lokalisation des Enzyms ist nur in b und d, vor allem aber in c und e zu erkennen. 520x*

möglicherweise als Folge des bei 4°C stabileren Hexazonium-p-rosanilin weniger als bei Inkubation im Thermostaten inhibiert.

Bei der *Inkubationstechnik* ist zu berücksichtigen, daß wenig Inkubationsmedium verbraucht werden sollte (Ausnahme: Metallsalzverfahren), da vor allem die Substrate, aber auch einige Hilfsreagentien, z.B. Tetrazoliumsalze, meistens teuer sind. Optimal ist die flottierende Inkubation, bei der die Schnitte allseits vom Medium umspült sind bzw. Substrat und Hilfsreagentien ubiquitären Zugang zum Enzym haben. Außerdem ist bei flottierender Inkubation die Strukturerhaltung besser, wobei die Resultate durch Schütteln der Inkubationsgefäße verbessert werden können. Für Routinezwecke kann man aber darauf verzichten. Allerdings hat sich die flottierende Inkubation nur bei Schnitten von stückfixiertem Material bewährt und hier vor allem bei Enzymnachweisen mit Metallsalzverfahren, da verglichen mit aufgezogenen Schnitten weniger oder keine artefiziellen Niederschläge resultieren und kürzer inkubiert werden kann.

Flottierende Inkubation: Kryostatschnitte (oder Gefrierschnitte) werden mit Hilfe von Pinseln und vorgekühlten Objektträgern im Kryostatraum in bis auf ca. 5°C vorgekühltem Aqua dest., Puffer, physiologischer NaCl oder Ringerlösung in Blockschälchen oder Petrischalen gesammelt und dann bis zur Weiterverarbeitung im Kühlschrank oder bei Zimmertemperatur aufbewahrt. Das Übertragen der Schnitte in die Inkubationslösung und der Weitertransport ("Herausfischen") erfolgen mit einem am Ende über einer Bunsenbrennerflamme spitz ausgezogenen Glashaken. (Ca. 1 cm langes Glasstabende waagerecht in heiße Brennerflamme halten und warten, bis das eine Ende von selbst umbiegt. Glasstäbe sind lediglich für die Metallsalzverfahren notwendig; ansonsten genügen Metallinstrumente.)

Die Inkubation erfolgt in Blockschälchen oder Petrischalen, die das auf 37°C vorgewärmte Inkubationsmedium enthalten.

Zur Montage müssen die flottierend inkubierten Schnitte nach dem Spülen in ein tieferes Gefäß mit Aqua dest. gebracht werden. Dann fährt man mit einem Objektträger unter die Schnitte. Hierzu ist es manchmal nötig, am Boden liegende Schnitte zuvor mit dem Glasstäbchen "aufzurühren". Dann Schnitte an den Objektträger heranziehen und beide so aus der Spülflüssigkeit herausheben, daß die Schnitte auf dem vorderen Drittel des Objektträgers haften.

Nach der Inkubation wird in wasserlöslichen Medien, z.B. Glycerin-Gelatine oder Apathy-Sirup eingedeckt, da die Schnitte bei der Dehydrierung schrumpfen und sich vom Objektträger ablösen können.

Herstellung von Glycerin-Gelatine modifiziert nach KAISER (1880):

Gelatine weiß extrafein (Merck)	15	g
Aqua dest.	100	ml
vorsichtig erwärmen und nach dem Lösen		
Glycerin (Merck)	100	g
zugeben und		

5 min unter Umrühren im Wasserbad weiter erwärmen. Das heiße Gemisch durch angefeuchtete Glaswolle (Merck) filtrieren. 100 ml der Mischung 1 Tropfen Phenol (Merck, Lachema) zugeben.

Herstellung von Apâthy Gummisirup nach ROMEIS (1968):

Gummi arabicum (Merck)	50	g
Saccharose (Merck)	50	g
gründlich miteinander vermischen		
Aqua dest.	50	ml

unter ständigem Rühren im Wasserbad solange erwärmen bis ein Sirup entsteht; anschließend 0,5 g Thymol (Merck) oder 1 ml Formaldehyd (Merck, Lachema) zusetzen und durch angefeuchtete Glaswolle (Merck) filtrieren.

Inkubation aufgezogener Schnitte: Überwiegend wird mit auf Objektträger oder Deckgläschen montierten Schnitten gearbeitet.

Darüberhinaus ist das Vorgehen bei der Inkubation davon abhängig, ob mit wäßrigen, Halbgel- oder Gelmedien mit bzw. ohne semipermeable Membranen gearbeitet wird.

Bei der Inkubation mit *wäßrigen Medien* wird alternativ folgendermaßen vorgegangen:
Bebrütung in verschlossenen *Plexiglaskästen* oder *Petrischalen* (Tropfentechnik), die vor der Inkubation mit feuchtem Filterpapier ausgelegt und auf 37°C gebracht werden (feuchte bzw. wasserdampf-gesättigte Kammern). Auf das Filterpapier Plexiglasstäbe legen, die zur Ablage der schnittragenden Objektträger dienen, und dann die Schnitte so von der Seite her mit Hilfe von Tropfpipetten mit Medium beschicken, daß sie vollständig von der Inkubationsflüssigkeit bedeckt sind. - Nach der Inkubation wird das Medium abgegossen und der Schnitt in eine Küvette mit Aqua dest. eingestellt. Dieses Vorgehen ist zwar wenig aufwendig, hat aber den entscheidenden Nachteil, daß sich das Inkubationsmedium häufig über den gesamten Objektträger ausbreitet, den Schnitt ungleichmäßig bedeckt, zur Seite abfließt und vor allem der Transport der Objektträger vom und zum Mikroskop zur Reaktionskontrolle riskant und schwierig ist.

Ring- oder Rahmentechnik: Hierzu werden um die im vorderen Drittel des Objektträgers montierten Schnitte oder um die schnittragenden Deckgläschen Plexiglasringe passenden Durchmessers (etwas kleiner als die Objektträgerbreite, Höhe ca. 2 mm) gelegt (eine Seite der Ringe zuvor ggf. mit Vaseline fetten). Ringe fest an den Objektträger bzw. das Deckgläschen drücken; den um den Schnitt entstandenen Trog gleichmäßig mittels einer Tropfpipette mit Medium füllen und mit einem Deckgläschen zur Verhinderung von Evaporation bedecken.

An Stelle von Plexiglasringen lassen sich auch Rähmchen aus heißem Paraffin mit vorgewärmten Tropfpipetten um die Schnitte ziehen. Die umrahmten Schnitte können nach dem Eintropfen des Mediums mit Deckgläschen bedeckt werden. Derartige Rähmchen haben jedoch den Nachteil, daß sie ungleich hoch sind, während der Inkubation in Abhängigkeit von der Paraffinart schmelzen, abbröckeln oder verloren gehen und schwer zu entfernen sind. Nach der Inkubation wird wie bei der Tropfentechnik vorgegangen.

Schalen- oder Küvetteninkubation ist vor allem bei den Metallsalzverfahren (Nachweis von Phosphatasen, Sulfatasen und Cholinesterasen) angebracht, da es hier bei den kleinen Inkubationsvolumina der Tropfen- oder Ringtechnik bald zur Veränderung der Metallkationenkonzentration kommt; dadurch läuft die Präzipitation des Reaktionsproduktes nicht mehr optimal ab. Die für die Metallsalzverfahren benutzten Medien müssen oft vor der Inkubation "reifen"; d.h. man läßt sie vor der Bebrütung 15-30 min bei der Inkubationstemperatur stehen, filtriert anschließend und bebrütet.

Wesentlich komplizierter oder/und aufwendiger - vor allem bei Paralleluntersuchung vieler Schnitte - ist die Inkubation in Mikrozellen, Plexiglaskämmerchen (BARTONÍCEK u. LOJDA, 1963) oder Coplin-Küvetten. Der Vorteil der Plexiglaskämmerchen besteht darin, daß Inkubation unter anaeroben Bedingungen möglich ist und daß nur sehr wenig Medium verbraucht wird.

Bei der Inkubation mit *Halbgelen*, z.B. Polyvinylalkohol (Wacker Chemie) oder Polyvinylpyrrolidon (Serva) geht man wie bei der Tropfen- oder Ring- bzw. Rähmchentechnik vor. Nach der Bebrütung Halbgele mit zimmerwarmen Aqua dest. oder schneller mit ca. 50°C warmen Wasser entfernen und Objektträger bzw. Deckgläschen in Küvetten mit Aqua dest. oder 4% Formaldehyd (nötig bei Schnitten, die nicht vorfixiert worden sind) einstellen.

Zur *Gelinkubation* mit Gelatine, Agar-Agar oder Agarose (Serva, Behring, Difco) werden die in Gele eingeschlossenen und noch flüssigen Medien mit senkrecht gehaltenen 5- oder 10 ml-Pipetten so auf Deckgläschen aufgebracht, daß eine 1-2 mm dicke Schicht entsteht, die man anschließend bei Zimmertemperatur (ca. 5 min) oder speziell bei Gelatinemedien schneller (ca. 1 min) im Kühlschrank bei 4°C gelifizieren läßt. Danach werden die Objektträger mit der Schnittseite nach unten leicht auf die Gele getippt, die Objektträger umgedreht und im Inkubationsschrank bei 37°C (Agar-Agar-, Agarosegele) oder bei Zimmertemperatur (Gelatinegele) bebrütet. Nach Abschluß der Inkubation Gele mit warmen Aqua dest. ablösen und in Küvette mit Aqua dest. oder 4% Formaldehyd einstellen.

Inkubation mit *semipermeablen Membranen:* Herstellung der Membrangefäße und Schnittmontage s.S. 33. In das Membrangefäß 2-3 ml heißes Gelmedium einfüllen, bei Zimmertemperatur oder schneller im Kühlschrank bei 4°C gelifizieren lassen. Die Inkubation erfolgt "kopfüber" mit der Schnittseite nach unten. Hierzu die Gefäße im Thermostaten bei 37°C, im Kühlschrank bei 4°C oder bei Zimmertemperatur in Küvetten oder anderen geeigneten Gefäßen an Fäden oder Drähten aufhängen, die durch 2 Bohrungen in der Wand der Zylinder laufen, oder Membrangefäße mit dem Rand auf 2 parallel laufende Plexiglasstäbe stellen.

Wird das Medium vor dem Aufziehen der Schnitte eingegossen, ist die Gelifizierungsgeschwindigkeit von untergeordneter Bedeutung; montiert man die Schnitte dagegen vor Zugabe der Gele, muß das Medium so schnell als möglich gelifizieren, z.B. in Kühlschrank, Tiefkühlfach oder -truhe.

Nach der Inkubation werden die Membranen am Rand des Inkubationsgefäßes abgeschnitten und zur Postfixation für 2-5 min in 4% neutrales Formaldehyd gebracht. Bei den Azokupplungsverfahren wird länger - wenigstens 4 Std - fixiert, um das Auftreten von Gasbläschen im Eindeckmedium zu verhindern. Anschließend kurz in Aqua dest. spülen, Membranen auf Objektträger legen, glätten und meistens mit Glycerin-Gelatine oder Apathy-Sirup eindecken.

In der Regel wird *solange inkubiert,* bis in den untersuchten Zellen und Geweben befriedigende Farbintensität erreicht ist. Dies zu beurteilen ist bei den direkten Verfahren (Simultankupplung, Indigogen-, Tetrazoliumsalzverfahren) leicht; bei den indirekten (Metallsalz-, Postkupplungs-, Synthesereaktion, die meisten Substratfilmverfahren) muß man blind vorgehen, d.h. mehrere Schnitte inkubieren und nach unterschiedlichen Inkubationszeiten die Visualisation durchführen.

D. Nachweismethoden

I. Hinweise

Die bei den einzelnen Arbeitsvorschriften empfohlenen Gewebevorbehandlungen sind in Abkürzungen aufgeführt (Abkürzungsliste s. 3. Umschlagseite).

Die bei den Inkubationsmedien aufgeführten Substanzmengen und Volumina geben das Verhältnis der verschiedenen Bestandteile an. Von diesen Werten aus kann auf größere und kleinere Ansätze umgerechnet werden. Kleine Volumina sind vor allem dann angebracht, wenn Substanzen teuer sind, z.B. Naphthol-AS-, 6-Brom-2-naphthyl- und Indoxylsubstrate bei den Hydrolasennachweisen oder Coenzyme für die Untersuchung der Dehydrogenasen. Werden z.B. für die Inkubation von 1 Objektträger mit 1 Schnitt nicht, wie beim Inkubationsmedium angegeben, 10 ml, sondern nur 0,5 ml benötigt, sind die genannten Mengen durch 20 zu dividieren.

Zum Wägen sollten möglichst kleine und gefaltete Wägezettel verwendet werden, um Substanzverluste minimal zu halten, bzw. um die abgewogenen Stoffe bequem in das Gefäß für das Inkubationsmedium schütten zu können. Die Verschlüsse der Substanzgefäße sind zur Vermeidung von Verunreinigungen umgekehrt abzulegen.

Die in der Regel verwendeten Meß- und Vollpipetten sind auf Auslauf geeicht; handelt es sich um Ausblaspipetten, ist dies extra vermerkt. Nach der Benutzung müssen vor allem Pipetten, mit denen p-Rosanilin pipettiert worden ist - im Grunde aber alle -, gründlich mit der Wasserstrahlpumpe durchspült und dann langsam mit der Spitze nach oben in ein Aufbewahrungsgefäß gestellt werden.

Bei den Festsubstanzen und Lösungen ist u.a. darauf zu achten, daß sie bei der auf den jeweiligen Gefäßen vom Hersteller angegebenen Temperatur aufbewahrt werden, d.h. entweder bei Zimmertemperatur, im Kühlschrank bei $4^{o}C$ oder im Tiefkühlfach bzw. in der Tiefkühltruhe unter $0^{o}C$. Außerdem ist zu berücksichtigen, daß zahlreiche Stoffe in Lösungen oder als Festsubstanz nur begrenzt haltbar sind und z.T. im Dunkeln aufzubewahren sind, z.B. die zum Nachweis von Dehydrogenasen gebräuchlichen Coenzyme (BERGMEYER, 1970).

Die zur Herstellung der Inkubationsmedien nötigen Puffer sind unter pH-Meter-Kontrolle mit Hilfe der im Kapitel Lösungen und Puffer aufgeführten Puffertabellen vorzubereiten. Nach der Herstellung des Inkubationsmediums muß, auch wenn es nicht ausdrücklich angegeben ist, das pH kontrolliert und ggf. korrigiert werden. Das pH-Meter ist nach der Betriebsanleitung des betreffenden Produzenten zu eichen. Grundsätzlich ist bei den meisten benutzten Geräten mit Einstabmeßketten 1. die Elektrodenkette täglich mit einer Pufferlösung bekannten pH-Wertes, der möglichst im Bereich der später durchzuführenden Messungen liegen soll, und 2. in 14tägigem Abstand mit Pufferlösungen mit einem pH von 7 und 2 zu eichen.

Das Rezept für die Herstellung des bei vielen Azokupplungsreaktionen benutzten Hexazonium-p-rosanilins ist nur bei der Nachweismethode für die saure Phosphatase aufgeführt (S. 67).

Die praktische Durchführung der Inkubation ist auf S. 47 geschildert.

Die Herstellung der häufig benötigten Glycerin-Gelatine bzw. des Apathy-Sirup ist auf S. 49 beschrieben.

Außer den allgemeinen Spezifitätskontrollen durch Inkubation ohne Substrat oder andere für den jeweiligen Reaktionsablauf wichtige Substanzen sowie durch Erhitzen der Schnitte für 10 min im Wasserbad bei $80\text{-}90^{o}C$ sollten soweit möglich noch Kontrollen mit Inhibitoren durchgeführt werden, die bei den einzelnen Nachweismethoden genannt sind.

Die bei den Nachweismethoden angegebene Literatur bezieht sich jeweils auf Originalmitteilungen bzw. letzte wesentliche Modifikationen des Verfahrens. Zusätzlich sind im Literaturverzeichnis einschlägige Zeitschriften sowie histochemische Methodenbücher und Handbuchbeiträge aufgeführt, die der weiteren Information dienen.

II. Hydrolasen

Schematisch katalysieren Hydrolasen die Reaktion:

$$AB + H_2O \rightleftharpoons AH + BOH.$$

Meistens überwiegt die Spaltungsreaktion. Grundsätzlich ist aber auch der umgekehrte Weg möglich; dann läuft eine Synthese unter Freisetzung von H_2O ab. Die Hydrolasen selbst können je nach gespaltenem Substrat in mehrere Gruppen eingeteilt werden. Von diesen sind die Esterasen (3.1), Glykosidasen (3.2) und Peptidasen (3.4) besonders wichtig. Unter ihnen bilden die Esterasen die umfangreichste Enzymgruppe, die wiederum in verschiedene Arten untergliedert werden kann. Hervorzuheben sind hier vor allem die Carboxylesterasen (3.1.1), Phosphomonoesterasen (3.1.3), Phosphodiesterasen (3.1.4) und Sulfatasen (3.1.6).

1. Phosphatasen

Die Phosphatasen gehören zu den am häufigsten untersuchten Enzymen. Wir besprechen

Hydrolasen von Phosphomonoestern (3.1.3): alkalische Phosphatase (3.1.3.1), saure Phosphatase (3.1.3.2), 5'-Nucleotidase (3.1.3.5) und Glucose-6-Phosphatase (3.1.3.9) sowie die

Hydrolasen von Phosphorylanhydriden (3.6.1): Adenosintriphosphatase (3.6.1.3), Nucleosiddiphosphatase (3.6.1.6) und Nucleosidtriphosphatase (3.6.1.15).

a) Alkalische Phosphatase

(alkalische Phosphomonoesterase, alkalische Glycerophosphatase, 3.1.3.1, Orthophosphorsäuremonoesterphosphohydrolase)

Eigenschaften und Vorkommen: Das Enzym katalysiert im alkalischen Bereich die Spaltung von Estern der Orthophosphorsäure mit verschiedenen Alkoholen und Phenolen

Monoester der Orthophosphorsäure + $H_2O \rightleftharpoons$ Alkohol + Orthophosphat

Die alkalische Phosphatase kann außerdem auch manche Verbindungen mit Phosphorylanhydriden hydrolysieren; z.B. Adenosin-, Inosin- sowie Uridintriphosphat und Thiaminpyrophosphat. Weiterhin ist das Enzym in der Lage, eine Reihe von transphosphorylierenden Reaktionen zu katalysieren. Sein pH-Optimum liegt zwischen 9,2-9,8 und hängt mit von der Art und Konzentration des Substrates sowie vom Puffer ab. Mg^{2+}-, Mn^{2+}-, Zn^{2+}- und Co^{2+}-Ionen aktivieren, Phosphat- und Arsenatanionen, verschiedene Alkohole und L-Cystein inhibieren das Enzym. Die alkalische Darmphosphatase wird außerdem von einigen L-Aminosäuren, z.B. L-Phenylalanin, gehemmt. Als spezifischster Hemmer fast aller Typen der alkalischen Phosphatase gilt z.Zt. Tetramisol und seine Analogen.

Das Enzym kommt vor allem dort in Zellmembranen vor, wo aktive Transportvorgänge ablaufen, z.B. im Bürstensaum von Enterozyten und proximalen Tubuluszellen der Niere, in der Membran am Gallepol der Leberzellen, im Kapillar- und Arteriolenendothel. Weiterhin läßt sich die alkalische Phosphatase z.B. im endoplasmatischen Retikulum, Golgi-Apparat und in Lysosomen von Enterozyten sowie in den Granula neutrophiler Leukozyten nachweisen.

Testorgane: Niere, Dünndarm.

Gewebevorbehandlung: Verwendbar sind alle im Abschnitt "Vorbereitung des Gewebes" geschilderten Verfahren. Besonders empfehlenswert sind uK, KA (Azokupplung), KF (Metallsalzmethode), FP, FK, GK und GTC; zur Fixation von Blutausstrichen Methanol-Formaldehyd.

Nachweismethoden: Gomori-, Azokupplungs- und Indigogenmethoden. Verfahren der Wahl sind die Gomori- und Azokupplungsreaktionen.

Metallsalzverfahren modifiziert nach GOMORI (1952) als Methode der Wahl (Abb. 6 a).

Inkubationsmedium:

3% 2-Glycerophosphat (Lachema, Merck, Serva)	10	ml
2-10% Barbital-Natrium (Lachema, Merck)	10	ml
2% wasserfreies Calciumchlorid ($CaCl_2$; Lachema, Merck)	15	ml
2% Magnesiumsulfat ($MgSO_4$; Lachema, Merck)	10	ml
Aqua dest.	5	ml
gründlich mischen und bei Trübung filtrieren		
	50	ml

Inkubation: 1-60 min bei 37°C oder Zimmertemperatur

Nachbehandlung:

Inkubationsmedium abgießen

1 min fließend wässern (einbringen in 1% $CaCl_2$ erübrigt sich)

5 min in 1-2% Kobaltchlorid ($CoCl_2$; Lachema, Merck) oder ein anderes lösliches Kobalt-Salz, z.B. Kobaltacetat oder -nitrat einstellen

2-5 min fließend wässern (bei Inkubation unfixierter Schnitte 2-5 min bei Zimmertemperatur in 4% neutralem Formaldehyd postfixieren und 2 min fließend wässern)

2 min in 0,1-1% gelbes Ammoniumsulfid (Lachema, Merck) einstellen

10 min fließend wässern

Eindecken in Glycerin-Gelatine (Merck) oder Apathy-Sirup oder nach Entwässerung in Entellan (Merck) o.ä.

Ergebnis: Enzymaktive Stellen sind schwarz gefärbt.

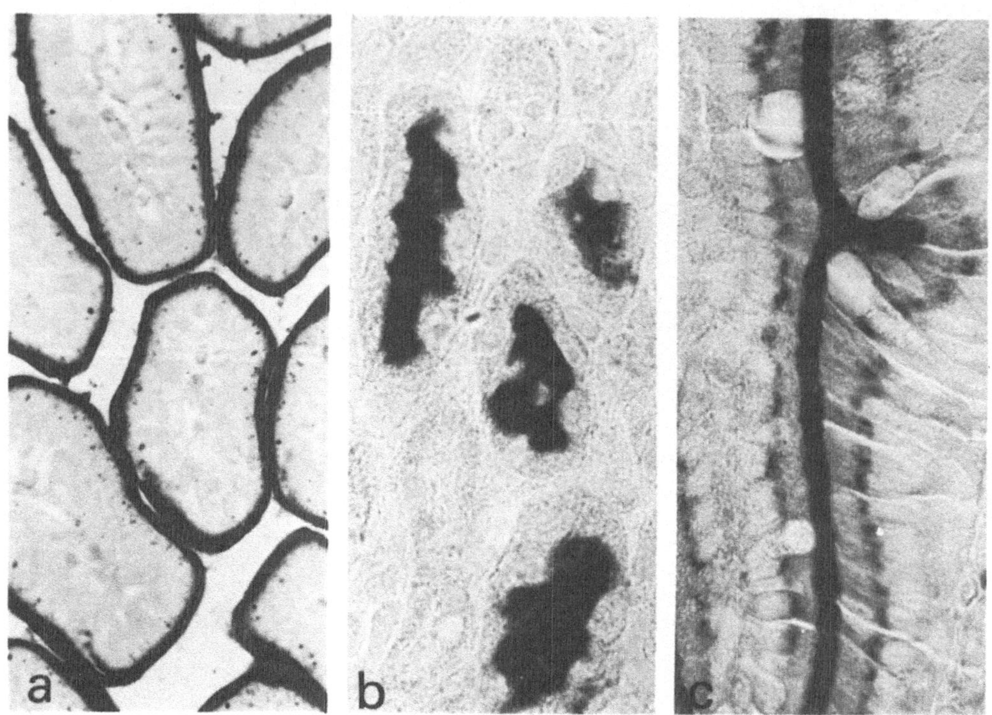

Abb. 6 a-c. Alkalische Phosphatase, (a) Dünndarm, Rattensäugling, FK, Metallsalzmethode. Darstellung von Bürstensaum und Lysosomen. 325x, (b) Niere, Meerschweinchen, uK, 1-Naphthylphosphat/Fast Blue B. Reaktion im Bürstensaum der proximalen Tubuli. 520x, (c) Dünndarm, Ratte, GTC, Naphthol-AS-TR-phosphat/Fast Blue B. Lokalisation des Enzyms im Bürstensaum und Golgi-Apparat. 980x

Bemerkungen: Pigmente (z.B. Melanin) oder Substanzen, die bei der für die Gomori-Technik unumgänglichen Nachbehandlung schwarz gefärbt werden (Hämosiderin, präformiertes Calciumphosphat und -carbonat), können falsch-positive Ergebnisse liefern. Ein weiteres Artefakt kann dadurch zustande kommen, daß Kobaltionen eine Affinität zu bestimmten Strukturen, z.B. zum Stratum corneum der Epidermis aufweisen (Kobaltophilie).

Kontrollreaktionen: Inkubation aktiver Schnitte mit Medium ohne Substrat, Inkubation von hitzeinaktivierten Schnitten mit vollständigem Medium.

Weitere Methoden der Wahl zum Nachweis der alkalischen Phosphatase sind die simultanen Azokupplungsreaktionen.

Azokupplung (simultane) modifiziert nach PEARSE (1953; Abb. 6 b)

Inkubationsmedium:

1-Naphthylphosphat, Natrium-Salz oder 1-Naphthyl-phosphorsäure (Koch-Light, Lachema, Merck, Serva)	25-50	mg
lösen in 0,1-0,2 M Veronal- oder Tris-Puffer, pH 9,2-9,4	50	ml
Fast Blue BB, RR, B oder Fast Red TR (Dajac, Fluka, Gurr, Lachema, Serva)	50	mg
gründlich mischen, pH kontrollieren, ggf. mit 0,1-1 N NaOH korrigieren und filtrieren		
	50	ml

Inkubation: 3-60 min bei Zimmertemperatur oder 37 °C

Nachbehandlung:

Abgießen des Inkubationsmediums

Spülen und Einstellen in Aqua dest.

Einstellen in 4% Formaldehyd (um Gasbläschenbildung im Eindeckmittel vorzubeugen) für mehrere Std bei Zimmertemperatur

Spülen in Leitungswasser

Ggf. Kernfärbung mit Kernechtrot oder Hämatoxylin in Abhängigkeit von der Farbe des Azofarbstoffes

Eindecken in Glycerin-Gelatine (Merck) oder Apathy-Sirup oder (nur bei Verwendung von Fast Blue B) nach Dehydrierung in Entellan (Merck) o.ä.

Ergebnis: In Abhängigkeit vom Diazoniumsalz sind enzymaktive Stellen schwarz (Fast Blue B, BB, RR) oder braun (Fast Red TR) gefärbt.

Bemerkungen: Die Resultate hängen in hohem Maße von der Gewebevorbehandlung ab. In Paraffinschnitten erscheint der Azofarbstoff amorph, in Kryostat- bzw. Gefrierschnitten, die Lipide enthalten, mit Ausnahme des Azofarbstoffes aus Fast Blue B mehr oder weniger granulär (am stärksten mit Fast Red TR). Nach Vorbehandlung mit Aceton sind die Granula kleiner und stören weniger. Bei der Beurteilung der Schnitte können genuine Pigmente, die die gleiche oder ähnliche Farbe wie einer der Azofarbstoffe aufweisen, z.B. Melanin, Hämosiderin und Lipofuscin, mit dem Reaktionsprodukt verwechselt werden.
Wenn im Inkubationsmedium die Diazoniumsalzkonzentration nicht ausreicht, resultieren Diffusionsartefakte.

Azokupplung (simultane) modifiziert nach BURSTONE (1962; Abb. 6 c)

Inkubationsmedium:

Naphthol-AS-, Naphthol-AS-MX-, Naphthol-AS-D-, Naphthol-AS-BI- oder Naphthol-AS-TR-phosphat (Koch-Light, Lachema, Nutritional, Serva, Sigma)	10-25	mg
lösen in N,N-Dimethylformamid oder Dimethylsulfoxid (Merck)	0,5	ml
0,1-0,2 M Veronal- oder Tris-Puffer, pH 8,2-9,2	50	ml
Fast Blue BB, RR, B, Fast Red TR oder Variaminblausalz RT (Chroma, Dajac, Fluka, Gurr, Lachema, Serva)	50	mg

gründlich mischen und filtrieren. Ggf. kann man statt der stabilen Diazoniumsalze 0,5 ml frisches hexazotiertes Neufuchsin (Chroma) verwenden (Herstellung s.S. 62); anschließend pH mit 1 N

NaOH einstellen

50,5 ml

Inkubation: 5-60 min, 37°C oder Zimmertemperatur

Nachbehandlung:

Abgießen des Inkubationsmediums

Spülen und Einstellen in Aqua dest.

Einstellen in 4% Formaldehyd (um Gasbläschenbildung im Eindeckmittel vorzubeugen) für mehrere Std bei Zimmertemperatur

Spülen in Leitungswasser

Ggf. Kernfärbung mit Kernechtrot oder Hämatoxylin in Abhängigkeit von der Farbe des Azofarbstoffes

Eindecken in Glycerin-Gelatine (Merck) oder Apathy-Sirup

Ergebnis: In Abhängigkeit vom Diazoniumsalz und in gewissen Grenzen auch vom Substrat, das die Schattierung des Farbstoffes beeinflußt, sind enzymaktive Stellen blauviolett (Fast Blue B, BB, RR) oder rot (Fast Red TR, hexazotiertes Neufuchsin) gefärbt.

Bemerkungen: Nach Zugabe der Pufferlösung zum Substrat-Lösungsmittelgemisch entstehen milchige Trübungen hauptsächlich als Folge von freiem Naphthol-AS. Zugabe von Diazoniumsalz führt wegen der Kupplung zwischen unverestertem Naphthol-AS und Diazoniumsalz je nach Art des Diazoniumsalzes zu bläulichen (Fast Blue B, BB, RR) oder rötlichen (Fast Red TR) Fällungen. Nach der Filtration ist das Medium klar, grünlich oder rötlich. Die Größe der Farbstoffgranula wird von der Gewebevorbehandlung beeinflußt. In Gefrier- oder Kryostatschnitten von fixiertem und unfixiertem Material erscheint der Azofarbstoff *ohne* Acetonvorbehandlung mit Ausnahme von hexazotiertem Neufuchsin und Fast Blue B granulär und tritt auch außerhalb des Entstehungsortes auf, so daß keine gute intrazelluläre Lokalisation des Enzyms möglich ist. Aceton-Vorbehandlung der Schnitte kann die Resultate verbessern, die artefizielle Granulierung wird jedoch nicht ganz unterbunden. Der Azofarbstoff aus hexazotiertem Neufuchsin, das ähnlich wie hexazotiertes p-Rosanilin vorbereitet und dem Inkubationsmedium in Konzentrationen von 0,05-0,15/10 ml Pufferlösung zugegeben wird, und Naphthol-AS ist rot und hat bei allen genannten Vorbehandlungsverfahren amorphen Charakter. Die Farbintensität hängt von der jeweiligen Substrat-Diazoniumsalz-Kombination ab (LOJDA et al., 1967). Die höchste Intensität liefern die Kombinationen aus Naphthol-AS-MX-phosphat und Variaminblau RT, Naphthol-AS-phosphat und Fast Blue BB sowie Naphthol-AS-MX-phosphat und Fast Red TR; außerdem bestimmt die Qualität des Substrates die Farbintensität. Substrate, die bei der Herstellung der Inkubationsmedien massive Fällungen liefern, sollten nicht verwendet werden; u.a. kann in solchen Medien die aktuelle Substrat- und Kupplerkonzentration zu gering sein.

Nach LOJDA et al. (1967) lassen sich die von Sigma gelieferten Natrium-Salze der Naphthol-AS-phosphate auch ohne den sonst üblichen Lösungsvermittler Dimethylformamid bis zu 4 mg/ml direkt in Puffer lösen. Dabei liefern höhere Substratkonzentrationen immer größere Azofarbstoffmengen. Hierdurch kann man die Inkubationszeit verkürzen und auch Diazoniumsalze einsetzen, die relativ instabil sind, sonst aber gute Eigenschaften besitzen, z.B. Variaminblausalz RT. Da aber Ansätze mit so hohen Substratkonzentrationen teuer sind, empfiehlt sich ein Kompromiß, und zwar 0,5 mg/ml Substrat.

Methode mit Indoxylphosphaten als Substraten: Am besten geeignet ist das Verfahren, bei dem Tetrazoliumsalze als Oxidationsmittel dienen (MC GADEY, 1970); und zwar vor allem Tetra-Nitro BT. Weniger zu empfehlen ist Phenazinmethosulfat. Am schlechtesten ist Ferricyanid geeignet (LOJDA u. HAVRÁNKOVÁ, 1975 a), da es zur Bildung ungefärbter Reaktionsprodukte führt. Das praktische Vorgehen entspricht prinzipiell der Indigogen-Methode für die Aminopeptidase. Da die Substrate und Tetrazoliumsalze teuer sind und die Methode keine echten Vorteile gegenüber den beschriebenen Verfahren bietet, wird sie hier nicht aufgeführt.

Hemmreaktionen: Hochspezifische Hemmer der alkalischen Phosphatasen sind L-Tetramisol und L-p-Bromotetramisol (Konzentration 0,1-1 mM, Janssen Pharmaceutica).Für Routinezwecke - besonders zur Abgrenzung der alkalischen gegen die saure Phosphatase - wird häufig L-Cystein verwendet. Hierzu werden die Schnitte mit 0,12% L-Cystein (0,01 M; Merck, Serva) in dem Puffer, der auch zur Herstellung der Inkubationslösung benutzt wird, für 10 min bei 37°C oder Zimmertemperatur vorinkubiert. Anschließend wird mit dem Inkubationsmedium, das 0,12% L-Cystein enthält, bebrütet. Durch den Cysteinzusatz wird die alkalische Phosphatase in der Regel gehemmt. Bei Untersuchungen der Darmphosphatasen Zusatz von 0,83% L-Phenylalanin (0,05 M; Merck, Serva) zum Inkubationsmedium (allosterische Hemmung). - Unterschiede zwischen biochemischen und histochemischen Resultaten treten bei den Hemmversuchen auf, wenn der Nachweis der alkalischen Phosphatase mit der simultanen Azokupplung erfolgt (*nicht* bei der Postkupplung), weil L- und D-Phenylalanin mit den Diazoniumsalzen reagieren (u.a. kommt es zur Farbänderung des Mediums).

Allgemeine Bemerkungen: Die an die Lysosomen gebundene alkalische Phosphatase läßt sich mit der Gomori-Methode am besten nach Stückfixation in Form- oder Glutaraldehyd und bei Verwendung der simultanen Azokupplung zuverlässig an gefriergetrockneten Kryostatschnitten nach Celloidin-Montage oder an Paraffinschnitten erfassen. - Der Nachweis der Gesamtaktivität der mikrovillären alkalischen Phosphatase erfolgt wegen der festen Bindung des Enzyms am besten an frischen Kryostatschnitten. - Länger als 24 Std andauerndes Spülen in Holtschem Gemisch, Puffer oder Aqua dest. wird von der alkalischen Phosphatase schlechter toleriert als von der sauren Phosphatase und unspezifischen Esterase. Nach Acetonbehandlung und schonender Paraffineinbettung beträgt der Aktivitätsverlust ca. 85% und im Anschluß an Formaldehydfixation und fließendes Wässern für jeweils 24 Std etwa 80%. Die höchste Aktivität zeigt die alkalische Phosphatase in gefriergetrockneten Kryostatschnitten und nach Gefriersubstitution.

Verglichen mit der Gomori-Methode ist die Azokupplungsreaktion mit 1-Naphthylphosphat empfindlicher; 1-Naphthylphosphat wird schneller hydrolysiert als 2-Glycerophosphat. Allerdings kann es an Orten mit hoher Enzymaktivität, vor allem in dicken Schnitten, durch Diffusion von 1-Naphthol zu unscharfer Lokalisation kommen.

Dies läßt sich u.U. durch dünnere Schnitte, geringere Substratmengen und höhere Konzentrationen an Diazoniumsalz vermeiden. Die Verwechselung des Azofarbstoffs mit Pigmenten kann man durch Verwendung von Diazoniumsalzen verhindern, die eine andere Farbe als das Pigment liefern. In Kryostatschnitten erscheint der Farbstoff aus Naphthol und Diazoniumsalzen meistens granulär; genauere Lokalisation der alkalischen Phosphatase ist daher nicht zu erreichen. Bessere Ergebnisse erhält man mit frischem hexazotiertem Neufuchsin. Naphthol-AS-phosphate werden demgegenüber langsamer als β-Glycerophosphat hydrolysiert; dies ist allerdings in der Praxis von untergeordneter Bedeutung, da der Azofarbstoff einen hohen molaren Extinktionskoeffizienten hat.

b) Saure Phosphatase

(saure Phosphomonoesterase, saure Glycerophosphatase, 3.1.3.2, saure Orthophosphorsäuremonoesterphosphohydrolase)

Eigenschaften und Vorkommen: Das Enzym katalysiert im sauren Milieu die Spaltung von Estern der Orthophosphorsäure mit verschiedenen Alkoholen und Phenolen nach folgendem Schema:

Monoester der Orthophosphorsäure + H_2O ⟶ Alkohol (Phenol) + Orthophosphat.

Außerdem greift die saure Phosphatase Pyrophosphatbindungen, nicht aber Phosphodiester an und hat Transphosphorylase-Funktion. Allgemeine Inhibitoren sind Fluorid- und Phosphationen, für manche sauren Phosphatasen auch Cu^{2+}- und Tartrationen sowie Alloxan und Formaldehyd. Mn^{2+}-Ionen sollen das Enzym aktivieren. Sein pH-Optimum liegt zwischen 4 und 5.

Intrazellulär kommt die saure Phosphatase in erster Linie in Lysosomen vor. Außerdem existieren extralysosomale saure Phosphatasen, die entweder im endoplasmatischen Retikulum oder möglicherweise auch im Grundplasma vorkommen. Die extralysosomalen sauren Phosphatasen lassen sich durch ihre unterschiedliche Empfindlichkeit gegenüber Inhibitoren und abweichende Affinität gegenüber aliphatischen und aromatischen Estern der Orthophosphorsäure von der lysosomalen sauren Phosphatase abgrenzen. - Die Aktivität der sauren Phosphatase ist u.a. im Nebenhoden, Kolon, in der Milz, Leber und Niere besonders hoch.

Da Lysosomen ohne Fixation geschädigt werden, und die saure Phosphatase z.T. nicht fest strukturgebunden ist, muß auf geeignete Gewebevorbehandlung besonders geachtet werden. Die Gesamtaktivität des Enzyms läßt sich nur an frischen Schnitten mit semipermeablen Membranen erfassen.

Testorgane: Leber, Niere, Milz

Gewebevorbehandlung: Gut geeignet sind zur intrazellulären Lokalisation FK, GK, GTC, GSC und zur Ermittlung der Gesamtaktivität Mt. Weniger zu empfehlen sind KF.

Nachweismethoden: Azokupplungs-, Gomori- und Indigogenverfahren. Die Universalmethode der Wahl ist die simultane Azokupplung mit Naphthol-AS-BI- oder Naphthol-AS-TR-phosphat (mit Hexazonium-p-rosanilin).

Zur intrazellulären Lokalisation eignen sich als Methode der Wahl simultane Azokupplung mit Phosphatestern der Naphthol-AS-Reihe nach LOJDA (1962; BENES et al., 1961; BARKA u. ANDERSON, 1962; Abb. 7 a).

Inkubationsmedium:

Naphthol-AS-BI- oder Naphthol-AS-TR-phosphat	10-25	mg
(Koch-Light, Lachema, Nutritional, Serva, Sigma)		
lösen in N,N-Dimethylformamid (Merck)	0,5	ml
gepuffertes Hexazonium-p-rosanilin	50	ml
(aus 1,5-4,5 ml Hexazonium-p-rosanilin und		
45,5-48,5 ml 1,36-2,72% Natriumacetat · 3 H_2O,		
Lachema, Merck, oder 0,1 M Veronal-Acetat-Puffer,		

pH 6,0, pH mit 1 und 0,1 N NaOH auf 5-5,5 einstellen)
gründlich mischen und filtrieren

50,5	ml

Inkubation: 30-60 min bei 37°C, 2 Std bei Zimmertemperatur oder im Kühlschrank bei 4°C mehrere Std-über Nacht

Nachbehandlung:
Abgießen des Inkubationsmediums
Spülen in Aqua dest.
Einstellen in 4% Formaldehyd (um Gasbläschenbildung im Eindeckmittel vorzubeugen) für mehrere Std bei Zimmertemperatur
Spülen in Leitungswasser
Ggf. Kernfärbung in Hämatoxylin
Eindecken in Glycerin-Gelatine (Merck) oder Apathy-Sirup

Wird dehydriert und in Entellan (Merck) o.ä. eingedeckt, besteht immer besonders beim Wechsel von 100% Alkohol in Xylol die Gefahr, daß etwas Azofarbstoff aus den Schnitten herausgelöst und der Azofarbstoff außerdem nicht scharf lokalisiert wird. Deshalb wird die Dehydrierung nicht empfohlen.

Ergebnis: Enzymaktive Stellen sind rot gefärbt.

Bemerkungen: Die Schärfe der Lysosomendarstellung hängt vor allem in Schnitten von Aldehyd-fixiertem Material von der Konzentration an Hexazonium-p-rosanilin ab. Je höher die Konzentration, um so prägnanter erscheinen die Lysosomen. Andererseits nimmt mit steigender Hexazonium-p-rosanilin-Konzentration die Gelbfärbung des Schnitthintergrundes zu; besonders stark ist dies nach Fixierung in Glutaraldehyd ausgeprägt. Außerdem besteht bei höheren Konzentrationen von Hexazonium-p-rosanilin die Gefahr einer stärkeren Hemmung der sauren Phosphatase. Werden mit hexazotiertem p-Rosanilin Organe bzw. Gewebe mit hoher Phosphatase-Aktivität untersucht, ist es oft sinnvoll bei höherem pH zu arbeiten und außerdem die Hexazonium-p-rosanilin-Konzentration heraufzusetzen, d.h. die Kupplungsgeschwindigkeit zu steigern, obwohl dann stärkere Gelbfärbung der Schnitte resultiert. Umgekehrt tritt bei niedrigem pH und geringerer Konzentration von Hexazonium-p-rosanilin kaum Gelbfärbung der Schnitte auf, so daß Orte mit geringer Enzymaktivität zuverlässiger hervortreten, hochaktive Stellen sich aber eher diffus anfärben.

Herstellung von p-Rosanilin-Lösung nach LOJDA et al. (1964):

p-Rosanilin-HCl, p-Rosanilin, acridinfrei oder basisches Fuchsin (für Schiffsches Reagenz; Chroma, Merck; nur Chargen, die ein gutes Schiffsches Reagenz liefern, sind geeignet)	400	mg
lösen in Aqua dest.	8	ml
konzentrierte HCl (36%)	2	ml
gut mischen und filtrieren		

Wenn keine löslichen Hydrochloride, sondern nur die freien Basen vorhanden sind, empfiehlt sich folgendes Vorgehen:

p-Rosanilinbase (Chroma)	400	mg
konzentrierte HCl	2	ml
mit Glasstab zu Brei verarbeiten		
Aqua dest.	8	ml
gründlich mischen und filtrieren		

Diese Lösungen sind im Kühlschrank bei 4°C monatelang haltbar.

Um hexazotiertes p-Rosanilin zu bekommen, werden gleiche Teile p-Rosanilin- bzw. Fuchsin-Lösung und 4% Natriumnitrit-Lösung ($NaNO_2$, Merck), die auch im Kühlschrank aufzubewahren ist, *unmittelbar vor Gebrauch* zusammengegeben und gründlich gemischt. Das $NaNO_2$ sollte auch bei Aufbewahrung im Kühlschrank nicht älter als eine Woche sein. Hat das p-Rosanilin bzw. Fuchsin gute Qualität, tritt kurz nach der Vermischung mit $NaNO_2$ Gelbfärbung auf. Braunfärbung ist entweder auf ein p-Rosanilin oder Fuchsin minderer Qualität, unvollständige Diazotierung durch schlechtes $NaNO_2$ oder Aufbewahrung der Lösungen in offenen Gefäßen (Verlust von HCl) zurückzuführen. p-Rosaniline und Fuchsine, die Braun- oder sogar Rotbraunfärbung auch bei guter Hexazotierung beibehalten, sollten nur im Notfall benutzt werden, da die Resultate in der Regel unbefriedigend sind.

Metallsalzverfahren modifiziert nach GOMORI (1950; Abb. 7 b)

Inkubationsmedium:

0,1 M Acetat-Puffer, pH 5 oder 6	50	ml
0,14% Bleinitrat (Merck)	50	ml
3% 2-Glycerophosphat, Natrium-Salz (Merck, Serva)	10	ml
oder 0,1% Cytidinmonophosphat, Natrium-Salz (Serva)		
gut mischen und 15-30 min bei der Temperatur stehen lassen, bei der inkubiert werden soll; filtrieren		
	110	ml

Inkubation: in Küvetten 10-60 min, 37°C; bei Zimmertemperatur bis zu 2 Std, nach Stückfixation in Aldehyden ggf. flottierend

Nachbehandlung:

Inkubationsmedium abgießen

2 mal 1 min in Aqua dest. Spülen

2 min einstellen in 0,5-1% gelbes Ammoniumsulfid (Merck)

Spülen in Aqua dest.

Eindecken in Glycerin-Gelatine (Merck) oder Apathy-Sirup

Dehydrierung empfiehlt sich wegen des Verlustes an Bleisulfid in Xylol und ggf. auch wegen Übertrittes von Reaktionsprodukt ins Eindeckmittel nicht. Wird dehydriert, muß ggf. sofort ausgewertet werden.

Ergebnis: Enzymaktive Stellen sind braun gefärbt.

Bemerkungen: Die Resultate hängen stark von der Gewebevorbehandlung und vom Inkubationstyp ab. Mit dieser Methode kann die saure Phosphatase ausgezeichnet lokalisiert werden, wenn flottierend inkubiert und der Enzymnachweis an Kryostat- bzw. Gefrierschnitten von Form- oder Glutaraldehyd fixierten Blöcken durchgeführt wird. Das Inkubationsmedium soll im Überschuß angeboten werden, weil sich sonst Diffusionsartefakte (Diffusion freigesetzter Phosphationen, starke Kernfärbung) besonders störend bemerkbar machen, d.h. falsch-positive Ergebnisse entstehen. Die wichtigste Artefaktursache ist die Verminderung der Bleiionenkonzentration. Die Bleiionen sollen die saure Phosphatase zu ca. 50% inhibieren und können von verschiedenen Substanzen in Zellen und Geweben, z.B. Nucleinsäuren, gebunden werden, wodurch falsch-positive Befunde resultieren. Ferner werden die Ergebnisse vom Auswaschen bei der Nachbehandlung beeinflußt. Die von einigen Autoren angegebene Waschprozedur in verdünnter Essigsäure ist *nicht* zu empfehlen, da dies zur Lösung von Bleiphosphat führt. Das Medium muß während der Inkubation völlig klar sein; etwaige Trübungen oder Niederschläge bleiben auf den Schnitten haften und verursachen Verschmutzungen. Ähnlich wie bei der Gomori-Reaktion für die alkalische Phosphatase können auch bei Untersuchung der sauren Phosphatasen mit diesem Verfahren anorganische Phosphate im Gewebe, z.B. im Knochen, und gelbbraune Pigmente die Resultate verfälschen. Kontrollreaktionen sind deshalb immer angebracht; sie werden ähnlich wie bei der alkalischen Phosphatase durchgeführt. Zu beachten ist, daß sauer reagierende xylollösliche Eindeckmittel, z.B. Kanadabalsam, Bleisulfid lösen und zum Ausbleichen an sich positiver Stellen in den Schnitten führen können.

Simultane Azokupplung mit 1-Naphthylphosphat nach LOJDA et al. (1964; Abb. 7 c)

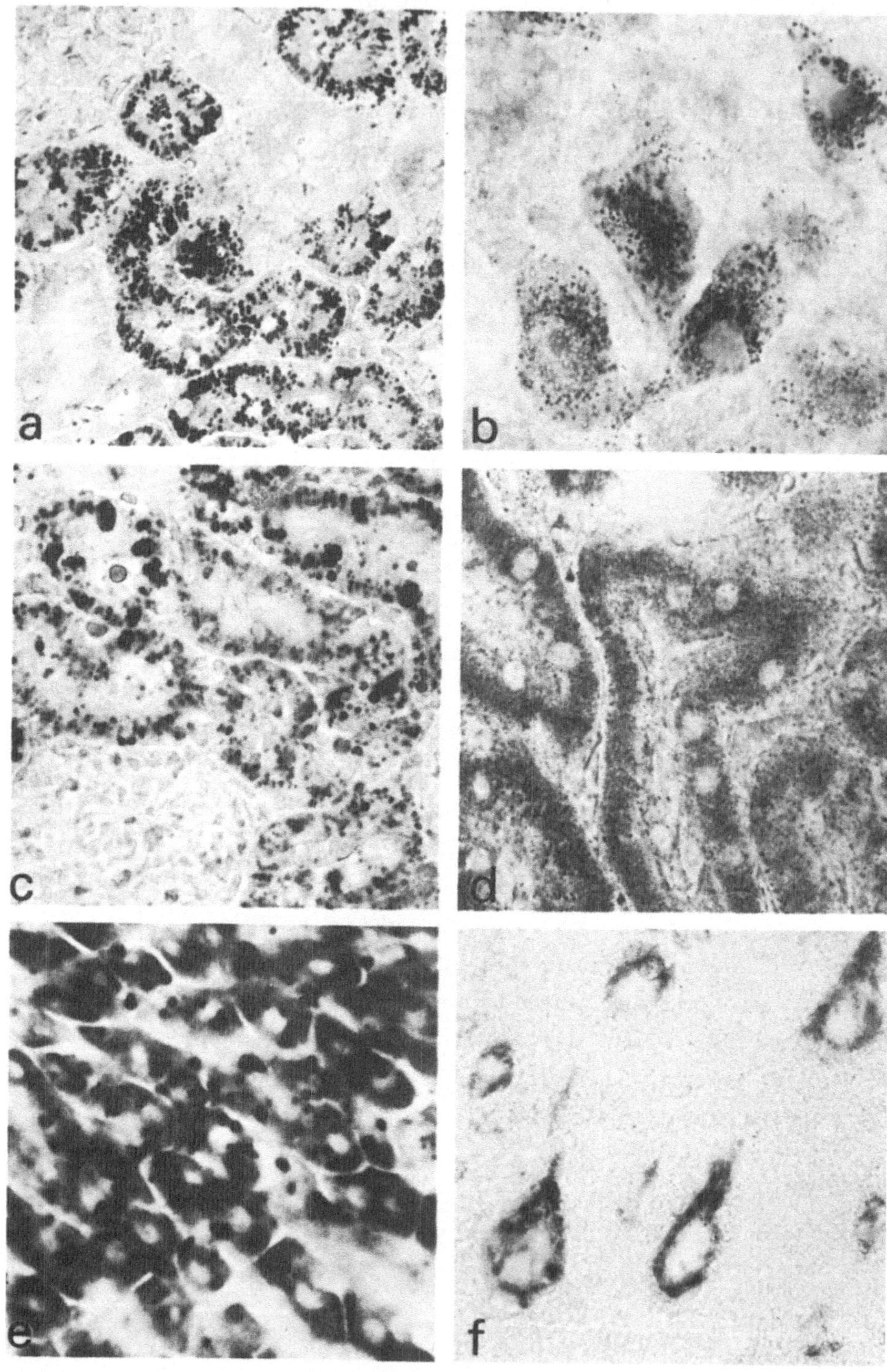
a
b
c
d
e
f

Inkubationsmedium:

1-Naphthylphosphat, Natriumsalz (Lachema, Merck, Serva)	25	mg
gepuffertes Hexazonium-p-rosanilin (aus 1,5-4,5 ml Hexazonium-p-rosanilin und 45,5-48,5 ml 1,36-2,72% Natriumacetat · 3 H_2O, Merck, oder 0,1 M Veronal-Acetat-Puffer, pH 6,5-7; pH mit 1 N NaOH auf 6-6,5 einstellen) gut mischen und filtrieren Wenn statt des Natriumsalzes die entsprechende freie 1-Naphthylphosphorsäure verwendet wird, nochmals pH korrigieren	50	ml
	50	ml

Inkubation: 30-60 min bei 37°C, 1-2 Std bei Zimmertemperatur oder ggf. einige Std im Kühlschrank bei 4°C

Nachbehandlung:

Abgießen des Inkubationsmediums

Spülen in Aqua dest.

Einstellen in 4% Formaldehyd (um Gasbläschenbildung im Eindeckmittel vorzubeugen) für mehrere Std bei Zimmertemperatur

---

◀ *Abb. 7 a-f. Saure Phosphatase, Ratte, (a) Niere, FK, Naphthol-AS-TR-phosphat/Hexazonium-p-rosanilin. Reaktion in Lysosomen der Tubuluszellen. 325x, (b) Gehirn, FK, Metallsalzmethode. Darstellung der Lysosomen in Nervenzellen. 520x, (c) Niere, FK, 1-Naphthylphosphat/Hexazonium-p-rosanilin. Lysosomale Lokalisation des Azofarbstoffs. 325x, (d) Niere, FK, Naphthol-AS-TR-phosphat/Fast Blue BB. Granulärer Reaktionsausfall im Tubulusepithel, wobei die Granula nicht Lysosomen entsprechen. 520x, (e) Leber, FK, Postkupplung, Naphthol-AS-BI-phosphat/Hexazonium-p-rosanilin. Diffuse Zytoplasmafärbung der Hepatozyten, Lysosomen sind kaum sichtbar. Die großen Granula sind Fettröpfchen mit Azofarbstoffablagerungen. 220x, (f) Gehirn, uK mit Mt, Naphthol-AS-BI-phosphat/Hexazonium-p-rosanilin. Neben Lysosomen reagiert das Zytoplasma. 325x*

Spülen in Leitungswasser

Ggf. Kernfärbung mit Hämatoxylin

Eindecken in Glycerin-Gelatine (Merck) oder Apathy-Sirup oder nach Entwässerung in Entellan (Merck) o.ä.

Ergebnis: Enzymaktive Stellen sind braun gefärbt.

Bemerkungen: Bei hochaktiven Organen sind relativ hohe pH-Werte und hohe Konzentrationen an Hexazonium-p-rosanilin zu wählen; allerdings darf pH 6,5 nicht überschritten werden. Bei Erhöhung des pH ist darauf zu achten, daß zunehmend die alkalische Phosphatase mitreagiert.Außerdem resultiert vor allem nach Fixierung in Glutaraldehyd bei höherem pH und größerer Hexazonium-p-rosanilin-Konzentration intensivere Färbung des Hintergrundes. Die Abgrenzung der Lysosomen gegen ihre Umgebung gelingt in der Regel weniger gut als bei der Simultankupplung mit Naphthol-AS-phosphaten und Hexazonium-p-rosanilin. Mit gefriergetrockneten Formaldehyd-bedampften Schnitten ist nach Celloidinmontage auch bei pH 5 oder 5,5 oft eine exakte lysosomale Lokalisation der sauren Phosphatase zu erzielen; ferner färbt sich dann unabhängig vom pH der Schnitthintergrund praktisch nicht an.

Weniger zu empfehlen ist zur Untersuchung der intrazellulären Lokalisation der sauren Phosphatase die simultane Azokupplung mit stabilen Diazoniumsalzen, modifiziert nach BURSTONE (1962; Abb. 7 d)

Inkubationsmedium:

Naphthol-AS-BI-, Naphthol-AS-TR- oder Naphthol-AS-MX-phosphat (Koch-Light, Lachema, Nutritional, Serva)	5-10	mg
lösen in N,N-Dimethylformamid (Merck)	0,5	ml

0,1 M Acetat-Puffer, pH 5,2	50	ml
Fast Blue B, BB, RR oder Fast Red Violet	30-50	mg
LB (Chroma, Dajac, Fluka, Gurr, Serva)		
10% Manganchlorid ($MnCl_2$, Merck; nicht absolut nötig)	0,2	ml
gründlich mischen und filtrieren		
	50,7	ml

Inkubation: 30-120 min bei 37°C

Nachbehandlung:

Abgießen des Inkubationsmediums

Gründlich spülen in Leitungswasser

Einstellen in 4% Formaldehyd (um Gasbläschenbildung im Eindeckmittel vorzubeugen) für mehrere Std

Spülen in Leitungswasser

Ggf. Kernfärbung mit Kernechtrot oder Hämatoxylin

Eindecken in Glycerin-Gelatine (Merck) oder Apathy-Sirup

Ergebnis: Enzymaktive Stellen sind blau oder violett gefärbt.

Bemerkungen: Die mit dem Verfahren erzielte Lokalisation ist nur in Paraffinschnitten nach Gefriertrocknung von Blöcken gut. In dem so vorbehandeltem Material sind die Lipide weitgehend entfernt; das Reaktionsprodukt erscheint daher amorph. In Kryostat- bzw. Gefrierschnitten von Aldehyd-fixiertem Gewebe fällt der Nachweis granulär aus; intrazelluläre Lokalisation ist dann nicht exakt möglich.

Verfahren mit substituierten Indoxylphosphaten: Mit dieser Methode kann bei Verwendung von Kaliumferri- und Kaliumferrocyanid die saure Phosphatase ebenfalls in den Lysosomen nachgewiesen werden. Das Vorgehen entspricht dem zur Darstellung der sauren β-Galaktosidase. Allerdings wird statt Citrat- Acetat-Puffer, pH 5, benutzt. Da die Substrate teuer sind und die Empfindlichkeit der Indigogen-Reaktion der der anderen Verfahren unterlegen ist, wird diese Methode nicht empfohlen.

Postkupplung mit Naphthol-AS-BI-phosphat nach LOJDA et al. (1967; Abb. 7e)

Inkubationsmedium:

Naphthol-AS-BI-phosphat (Koch-Light, Lachema, Serva, Sigma)	25	mg
lösen in N,N-Dimethylformamid (Merck)	1	ml
0,1 M Acetat-Puffer, pH 4,5-5,5	50	ml
gut mischen und filtrieren		
	51	ml

Inkubation: 30 min - 2 Std, 37°C (zur Entwicklung von Zymogrammen mit Gelmedien über Nacht, 37°C)

Nachbehandlung:

Inkubationsmedium abgießen

3 min spülen in 0,1 M Acetat-Puffer, pH 5,2

5 min kuppeln mit Hexazonium-p-rosanilin (1 ml/10 ml 2,7% Natriumacetat, pH 5,2) oder mit Fast Blue B (1 mg/ml) in 0,1 M Phosphat-Puffer, pH 7,2

Spülen in Aqua dest.

Eindecken in Glycerin-Gelatine (Merck) oder Apathy-Sirup

Ergebnis: Enzymaktive Stellen sind rot oder blau gefärbt.

Bemerkungen: Mit der Postkupplungsreaktion kann nur zellulär, nicht intrazellulär lokalisiert werden. In hydrophoben Lipiden im Schnitt wird freigesetztes Naphthol-AS-BI gelöst, so daß Fettsubstanzen eine positive Reaktion vortäuschen. Die Methode läßt sich mit Vorteil zur Entwicklung von Zymogrammen benutzen.

Hemmreaktionen: Durch Zusatz von 0,0042-0,042% Natriumfluorid (NaF; 1-10 mM; Merck), 0,05% Cu-Ionen ($CuSO_4 \cdot 5\ H_2O$; 0,2 mM;

Merck) oder 0,28% Tartrat, Natriumsalz (10 mM; Merck) zum Inkubationsmedium. Unter diesen Substanzen zeigt Fluorid den ubiquitärsten Hemmeffekt. Die Hemmwirkung hängt aber stark vom untersuchten Organ ab. So unterdrücken Fluorid-Ionen (10 mM) die saure Phosphatase der Leber zu 50%, der Prostata zu 90% und der Nebenniere vollständig. Ähnlich wirkt in diesen Organen Tartrat (10 mM). (Diese Substanz inhibiert nur die lysosomale, nicht aber die extralysosomale saure Phosphatase.) Cu-Ionen (10 mM) hemmen das Enzym bevorzugt in Leber und Nebenniere.

Die Abgrenzung der sauren gegen die alkalische Phosphatase ist nur dann nötig, wenn bei höherem pH gearbeitet wird, bei dem die alkalische Phosphatase mitreagiert, z.B. bei der Untersuchung der sauren Phosphatase mit 1-Naphthylphosphat. Praktisch sollten die Hemmteste mit Fluorid, Cystein oder Tetramisol durchgeführt werden.

Membrantechnik zur Erfassung der Gesamtaktivität (Abb. 7 f)

Inkubationsmedium:

Naphthol-AS-BI- oder Naphthol-AS-TR-phosphat (Koch-Light, Lachema, Nutritional, Serva, Sigma)	5-10	mg
lösen in N,N-Dimethylformamid (Merck)	0,5	ml
gepuffertes Hexazonium-p-rosanilin (aus 0,6-1,8 ml Hexazonium-p-rosanilin und 9,4-8,2 ml 2,72% Natriumacetat · 3 H_2O, Merck, oder 0,1 M Veronal-Acetat-Puffer, pH 6,0; pH mit 1 N NaOH auf 5,0 einstellen)	10	ml
gut mischen, filtrieren		
2% Agar-Agar (Bactoagar, Special Agar-Noble; Difco) in 0,1 M Acetat-Puffer, pH 5,0, oder Aqua dest. (pH mit Indikatorpapier einstellen; Lösung bei 80-90 $^{\circ}$C im Wasserbad oder über Bunsenbrennerflamme unter mehrmaligem Aufkochen)	10	ml

mischen, in Inkubationsgefäße gießen und gelifizieren lassen

ca. 20 ml

Naphthol-AS-BI- oder Naphthol-AS-TR-phosphat kann durch die gleiche Menge 1-Naphthylphosphat (Lachema, Merck, Serva) ersetzt werden. Diese Substanz wird ohne vorhergehende Lösung in N,N-Dimethylformamid direkt zur Lösung aus gepufferten Hexazonium-p-rosanilin gegeben.

Inkubation: 1-einige Std bei 37°C oder über Nacht im Kühlschrank bei 4°C

Nachbehandlung:

Membranen mit gebogener Schere abschneiden und mit spitzer Pinzette abheben
Wenigstens 3 Std in 4% Formaldehyd einlegen
Spülen in Aqua dest.
Auf Objektträger übertragen
Eindecken in Glycerin-Gelatine (Merck) oder Apathy-Sirup

Ergebnis: Enzymaktive Stellen sind rot (bei Verwendung von Naphthol-AS-Derivaten) oder braun (bei Benutzung von 1-Naphthylphosphat) gefärbt.

Bemerkungen: Mit der Membrantechnik sind vor allem Aussagen über die Gesamtaktivität, sehr oft aber auch über die lysosomale Lokalisation der sauren Phosphatase möglich. Die Herkunft der diffusen Anfärbung der Zellen, die neben positiv reagierenden Granula auftritt, steht nicht eindeutig fest. Bevorzugt kommt die diffuse Reaktion bei Verwendung von 1-Naphthylphosphat und substratunabhängig bei niedrigen Konzentrationen von Hexazonium-p-rosanilin vor. Möglicherweise handelt es sich um Diffusion von Enzymen bzw. Reaktionsprodukt aus den Lysosomen, um die Aktivität primär extralysosomal lokalisierter Phosphatasen oder um alle Möglichkeiten. Eine Entscheidung könnten vielleicht Hemmversuche herbeiführen, z.B. mit Alloxan, Tartrat oder dgl.

Allgemeine Bemerkungen: Die Methode mit Naphthol-AS-phosphaten und Hexazonium-p-rosanilin gilt als Universalmethode, weil sie unabhängig von der Gewebevorbehandlung die zuverlässigsten und reproduzierbarsten Resultate liefert. Dagegen erlaubt die Gomori-Technik vorzügliche Ergebnisse nur nach Stückfixation in Aldehyden. Die Darstellung der Lysosomen mit diesem Verfahren ist verglichen mit den Azokupplungsreaktionen prägnanter. Hierfür kann aber auch die Tatsache verantwortlich sein, daß die extralysosomalen sauren Phosphatasen 2-Glycerophosphat nicht spalten. Für die Bindung von Bleiphosphat an die Lysosomen sind Lipidsubstanzen nötig. Werden letztere extrahiert (dies ist auch nach Glutaraldehydfixation möglich), reagieren die Lysosomen mit der Gomori-Methode negativ, während sich die Aktivität der sauren Phosphatase mit den Azokupplungsreaktionen in den Lysosomen noch nachweisen läßt. Für die Gomori-Technik kann Cytidinmono- oder/ und p-Nitrophenylphosphat statt 2-Glycerophosphat als Substrat benutzt werden. Unter ihnen wird p-Nitrophenylphosphat am schnellsten umgesetzt, gefolgt von Cytidinmono- und 2-Glycerophosphat. Von der extralysosomalen sauren Phosphatase wird lediglich p-Nitrophenylphosphat angegriffen. Wegen der hohen Umsatzrate mit diesem Substrat ist die Bleikonzentration im Inkubationsmedium noch kritischer als bei den übrigen Substraten. Die Bleiionen im Gomori-Ansatz sollen mit 50% etwa in gleichem Ausmaß wie die Diazoniumsalze in den Azokupplungsmedien inhibieren (LOJDA et al., 1964).

Im Vergleich zu dem gelegentlich launischen Gomori-Verfahren liefern die Azokupplungsreaktionen Standardergebnisse. Hexazonium-p-rosanilin ist der Kuppler der Wahl. Gegenüber 1-Naphthylphosphat werden die Naphthol-AS-verbindungen 2-5 mal langsamer gespalten. Dies läßt sich durch den hohen molaren Extinktionskoeffizienten der Azofarbstoffe aus den Naphthol-AS-Substraten weitgehend, aber nicht völlig kompensieren. Deshalb ist das Medium mit 1-Naphthylphosphat bei pH 5 unter den Azokupplungsreaktionen am empfindlichsten und in Verbindung mit semipermeablen Membranen die Methode der Wahl zum Nachweis der Gesamtaktivität der sauren Phosphatase. Die Postkupplungsreaktion mit Naphthol-AS-BI-phosphat könnte bei Benutzung semipermeabler Membranen aus theoretischen

Erwägungen zur Erfassung der Gesamtaktivität optimal geeignet sein; denn das Inkubationsmedium enthält keinen inhibierenden Kuppler. Praktisch ist das dabei freigesetzte Naphthol-AS-BI in situ, aber nicht quantitativ in Azofarbstoff umzuwandeln. Außerdem stört auch beim Postkupplungsverfahren das in den meisten Substraten vorhandene freie bzw. unveresterte Naphthol-AS-BI.

c) 5 -Nucleotidase

(3.1.3.5, 5'-Ribonucleotidphosphohydrolase)

Eigenschaften und Vorkommen: Das Enzym katalysiert die Reaktion:

5'-Ribonucleotid + H_2O $\rightleftharpoons$ Ribonucleosid + Orthophosphat.

Dabei hydrolysiert die 5'-Nucleotidase nicht nur die meisten Ribonucleosid-, sondern auch zahlreiche Desoxyribonucleosid-5'-phosphate. Die Spaltungsrate für die verschiedenen Nucleosidphosphate ist spezies- und organabhängig; es existieren mehrere 5'-Nucleotidase-Isoenzyme. Nucleosidphosphate werden aber auch von der sauren und alkalischen Phosphatase angegriffen. Biochemisch wurde die 5'-Nucleotidase u.a. in Herzmuskel, Nervengewebe, Hoden, Leber und Arterienwänden nachgewiesen. Das pH-Optimum der 5'-Nucleotidase bewegt sich um 7,5. Diese "neutrale" 5'-Nucleotidase ist oft an Membranen gebunden, z.B. in der Leber an das Plasmalemm im Bereich des Gallepols der Hepatozyten oder an das der Sinusoidendothelien. Biochemisch können mit Adenosin-5'-monophosphat bei pH 7,5 auch in Dünndarm und Niere hohe Aktivitäten nachgewiesen werden. Bei der histochemischen Darstellung mit dem gleichen Substrat ist die Aktivität im Bürstensaum der Enterozyten und proximalen Tubuluszellen lokalisiert. Da die alkalische Phosphatase aber ebenfalls in den Mikrovilli vorkommt, ist eine einwandfreie Abgrenzung beider Enzyme gegeneinander selbst mit Hilfe von Inhibitionstesten schwierig. Offen bleibt, ob zusätzlich eine saure 5'-Nucleotidase in den Lysosomen existiert. Histochemische Untersuchungen haben hierfür durch Hemmversuche und in Verbindung mit elektrophoretischer Auftrennung von Homogenaten Hinweise erbracht. Allerdings steht eine vollständige Charakterisierung und Abgrenzung gegen die unspezifische saure Phosphomonoesterase auch biochemischerseits noch aus.

Manganionen und auch Magnesiumionen aktivieren die "neutrale" 5'-Nucleotidase; der Hemmeffekt von Nickelionen ist nicht eindeutig. Das Enzym soll sich am Abbau von Nucleinsäuren und am Transport von Nucleotiden durch die Zellmembran beteiligen. Genaue Kenntnisse darüber fehlen jedoch.

Testorgane: Leber, Niere

Gewebevorbehandlung: uK, KF, KA, FK, GK und GTC. Für das membrangebundene Enzym sind FK, GK und GTC besonders vorteilhaft. Die "saure 5'-Nucleotidase" wird am besten an GK untersucht.

Nachweismethoden: Metallsalzverfahren

Bleimethode nach WACHSTEIN und MEISEL (1957; Abb. 8 a)

Inkubationsmedium:

Adenosin- oder Inosin-5'-monophosphat, Natriumsalz (Boehringer, Merck, Reanal, Serva; außerdem können die entsprechenden freien Säuren benutzt werden, die abzupuffern sind)	20	mg
lösen in Aqua dest.	20	ml
pH 7,2 einstellen		
0,2 M Tris-Maleat-Puffer, pH 7,2	20	ml
2% Bleinitrat (Merck)	3	ml
2,5% Magnesiumsulfat oder 2% Magnesiumchlorid oder 2,5% Magnesiumnitrat oder 2% Manganchlorid (Merck)	5	ml
Aqua dest.	2	ml
gut mischen, Medium 15-30 min bei der Temperatur verschlossen stehen lassen, bei der inkubiert werden soll; filtrieren		
	50	ml

Inkubation: 10-120 min bei Zimmertemperatur oder 37°C; nach Stückfixation in Aldehyden sollte flottierend inkubiert werden.

Nachbehandlung:

Inkubationsmedium abgießen

2 mal 1 min in Aqua dest. spülen

2 min einstellen in 0,5-1% gelbes Ammoniumsulfid (Merck)

Spülen in Aqua dest.

Eindecken in Glycerin-Gelatine (Merck) oder Apathy-Sirup

Eine Dehydrierung empfiehlt sich wegen des Verlustes an Bleisulfid in Xylol und ggf. auch wegen des Übertrittes von Reaktionsprodukt ins saure Eindeckmittel nicht. Wird dehydriert, muß gleich ausgewertet werden.

Ergebnis: Enzymaktive Stellen sind braunschwarz gefärbt.

Spezifitätskontrollen: Die Abgrenzung der 5'-Nucleotidase gegen die unspezifische alkalische Phosphomonoesterase kann durch Parallelinkubation mit Medien ausgeschlossen werden, in denen Adenosin-5'-monophosphat durch äquimolare Mengen 2-Glycerophosphat (18,4 mg) ersetzt ist. Allerdings ist eine sichere Unterscheidung zwischen den beiden Enzymen nur dort möglich, wo große Differenzen zwischen den Aktivitäten, die mit Adenosin-5'-phosphat bzw. 2-Glycerophosphat nachweisbar sind, vorkommen. Empfehlenswerter ist es, dem Inkubationsmedium L-Tetramisol zuzusetzen (s. alkalische Phosphatase), das lediglich die alkalische Phosphatase hemmt (Ausnahme: intestinaler Bürstensaum).

Bemerkungen: 4% Formaldehyd vermindert die Aktivität der 5'-Nucleotidase um 50%, 2,5% Glutaraldehyd um 65%. Die Nachweisempfindlichkeit der Methode ähnelt der für die Adenosintriphosphatase nach WACHSTEIN und MEISEL, Nach- und Vorteile denen der Gomori-Reaktion für die saure Phosphatase. U.U. werden bei pH 7,2 auch die Lysosomen erfaßt. - Außer der hier angegebenen Blei-Technik existiert noch eine Calcium-Kobalt-Methode nach PEARSE und REISS

(1952), die jedoch den entscheidenden Nachteil besitzt, daß die Phosphationen durch die Calciumionen bei pH 7,5 nur langsam ausgefällt werden. Dadurch kommt es zur Diffusion, so daß eine zelluläre Lokalisation meistens verhindert wird; lediglich Gewebslokalisation ist möglich.

Wird nach Stückfixation in Formaldehyd oder Glutaraldehyd mit der Bleisalz-Methode und mit Tris-Maleat-Puffer, pH 5,2, gearbeitet, reagieren die Lysosomen verschiedener Organe, z.B. der Niere regelmäßig positiv. Für diese Reaktion könnte die unspezifische saure Phosphatase, aber auch eine saure 5'-Nucleotidase verantwortlich sein, deren endgültige Identifizierung in den Lysosomen noch nicht gelungen ist. Bei der Abgrenzung dieser Hydrolasen gegeneinander helfen vielleicht Hemmversuche mit p-Chlormercuribenzoesäure weiter, die nur die saure 5'-Nucleotidase, nicht hingegen die saure Phosphatase inhibieren soll.

d) Glucose-6-Phosphatase

(3.1.3.9, D-Glucose-6-phosphat-Phosphohydrolase)

Vorkommen und Eigenschaften: Das Enzym katalysiert die Reaktion:

$$\text{D-Glucose-6-phosphat} + H_2O \rightleftharpoons \text{D-Glucose} + \text{Orthophosphat.}$$

Außer der Hydrolyse von D-Glucose-6-phosphat in Glucose und Orthophosphat steuert die Glucose-6-Phosphatase (G6Pase) zusätzlich die Übertragung von Phosphatgruppen verschiedener Nucleosiddiphosphate und -triphosphate auf Glucose, an deren Stelle auch ein anderer Zucker treten kann. Keine der angegebenen Reaktionen benötigt 2-wertige Kationen.

Die Glucose-6-Phosphatase kommt vor allem in solchen tierischen Zellen vor, die Glucose in die Blutbahn abgeben. Als intrazellulärer Bindungsort gilt das endoplasmatische Retikulum von Hepatozyten, Enterozyten sowie der proximalen Tubuluszellen der Niere, so daß das Enzym gleichzeitig zur Markierung dieser Organelle dient. Sein pH-Optimum liegt bei 6,5. Beim Typ I der Glykogenosen fehlt die Glucose-6-Phosphatase. Der Nachweis des Enzyms kann grundsätzlich an frischen unfixierten oder gefriergetrockneten Kryostatschnitten oder an Kryostatschnitten nach kurzer Stückfixation mit Glutaraldehyd erfolgen.

Testorgane: Leber, Darm, Niere

Gewebevorbehandlung: uK, GTC; auch Stückfixation in Glutaraldehyd für maximal 15 min (4°C) liefert befriedigende Resultate.

Nachweismethode: Metallsalzreaktion

Schwermetallverfahren nach CHIQUOINE (1953, 1955), modifiziert nach WACHSTEIN und MEISEL (1956; Abb. 8 b)

Inkubationsmedium:

0,125% D-Glucose-6-phosphat, Natrium- oder Kaliumsalz (Boehringer, Koch-Light, Reanal)	20	ml
0,2 M Tris-Maleat-Puffer, pH 6,5	20	ml
3% Bleinitrat (Merck)	3	ml
Aqua dest.	7	ml
gründlich mischen; Medium in geschlossenen Gefäßen 15-30 min bei der Temperatur stehen lassen, bei der inkubiert werden soll; filtrieren		
	50	ml

Inkubation: 5-45 min bei Zimmertemperatur oder 37°C; Schnitte von Glutaraldehyd-fixiertem Gewebe können auch flottierend inkubiert werden.

Nachbehandlung:

Inkubationsmedium abgießen
2 mal 1 min in Aqua dest. spülen
2 min einstellen in 0,5-1% gelbes Ammoniumsulfid (Merck)
Spülen in Aqua dest.
Eindecken in Glycerin-Gelatine (Merck) oder Apathy-Sirup

Dehydrierung empfiehlt sich wegen des Verlustes an Bleisulfid in Xylol und ggf. auch wegen des Übertrittes von Reaktionsprodukt ins Eindeckmittel nicht. Wird dehydriert, muß gleich ausgewertet werden.

Ergebnis: Enzymaktive Stellen sind braunschwarz gefärbt.

Spezifitätskontrollen: Zur Abgrenzung der Glucose-6-Phosphatase gegen die alkalische und saure Phosphatase, die bei dem zum Glucose-6-Phosphatase-Nachweis benutzten pH ebenfalls D-Glucose-6-phosphat spalten können, Parallelinkubation mit 0,15% 2-Glycerophosphat an Stelle von D-Glucose-6-phosphat. 2-Glycerophosphat wird von der Glucose-6-Phosphatase im Gegensatz zur 1-Verbindung nicht angegriffen. Inaktivierungsteste der Glucose-6-Phosphatase mit Formaldehyd empfehlen sich deshalb nicht, weil das Enzym entweder vollständig inhibiert wird (bei zu kurzer Einwirkungszeit) oder die alkalische und saure Phosphatase (bei zu langer Einwirkung) mit unterdrückt werden.

Bemerkungen: Da die Glucose-6-Phosphatase fixationsempfindlich und gleichzeitig relativ fest gebunden ist, eignen sich zur histochemischen Darstellung am besten frische Kryostatschnitte. - Bei der Nachweismethode handelt es sich ebenfalls um eine Reaktion vom Gomorityp. Deshalb entsprechen die kritischen Punkte und Artefaktmöglichkeiten denen der sauren Phosphatase nach GOMORI.

e) Adenosintriphosphatase

(3.6.1.3, Adenylpyrophosphatase, ATP-Monophosphatase, ATP-Phosphohydrolase)

Vorkommen und Eigenschaften: Das Enzym katalysiert die Reaktion:

$$ATP + H_2O \rightleftharpoons ADP + Orthophosphat.$$

Biochemische Untersuchungen haben in tierischen Organen mehrere Adenosintriphosphatasen (ATPasen) aufgeschlüsselt, die neben der intrazellulären Lokalisation vor allem gegenüber Inhibitoren und Aktivatoren Unterschiede aufweisen. Die wichtigsten Adenosintri-

phosphatasen sind
a. Myosin-ATPase, die im Muskel vorkommt, ein pH-Optimum um 9 hat und von Calciumionen aktiviert wird.
b. Zellmembran-ATPase, die von Natrium- und Kaliumionen aktiviert wird und zu ihrer Tätigkeit Magnesiumionen benötigt. Inhibitoren sind Ouabain (g-Strophanthin), Calciumionen und Phlorizin. Das pH-Optimum liegt bei 7,5.

Beide ATPasen sorgen für den physiologischen Abbau von Adenosintriphosphat (ATP), d.h. sie spalten energiereiche Phosphatbindungen unter Freisetzung von Energie. Hierdurch spielt die Myosin-ATPase eine wichtige Rolle bei der Muskelkontraktion und die ATPase der Zellmembran beim transmembranalen Kalium-Natrium-Transport (sog. Ionenpumpe).

c. Mitochondriale ATPasen mit verschiedenen pH-Optima und unterschiedlichem Verhalten gegenüber Aktivatoren. In den Herzmuskelmitochondrien wird die ATPase nur von Magnesiumionen aktiviert, von Calciumionen aber gehemmt, während in der Leber beide Kationen die mitochondriale ATPase aktivieren. Inhibierend wirken Substanzen, die SH-Gruppen blockieren, z.B. p-Chlormercuribenzoesäure und N-Äthylmaleinimid. Die zur histochemischen Darstellung verwendete Bleiionenkonzentration hemmt das Enzym zu etwa 80%. Funktionell dient diese ATPase als Kopplungsfaktor bei der oxidativen Phosphorylierung, d.h. sie produziert ATP. Der histochemische Nachweis beruht jedoch darauf, daß das Enzym ATP spaltet.

Die Darstellung der mitochondrialen ATPase erfordert eine gewisse Vorschädigung der Mitochondrien, z.B. durch Einfrieren und Auftauen, Behandlung mit hypotonen Medien oder mit Verbindungen, die die oxidative Phosphorylierung entkoppeln, z.B. Dinitrophenol.

Außer ATP können die ATPasen andere Nucleosidtriphospate angreifen, z.B. Inosintriphosphat. Umgekehrt wird ATP nicht nur von den ATPasen, sondern auch durch Apyrase (3.6.1.5), Nucleotidpyrophosphatase (3.6.1.9), Nucleosidtriphosphatase (3.6.1.15) und durch die unspezifischen Phosphomonoesterasen hydrolysiert.

Alle Adenosintriphosphatasen sind relativ fest strukturgebunden und in unterschiedlichem Maße fixationsempfindlich. Am sensitivsten ist die mitochondriale Adenosintriphosphatase.

Testorgane: Skelet- und Herzmuskel, Leber, Niere

Gewebevorbehandlung: uK, KF; nur für die membrangebundene Adenosintriphosphatase empfehlen sich FK.

Nachweismethoden: Calcium-Kobalt-Reaktion, mit der man vorwiegend die Myosin-ATPase (in gewissem Umfang aber auch die mitochondriale und Membran-ATPase) erfaßt; Bleisalz-Methode, mit der vor allem die Membran-ATPase und teilweise auch die mitochondriale ATPase dargestellt werden kann.

Calcium-Kobalt-Methode modifiziert nach PADYKULA und HERMAN (1955; Abb. 8 c, d)

Inkubationsmedium:

Adenosintriphosphat, Natriumsalz (Boehringer, Reanal)	75	mg
lösen in Aqua dest.	20	ml
mit 1 N NaOH auf pH 9,2 bringen		
2% Barbital-Natrium (Merck)	10	ml
2% Calciumchlorid, wasserfrei (Merck)	5	ml
Aqua dest.	15	ml
gut mischen, pH kontrollieren und bei der Temperatur 15-30 min stehen lassen, bei der inkubiert werden soll; filtrieren		
	50	ml

Inkubation: 15-60 min bei Zimmertemperatur oder 37°C

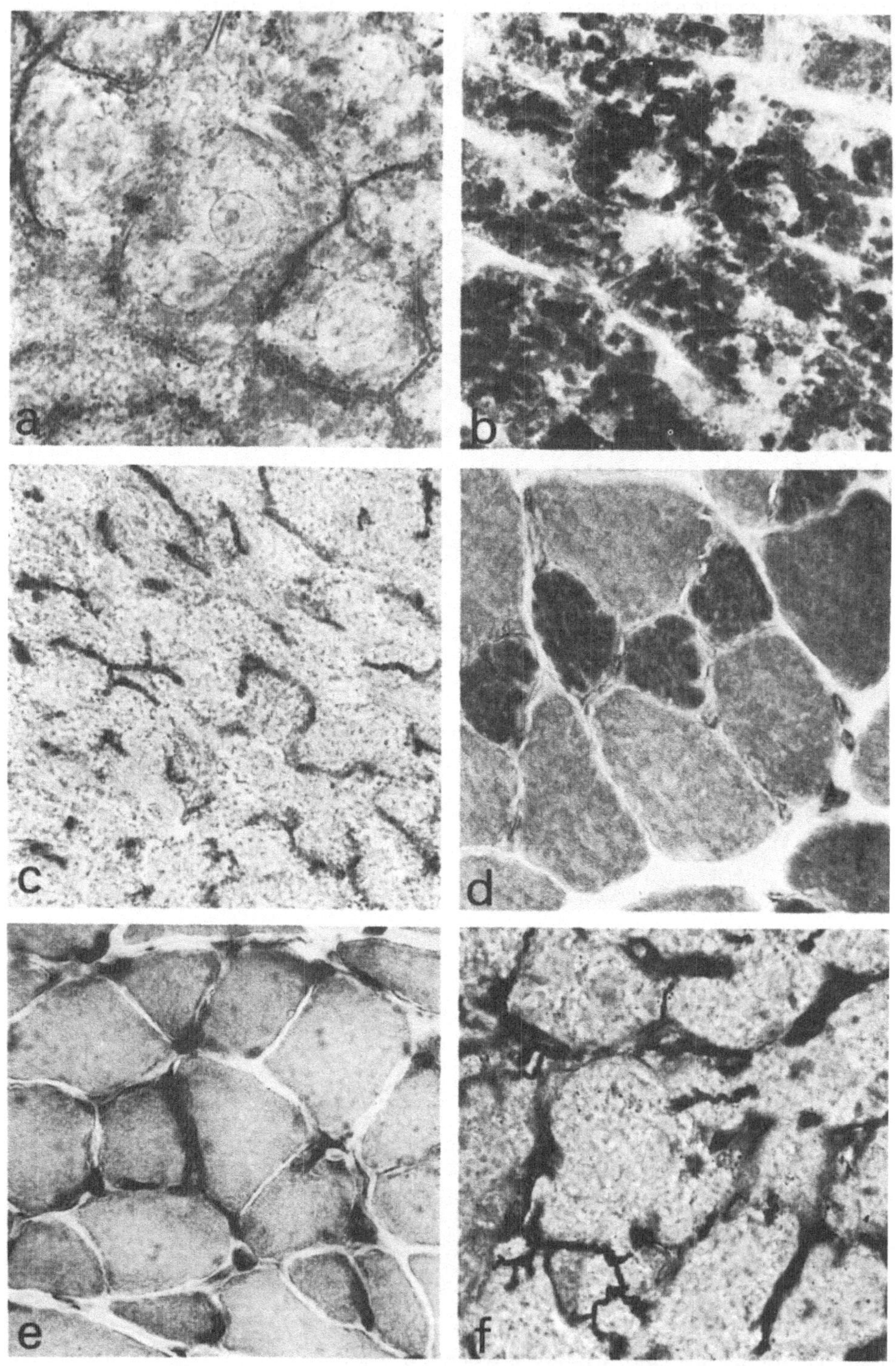
a
b
c
d
e
f

Nachbehandlung:

Inkubationsmedium abgießen

1 min gut in Aqua dest. spülen (einbringen in 1% Calciumchlorid erübrigt sich)

5 min in 1-2% Kobaltchlorid (Merck) oder ein anderes lösliches Kobalt-Salz, z.B. Kobaltacetat oder -nitrat, einstellen

1-2 min fließend wässern

(bei Inkubation frischer Schnitte empfiehlt sich Fixation in 4% neutralem Formaldehyd bei Zimmertemperatur für 2-5 min; danach 1 min in Aqua dest. spülen)

2 min in 0,1-1% gelbes Ammosiumsulfid (Merck) einstellen

10 min fließend wässern

Eindecken in Glycerin-Gelatine (Merck) oder Apathy-Sirup oder nach Entwässerung in Entellan (Merck) o.ä.

Ergebnis: Enzymaktive Stellen sind schwarz gefärbt.

Bemerkungen: Die Calcium-Kobalt-Methode bietet die gleichen Schwierigkeiten und Artefaktursachen wie die für die alkalische Phosphatase nach GOMORI. Auch hier ist es nötig, Hämosiderin, Melanin und genuine Caliumphosphate sowie Strukturen, z.B. Keratohyalingranula mit Affinität zu Kobaltionen, auszuschließen.

◀ *Abb. 8 a-f. Spezifische Phosphatasen, Ratte, (a) 5'-Nucleotidase, Leber, FK. Reaktion von Zellmembran und Lysosomen am Gallepol der Hepatozyten. 980x, (b) Glucose-6-Phosphatase, Leber, uK. Reaktion im Zytoplasma der Hepatozyten. 520x, (c, d) Adenosintriphosphatase (ATPase) nach PADYKULA und HERMAN, (c) Leber, uK. Darstellung der Gallenkapillaren. 130x (d) Skeletmuskel, KF. Starke Reaktion der Myosin-ATPase. 520x, (e, f) ATPase nach WACHSTEIN und MEISEL, (e) Skeletmuskel, KF. Verglichen mit d reagiert vor allem die mitochondriale ATPase, außerdem Kapillarendothelien. 520x, (f) Leber, FK. Die Reaktion in den Gallekapillaren ist deutlicher als in c, ferner Lokalisation in Gefäßendothelien. 520x*

Bleisalz-Methode modifiziert nach WACHSTEIN und MEISEL (1957; Abb. 8 e, f)

Inkubationsmedium:

Adenosintriphosphat, Natriumsalz (Boehringer, Reanal)	20	mg
lösen in Aqua dest.	20	ml
mit 1 und 0,1 N NaOH auf pH 7,2 bringen		
0,2 M Tris-Maleat-Puffer, pH 7,2	20	ml
2% Bleinitrat (Merck)	3	ml
2,5% Magnesiumsulfat oder 2% Magnesiumchlorid oder 2,6% Magnesiumnitrat (Merck)	5	ml
Aqua dest.	2	ml
gut mischen; 15-30 min bei der Temperatur verschlossen stehen lassen, bei der inkubiert werden soll; filtrieren. Das Medium muß klar sein.		
	50	ml

Inkubation: 10-120 min bei Zimmertemperatur oder 5-60 min (oder länger) bei 37°C; nach Stückfixation kann auch flottierend inkubiert werden

Nachbehandlung:

Inkubationsmedium abgießen
1 min in Aqua dest. (1 mal wechseln) spülen
2 min einstellen in 0,5-1% gelbes Ammoniumsulfid (Merck)
Spülen in Aqua dest.
Eindecken in Glycerin-Gelatine (Merck) oder Apathy-Sirup

Dehydrierung empfiehlt sich wegen des Verlustes an Bleisulfid in Xylol und ggf. auch wegen des Übertrittes von Reaktionsprodukt ins Eindeckmittel nicht. Wird dehydriert, muß gleich ausgewertet werden.

Ergebnis: Enzymaktive Stellen sind braun-schwarz gefärbt.

Bemerkungen: Die Methode besitzt ähnliche Komplikationen und Artefaktquellen wie die Gomori-Reaktion für die saure Phosphatase. Bei protrahierter Inkubation bei 37°C ist mit nicht-enzymatischer Hydrolyse von ATP durch Bleiionen zu rechnen (ROSENTHAL et al., 1966). Deshalb müssen inaktivierte Schnitte mitinkubiert werden.

Spezifitätskontrollen: Da ATP besonders bei längerer Inkubation zur nicht-enzymatischen Hydrolyse neigt, ist Bebrütung hitzeinaktivierter Schnitte (10 min in 80°C warmes Aqua dest. einstellen) als Kontrolle besonders ratsam.

Zur Abgrenzung gegen die alkalische Phosphatase empfehlen sich beim Calcium-Kobalt-Verfahren Hemmversuche mit 0,035% p-Chlormercuribenzoesäure (p-CMB, 1 mM, Roth), 0,062% 2,3-Dimercapto-1-propanol (BAL, 5 mM, Roth) oder 0,0363% L-Cystein (3 mM, Merck). p-CMB und BAL werden dem Inkubationsmedium direkt zugesetzt, während mit L-Cystein für 30 min bei 37°C in wäßriger Lösung präinkubiert wird. p-CMB unterdrückt die mitochondriale und Myosin-Adenosintriphosphatase; die alkalische Phosphatase bleibt unbeeinflußt. BAL und L-Cystein hemmen dagegen die alkalische Phosphatase. Tritt keinerlei Inaktivierung ein, handelt es sich um ein anderes Enzym, als die oben erwähnten. Außerdem kann die Beteiligung unspezifischer Phosphomonoesterasen an der ATP-Spaltung durch Inkubation von Parallelschnitten mit äquimolaren Konzentrationen 2-Glycerophosphat an Stelle von ATP untersucht werden. Wenn beide Substrate das gleiche Bild liefern, handelt es sich mit größter Wahrscheinlichkeit um eine unspezifische Phosphomonoesterase, bei verschiedener Lokalisation und deutlicher Aktivitätsdifferenz um eine Adenosintriphosphatase. Ohne Inhibitionsversuche kann man lediglich von ATP-spaltenden Enzymen sprechen.

Allgemeine Bemerkungen: Die Calcium-Kobalt-Methode eignet sich besonders (nicht aber ausschließlich) zur Darstellung der Myosin-ATPase. Dabei ist es möglich, in situ verschiedene Myosin-ATPasen zu unterscheiden. Z.B. führt Präinkubation von Schnitten, die 5 min in gepuffertem 4% Formaldehyd vorfixiert wurden, mit 0,1 M

2-Amino-2-methyl-1-propanol und Zusatz von 18 mM Calciumchlorid (pH 10,4, 5 min) zur Extraktion der Myosin-ATPase aus Muskelfasern mit niedriger Aktivität. Die Myosin-ATPase in Fasern mit hoher Aktivität wird dagegen durch 0,1 M Kaliumacetat-Puffer (pH 4,35; 10 min) extrahiert.

Die Beziehung der ATPase, die besonders mit dem Verfahren nach WACHSTEIN und MEISEL in Zellmembranen dargestellt wird, zur Natrium-Kalium-aktivierten Membran-ATPase bleibt unklar. Außer mit ATP kann die membrangebundene ATPase auch mit p-Nitrophenylphosphat dargestellt werden. Da diese Aktivität durch Ouabain inhibierbar ist, handelt es sich möglicherweise um die Kalium-Natrium-abhängige ATPase. Gleichzeitig wird aber p-Nitrophenylphosphat auch von der alkalischen Phosphatase in hohem Maße umgesetzt, so daß deren eventuelle Mitreaktion immer auszuschließen ist.

Zur Darstellung der mitochondrialen ATPase mit der Methode nach WACHSTEIN und MEISEL empfiehlt sich Nachfixierung der Kryostatschnitte in 4% Formaldehyd (pH 7,2) bei Temperaturen kurz unter $0^{o}C$ für 5-10 min und gründliches Spülen in 0,2 M Tris-Maleat-Puffer (pH 7,2, $4^{o}C$). Nach 24stündiger Vorfixierung in 4% Formaldehyd ist in Mitochondrien keine Aktivität mehr nachweisbar; die der Myosin- und Zellmembran-Adenosintriphosphatase hat dann um 80% abgenommen. Etwas höher liegt die Aktivität dieser beiden Adenosintriphosphatasen in gefriergetrockneten Kryostatschnitten, die sich außerdem durch vorzügliche Strukturerhaltung auszeichnen.

Die bessere Lokalisation in situ liefert immer die Bleimethode. Allerdings läuft mit ihr die Reaktion unter noch weniger optimalen Bedingungen als mit dem Calcium-Kobalt-Verfahren ab. Darüberhinaus liegt bei der Bleisalz-Methode eine Ionenkonzentration vor, die sich auffällig von biochemischen Ansätzen unterscheidet.

f) Thiaminpyrophosphatase

(Thiaminpyrophosphatphosphohydrolase; in "Enzyme Nomenclature", 1972, nicht genannt)

Eigenschaften und Vorkommen: Das Enzym katalysiert die Reaktion:

Thiaminpyrophosphat + $H_2O \rightleftharpoons$ Thiaminmonophosphat + Orthophosphat.

Biochemisch konnte die Hydrolyse von Thiaminpyrophosphat in vielen tierischen und pflanzlichen Geweben nachgewiesen werden. Da an der Spaltung aber mehrere Enzyme, z.B. die alkalische und saure Phosphatase sowie die Nucleosidphosphatase, beteiligt sein können und ein spezifisches Enzym für die Umsetzung von Thiaminpyrophosphat biochemisch bisher nicht eindeutig gesichert ist, bleibt die Thiaminpyrophosphatase (TPPase) in der Klassifizierung des Enzymkomitees unerwähnt. Andererseits wird Thiaminpyrophosphat bei der histochemischen Untersuchung zur Markierung des Golgi-Apparates benutzt. Die Abgrenzung der Thiaminpyrophosphatase gegen die ebenfalls im Golgi-Apparat lokalisierte Nucleosiddiphosphatase ist schwierig; denn Thiaminpyrophosphat wird auch im endoplasmatischen Retikulum angegriffen, das über hohe Aktivitäten an Nucleosiddiphosphatase verfügt, und umgekehrt werden Nucleosiddiphosphate zusätzlich im Golgi-Apparat gespalten. Außerdem weist auch isolierte Nucleosiddiphosphatase Thiaminpyrophosphatase-Aktivität auf. Möglicherweise handelt es sich um Isoenzyme. Da Thiaminpyrophosphat wesentlich billiger als Nucleosiddiphosphat ist, hat es bei Untersuchungen des Golgi-Apparates als Substrat der Wahl zu gelten. An den Golgi-Apparat ist die Thiaminpyrophosphatase relativ fest gebunden. Über die physiologische Bedeutung des Enzyms sind wir kaum informiert.

Durch die Thiaminpyrophosphatase-Reaktion kann der Golgi-Apparat wesentlich leichter als mit den klassischen Imprägnationsverfahren untersucht werden, die oft zeitraubend, schwierig und launisch sind. Da der Golgi-Apparat sich an sekretorischen Prozessen beteiligt und häufig enge Relationen zwischen der sekretorischen und Thiaminpyrophosphatase-Aktivität bestehen, gibt der Nachweis dieses Enzyms gleichzeitig Auskunft über den Funktionszustand des Golgi-Apparates. Hohe Aktivitäten besitzen Nervenzellen, das Nebenhodenepithel und die Adenohypophyse.

Testorgane: Kleinhirn, Nebenhoden

Gewebevorbehandlung: Kryostatschnitte nach Glyoxal-Stückfixierung und FK; für hochaktive Zellen, z.B. das Nebenhodenepithel, auch GK. KF sind unterlegen.

Nachweismethoden: Schwermetall-Verfahren

Bleisalz-Methode modifiziert nach NOVIKOFF und GOLDFISCHER (1961; Abb. 9 a)

Inkubationsmedium:

Thiaminpyrophosphat-Tetrahydrat (Cocarboxylase-Tetrahydrat; Koch-Light, Merck)	24	mg
lösen in Aqua dest.	2,5	ml
mit 1 oder 0,1 N NaOH auf pH 7,2 bringen		
0,2 M Tris-Maleat-Puffer, pH 7,2	14	ml
1% Bleinitrat (Merck)	3	ml
0,3% wasserfreies oder 0,5% Manganchlorid mit Kristallwasser (Merck)	5	ml
ggf. mit Aqua dest. auf 25 ml auffüllen		
gut mischen, 15-30 min verschlossen bei der Temperatur stehen lassen, bei der inkubiert werden soll; filtrieren. Die Lösung muß klar sein.		
	25	ml

Inkubation: 10-120 min bei 37°C oder Zimmertemperatur, am besten flottierend.

Nachbehandlung:

Inkubationsmedium abgießen

2 mal 1 min in Aqua dest. spülen

2 min einstellen in 0,5-1% gelbes Ammoniumsulfid (Merck)

Spülen in Aqua dest.

Eindecken in Glycerin-Gelatine (Merck) oder Apathy-Sirup

Dehydrierung empfiehlt sich wegen des Verlustes an Bleisulfid in Xylol und ggf. auch wegen des Übertrittes von Reaktionsprodukt in sauer reagierende Eindeckmittel, z.B. Kanadabalsam, nicht. Wird dehydriert, muß gleich ausgewertet werden.

Ergebnis: Enzymaktive Stellen sind braun-schwarz gefärbt.

Spezifitätskontrollen: Die unspezifische alkalische Phosphatase kann auch an der Spaltung von Thiaminpyrophosphat beteiligt sein. Dann dienen mit äquimolaren Mengen 2-Glycerophosphat inkubierte Parallelschnitte als Kontrollen. Bei deutlichen Unterschieden handelt es sich um die Thiaminpyrophosphatase.

Bemerkungen: Unter verschiedenen Aldehyden hemmt Glyoxal die Thiaminpyrophosphatase in Nebenhoden und Hypothalamus von Ratten bei guter Strukturerhaltung nur zu etwa 30%, Formaldehyd zwischen 60% und 80% und Glutaraldehyd zu 99%, so daß für lichtmikroskopisch-histochemische Zwecke vor allem Glyoxal und Formaldehyd anzuwenden sind. Frische Kryostatschnitte liefern zwar die höchste Aktivität, erhalten den Golgi-Apparat jedoch oft unzureichend, so daß eine gute intrazelluläre Lokalisation der Thiaminpyrophosphatase häufig unmöglich ist.

Die Fehlerquellen der Nachweismethode entsprechen denen für die saure Phosphatase nach GOMORI.

Außerdem existiert für die Darstellung der Thiaminpyrophosphatase eine Calcium-Kobalt-Reaktion (ALLEN u. SLATER, 1961), mit der die Darstellung des Enzyms an unfixierten Schnitten durchgeführt wird. Dieses Verfahren kann zur Untersuchung des Golgi-Apparates nicht empfohlen werden, da die Resultate verglichen mit der Bleisalz-Technik weniger prägnant sind.

g) Nucleosiddiphosphatase

(3.6.1.6, Nucleosiddiphosphatphosphohydrolase)

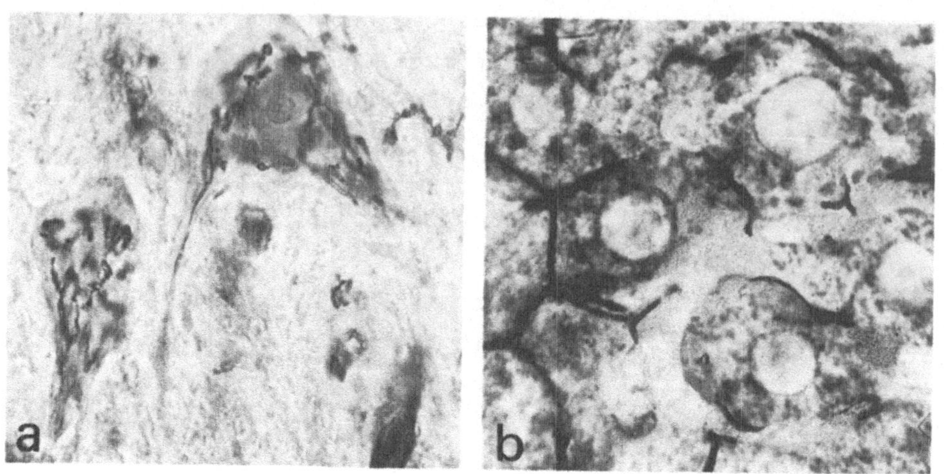

Abb. 9 a, b. Spezifische Phosphatasen, Ratte, (a) Thiaminpyrophosphatase, Gehirn, FK, flottierend. Darstellung des Golgi-Apparates in Nervenzellen. 920x, (b) Nucleosiddiphosphatase, Leber, FK, Inosindiphosphat. Reaktion in der Zellmembran am Gallepol und im endoplasmatischen Retikulum der Hepatozyten; schwache artefizielle Anfärbung der Nukleolen. 1050x

Eigenschaften und Vorkommen: Das Enzym katalysiert die Reaktion:

Nucleosiddiphosphat + $H_2O \rightleftharpoons$ Nucleosidmonophosphat + Orthophosphat.

Die Nucleosiddiphosphatase (NDPase) spaltet Pyrophosphatbindungen in Inosin-, Guanosin-, Uridin- und D-Ribose-5-diphosphat; Adenosin-, Inosin- und D-Ribose-5-triphosphat und Inosin- und Adenosin-monophosphat werden nicht angegriffen. Adenosin- und Cytosindiphosphat können manchmal in geringem Maße umgesetzt werden. Das Substrat der Wahl ist Inosin-diphosphat. Trotz ähnlicher Lokalisation im Golgi-Apparat unterscheidet sich das Enzym möglicherweise von der Thiaminpyrophosphatase, deren Aktivität im endoplasmatischen Retikulum es außerdem bei weitem übertrifft. Besonders aktiv ist die Nucleosiddiphosphatase im endoplasmatischen Retikulum von Leber- und Nervenzellen sowie Enterozyten. Die physiologische Bedeutung des Enzyms ist noch abzuklären. Bei der Interpretation der Befunde ist immer zu berücksichtigen, daß die alkalische Phosphatase mit im Spiel sein kann, da sie gleichfalls alle von der Nucleosiddiphosphatase angegriffenen Substrate spaltet.

Testorgane: Leber, Dünndarm

Gewebevorbehandlung: FK; und bei kurzer Fixation (15-30 min, 4°C) auch Glutaraldehyd

Nachweismethode: Schwermetall-Verfahren

Bleisalz-Methode modifiziert nach NOVIKOFF und GOLDFISCHER (1961; Abb. 9 b)

Inkubationsmedium:

Inosin- oder Guanosin-5-diphosphat, Natrium-salz (Boehringer, Serva)	6	mg
lösen in Aqua dest.	1	ml
auf pH 7,2 bringen		
0,2 M Tris-Maleat-Puffer, pH 7,2	4	ml
1% Bleinitrat (Merck)	1	ml
0,3% wasserfreies oder 0,5% Manganchlorid mit Kristallwasser (Merck)	1,6	ml
ggf. mit Aqua dest. auf 8 ml auffüllen		
gut mischen; 15-30 min bei der Temperatur stehen lassen, bei der inkubiert werden soll; filtrieren. Die Lösung muß klar sein.		
	8	ml

Inkubation: 10-120 min bei 37°C oder Zimmertemperatur flottierend

Nachbehandlung:

Inkubationsmedium abgießen

2 mal 1 min in Aqua dest. spülen

2 min einstellen in 0,5-1% gelbes Ammoniumsulfid (Merck)

Spülen in Aqua dest.

Eindecken in Glycerin-Gelatine (Merck) oder Apathy-Sirup

Dehydrierung empfiehlt sich wegen des Verlustes an Bleisulfid in Xylol und ggf. auch wegen des Übertrittes von Reaktionsprodukt ins Eindeckmittel nicht. Wird dehydriert, muß gleich ausgewertet werden.

Ergebnis: Enzymaktive Stellen sind braun-schwarz gefärbt.

Spezifitätskontrollen: Das Enzym ist gegen die alkalische Phosphatase und Thiaminpyrophosphatase (s. dort) abzugrenzen.

Bemerkungen: Die Fehlermöglichkeiten der Nachweismethode entsprechen denen für die saure Phosphatase nach GOMORI. Da die Substrate teuer sind, soll möglichst mit kleinen Mengen gearbeitet werden.

2. Carboxylesterhydrolasen

Diese Enzyme katalysieren schematisch die Reaktion:

$$RCOOR' + H_2O \rightleftharpoons RCOOH + R'OH.$$

Die Mehrzahl der Carboxylesterhydrolasen katalysiert die Reaktion in beiden Richtungen, d.h. diese Enzyme können hydrolysieren und synthetisieren. In Abhängigkeit von den Säuren und Alkoholen in Estern, die die Carboxylesterhydrolasen spalten, lassen sich mehrere Typen unterscheiden. Die Klassifizierung dieser Enzyme ist schwierig, und zwar auch deshalb, weil sich ihre Substratspezifität überschneidet und große spezies- und organabhängige Unterschiede in Kinetik und Empfindlichkeit gegenüber verschiedenen Inhibitoren existieren. Ein Teil der Carboxylesterhydrolasen wird durch relativ niedrige Konzentrationen von organischen Phosphaten mit nachstehenden Formeln inhibiert:

$$(R{-}O)(R'{-}O)P(=O)X \quad \text{und} \quad (R{-}O)(R')P(=O)X$$

Dabei sind R und R' Alkylgruppen; bei X kann es sich um Fluorid, Cyanid oder einen Nitrophenolrest handeln.

Derartige Esterasen werden als Organophosphat-sensitive Esterasen bezeichnet. In diese Gruppe gehört die Carboxylesterase (B-Esterase, Aliesterase, 3.1.1.1). Organophosphat-sensitiv sind weiter Triacylglycerid-Lipase (Triglycerid-Acylhydrolase, 3.1.1.3), Acetylcholinesterase (Acetylcholinhydrolase, 3.1.1.7) und Cholinesterase (Pseudocholinesterase, unspezifische Cholinesterase, Acylcholin-Acylhydrolase, 3.1.1.8). Die Cholinesterasen unterscheiden sich von der Carboxylesterase u.a. durch ihre höhere Empfindlichkeit gegenüber Physostigmin (Eserin).

Die Gruppe der Carboxylesterhydrolasen, die von organischen Phosphaten nicht inhibiert wird, sondern manche sogar spalten kann, heißt Organophosphat-resistente Esterasen. Zu ihnen rechnet vor allem die A-Esterase (Arylesterase, Arom-Esterase, Paraoxonase, 3.1.1.2). Die sog. Acetylesterase (C-Esterase, 3.1.1.6) wird zwar von Organophosphaten auch nicht gehemmt, kann sie aber im Unterschied zur Arylesterase nicht hydrolysieren. Die Acetylesterase besitzt starke Affinität zu den Estern der Essigsäure.

Die Aliesterase, Arylesterase und Acetylesterase werden zusammen als unspezifische Esterasen bezeichnet.

a) Unspezifische Esterasen

Zu dieser Gruppe zählen Carboxylesterase (Aliesterase, B-Esterase, Carboxylester-Hydrolase, 3.1.1.1), Arylesterase (A-Esterase, Arom-Esterase, Arylester-Hydrolase, 3.1.1.2) und Acetylesterase (C-Esterase, Essigsäureester-Hydrolase, 3.1.1.6). Die A-Esterase hydrolysiert aromatische und die B-Esterase aliphatische sowie aromatische Ester niederer Fettsäuren. Die C-Esterase greift Essigsäureester an. Die meisten Enzyme dieser Gruppe haben auch Transferase-Funktion.

Die unspezifischen Esterasen kommen ubiquitär in pflanzlichen und tierischen Geweben vor. Leber, Niere und Darm sind besonders aktiv. Intrazellulär sind die unspezifischen Esterasen in endoplasmatischem Retikulum, Lysosomen und möglicherweise auch in den Mitochondrien lokalisiert.

Die Substrate (Ester einfacher und substituierter Naphthole und Indoxyle), die zum Nachweis der unspezifischen Esterasen dienen, werden auch von den Cholinesterasen und einigen Peptidasen gespalten. Die Abgrenzung erfolgt mit Hemmreaktionen.

Die Cholinesterasen werden durch 0,01 mM Eserin oder Diisopropylfluorphosphat inhibiert, die B-Esterase durch 0,01 mM Diäthyl-p-nitrophenylphosphat (E 600), das die A- und C-Esterasen tolerieren. Eine Unterscheidung zwischen A- und C-Esterasen ist durch 0,1 mM p-Chlormercuribenzoat möglich. Diese Konzentration hemmt die A-Esterase, die C-Esterase wird dagegen aktiviert (PEARSE, 1972). Die E 600-resistente und in den Lysosomen lokalisierte Esterase dürfte mit der sauren Lipase identisch sein (PATRICK u. LAKE, 1969).

Das pH-Optimum der Mehrzahl der Enzyme, die zu den unspezifischen Esterasen gehören, liegt zwischen 5 und 8. Ihre Rolle im Zellstoffwechsel ist weitgehend unklar, und zwar auch deshalb, weil es sich bei den zur histochemischen und biochemischen Untersuchung verwendeten Verbindungen um künstliche bzw. unphysiologische Substrate handelt.

Da die lysosomalen und endoplasmatischen unspezifischen Esterasen z.T. löslich sind, muß zuvor fixiert oder mit semipermeablen Membranen untersucht werden.

Testorgane: Leber, Niere, Darm

Gewebevorbehandlung: Zur intrazellulären Lokalisation können FK und GTC nach Paraformaldehyd-Bedampfung empfohlen werden und mit Einschränkungen GK, für Routineuntersuchungen KF und FP; zur Ermittlung der Gesamtaktivität uK mit Mt.

Nachweismethoden: Azokupplungs-, Indigogen- und Schwermetallsalzreaktionen (Hydroxychinolin- und Thiolessigsäure-Verfahren). Die Methode der Wahl zur intrazellulären Lokalisation und Untersuchung der Gesamtaktivität mit semipermeablen Membranen ist die simultane Azokupplung mit 1-Naphthylacetat und Hexazonium-p-rosanilin.

Zur intrazellulären Lokalisation eignet sich die simultane Azokupplung mit 1-Naphthylacetat, modifiziert nach DAVIS und ORNSTEIN (1959; Abb. 10 a, b)

Inkubationsmedium:

2,8% sekundäres Natriumphosphat (Merck)	50	ml
Hexazonium-p-rosanilin	1,5-4,5	ml
gut mischen, pH 6,5-7,4 einstellen		
1% 1-Naphthylacetat (Koch-Light, Lachema, Serva; gelöst in Aceton, Merck)	0,5-1	ml
gut mischen und filtrieren		
	52-55	ml

Inkubation: 3-20 min bei Zimmertemperatur oder 37°C; nach Stückfixation auch flottierend

Nachbehandlung:

Abgießen des Inkubationsmediums

Spülen in Aqua dest.

Einstellen in 4% Formaldehyd (um Gasbläschenbildung im Eindeckmedium vorzubeugen) für mehrere Std bei Zimmertemperatur

Spülen in Leitungswasser

Ggf. Kernfärbung mit Hämatoxylin oder Kernechtrot

Eindecken in Glycerin-Gelatine (Merck) oder Apathy-Sirup oder nach Dehydrierung in Entellan (Merck) o.ä. Wird in Entellan eingedeckt, genügen für das Einstellen der Schnitte in Formaldehyd maximal 5 min.

Ergebnis: Enzymaktive Stellen sind braun gefärbt. Der Schnitthintergrund erscheint hell bis tief gelb, in Abhängigkeit von Gewebevorbehandlung, Hexazonium-p-rosanilin-Konzentration und pH.

Bemerkungen: 24stündige Fixation in 4% Formaldehyd oder 2,5% Glutaraldehyd inhibiert die Enzymaktivität in Rattenleber und -niere ungefähr zu 65 bzw. 80%. Die Restaktivität kann durch 1- bis 2-tägiges Auswaschen um 10-25% erhöht werden. Nach schonender Paraffineinbettung bleibt ca. 8% der Aktivität erhalten. Das Inkubationsmedium ist besonders bei pH 7,4 instabil; Hexazonium-p-rosanilin zersetzt sich nach 15-20 min. Deshalb muß das Medium sofort nach der Herstellung verwendet werden. Ist längere Inkubation nötig, ist das Medium zu erneuern. 0,03 ml/ml Hexazonium-p-rosanilin inhibiert die Enzymaktivität in der Rattenniere bei pH 7,4 zu 30%, 0,09 ml/ml zu etwa 45%. Bei niedrigeren Hexazonium-p-rosanilin-Konzentrationen macht sich positiv bemerkbar, daß der Schnitthintergrund weniger stark gelb tingiert ist und daher auch geringere Mengen an braunem Azofarbstoff ausgemacht werden können. Negativ fällt ins Gewicht, daß dann die Kupplungseffektivität vermindert ist und Diffusionsartefakte resultieren, so daß eine präzise Lokalisation nicht mehr möglich ist. An der Spaltung von 1-Naphthylacetat beteiligen sich alle auf S. 97 genannten Enzyme.

Um die an die Lysosomen gebundene unspezifische Esterase, die vielleicht mit der sauren Lipase identisch ist, besser darzustellen, kann mit Hexazonium-p-rosanilin in 0,1 M Citronensäure-Phosphat-Puffer (pH 5,5 - 6) gearbeitet werden (in Verbindung mit E 600). Als Gewebevorbehandlung empfehlen sich zur Untersuchung der lysosomalen Esterase Stückfixation in Glutaraldehyd oder gefriergetrocknete Kryostatschnitte nach Paraformaldehydbedampfung. Da diese Esterase relativ thermostabil ist, übersteht sie außerdem vergleichsweise gut Paraffineinbettung und kann deshalb auch in Paraffinschnitten dargestellt werden.

Simultane Azokupplung mit Naphthol-AS-D-, Naphthol-AS-LC- oder Naphthol-AS-MX-Acetat nach LOJDA (1962; vgl. LOJDA und FRIC, 1964; Abb. 10 c)

Inkubationsmedium:

2,8% sekundäres Natriumphosphat (Na_2HPO_4, Merck)	50	ml
Hexazonium-p-rosanilin	1,5-4,5	ml
mischen, pH mit NaOH auf 6,5 einstellen		
Naphthol-AS-D-, Naphthol-AS-LC- oder Naphthol-AS-MX-acetat (Koch-Light, Lachema, Serva; gelöst in 0,5-1 ml N,N-Dimethylformamid, Merck)	10	mg
gut mischen und filtrieren		
	52-55	ml

Inkubation: 10-60 min bei Zimmertemperatur, 10-45 min bei 37°C oder über Nacht im Kühlschrank bei 4°C; nach Stückfixation auch flottierend

Nachbehandlung:

Abgießen des Inkubationsmediums

Spülen in Aqua dest.

Einstellen in 4% Formaldehyd (um Gasbläschenbildung im Eindeckmittel vorzubeugen) für mehrere Std bei Zimmertemperatur

10 min spülen in Leitungswasser

Spülen in Aqua dest.

Ggf. Kernfärbung mit Hämatoxylin

Eindecken in Glycerin-Gelatine (Merck) oder Apathy-Sirup

Dehydrieren und eindecken in Entellan (Merck) wird nicht empfohlen, da der Azofarbstoff in Fettlösungmitteln etwas löslich ist. Es besteht deshalb immer, besonders beim Weiterbringen der Präparate aus 100% Alkohol in Xylol, die Gefahr, daß etwas Azofarbstoff aus den Schnitten herausgelöst wird. Bei schwach aktiven Stellen können falsch-negative Ergebnisse resultieren. Darüber hinaus ist dann die Lokalisation weniger scharf.

Ergebnis: Enzymaktive Stellen sind rot gefärbt. Der Schnitthintergrund erscheint gelb.

Bemerkungen: Verglichen mit 1-Naphthylacetat werden die Acetate

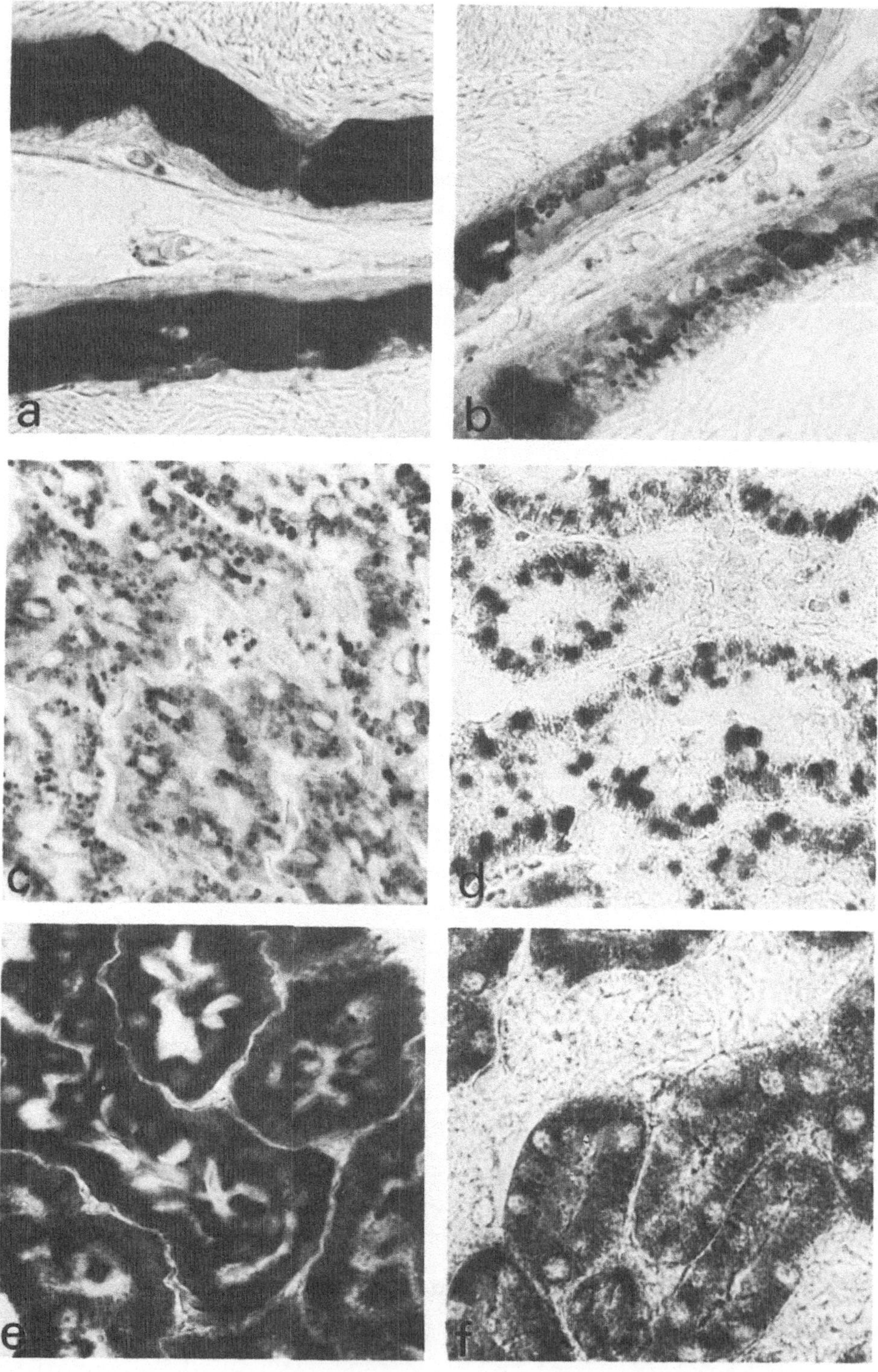
a
b
c
d
e
f

der Naphthol-AS-Reihe langsamer gespalten. Deshalb bildet sich beim Nachweis der unspezifischen Esterasen mit Naphthol-AS-Derivaten weniger Reaktionsprodukt, und Stellen mit geringen Enzymaktivitäten lassen sich u.U. nicht erfassen. Die einzelnen Esterasetypen haben zu den Naphthol-AS-Derivaten unterschiedliche Affinität. Unter den verschiedenen Esterasen wird die an die Lysosomen gebundene - auch ohne Verwendung von Inhibitoren - in Schnitten von Aldehyd-fixiertem oder gefriergetrocknetem Material klarer als mit 1-Naphthylacetat und nach Paraffineinbettung fast selektiv in den Lysosomen erfaßt.

Indigogen-Methode modifiziert nach HOLT (1958; Abb. 10 d)

Inkubationsmedium:

5-Brom-3-indoxylacetat (Koch-Light, Lachema) oder	2	mg
5-Brom-4-chlor-3-indoxylacetat (Cyclochemical,		
Serva, Sigma)		
lösen in N,N-Dimethylformamid oder Äthanol (Merck)	0,2-0,5	ml
Stammlösung	10	ml
gut mischen		
	10,2-10,5	ml

◀ *Abb. 10 a-f. Unspezifische Esterasen, Ratte, (a) Nebenhoden, FK, 1-Naphthylacetat/Hexazonium-p-rosanilin. Diffuse Reaktion im Nebenhodenepithel. 520x, (b) S.a, aber mit E 600. Selektive Darstellung der Lysosomen. 520x, (c) Niere, FK, Naphthol-AS-D-acetat/Hexazonium-p-rosanilin. Überwiegend lysosomale Lokalisation im Tubulusepithel. 520x, (d) Niere, GK, 5-Brom-4-chlor-3-indoxylacetat. Lysosomale Reaktion in Tubulusepithelzellen. 520x, (e) Niere, FK, 1-Naphthylacetat/Fast Blue B. Diffus-granuläre Reaktion im Zytoplasma der Tubuluszellen. 520x, (f) Niere, Säugling, FK, Naphthol-AS-D-acetat/Fast Blue B. Granuläre Zytoplasmareaktion in den Tubulusepithelzellen. 520x*

Die Stammlösung besteht aus:

0,1 M Tris-HCl-Puffer, pH 6,8	20	ml
1,65% Kaliumferricyanid (Kaliumhexacyano-ferrat(II), 0,05 M, Merck)	5	ml
2,11% Kaliumferrocyanid (krist., Kaliumhexa-cyanoferrat(III), 0,05 M, Merck)	5	ml
2% Calciumchlorid ($CaCl_2$, Merck)	10	ml
Aqua dest.	10	ml

Die Lösung ist bei 4°C monatelang im Kühlschrank haltbar.

Inkubation: 5-120 min bei 37°C oder Zimmertemperatur; nach Stückfixation auch flottierend

Nachbehandlung:

Abgießen des Inkubationsmediums

Spülen in Aqua dest.

Ggf. Kernfärbung mit Kernechtrot oder Karmalaun

Eindecken in Glycerin-Gelatine (Merck) oder Apathy-Sirup oder nach Dehydrierung in Entellan (Merck) o.ä.

Ergebnis: Enzymaktive Zellen sind türkis gefärbt.

Bemerkungen: Der Schnitthintergrund färbt sich im Gegensatz zu den simultanen Kupplungsreaktionen mit Hexazonium-p-rosanilin nicht, so daß auch kleinste Mengen Indigo erkannt werden. Allerdings ist zu berücksichtigen, daß das Oxidationsmittel (Ferri-Ferrocyanid) die unspezifische Esterase inhibiert und u.U. falschnegative Ergebnisse liefert. Außerdem oxydiert Ferri-Ferrocyanid das freigesetzte Indoxyl zu farblosen Verbindungen, wodurch keine eindeutige Relation zwischen Farbstoffmenge und Enzymaktivität besteht. Die verschiedenen Esterasenuntertypen sind davon unterschiedlich stark betroffen. Darüberhinaus hemmt das Oxidationsmittel die in den einzelnen Geweben und Organen aus unterschiedlichen Isoenzymen zusammengesetzten Esterasen in verschiedenem Maße, so daß mit der Indigogen-Methode sicherlich nicht alle Carboxylesterasen gleich gut dargestellt werden. Die Nachweisreaktion der lysosomalen Esterase wird von der Hemmung durch Ferri-Ferrocyanid und der Bildung farbloser Verbindungen am wenigsten berührt. Der Ausfall der Esterase-Reaktion mit der Indigogen-Methode hängt von den Substituenten im Indoxylmolekül ab. Die beste Lokalisation wird mit 5-Brom-4-chlor-3-indoxylacetat erreicht. Allerdings ist dieses Substrat teuer. Weniger kostet 5-Brom-3-indoxylacetat, das mitunter aber unschärfer als das 5-Brom-4-chlor-Derivat lokalisiert.

Die mit Ferri-Ferrocyanid immer gegebene Gefahr der Überoxidation läßt sich durch Benutzung von Phenazinmethosulfat (PMS) kombiniert mit Tetra-Nitro BT (TNBT) oder Nitro BT (NBT) an Stelle von Ferri-Ferrocyanid umgehen (LOJDA u. HAVRÁNKOVÁ, 1975 a). Vor allem in Schnitten von paraffin-eingebettetem Material ist mit dem PMS-TNBT- oder NBT-System reproduzierbar eine sehr gute intrazelluläre Lokalisation (Ausfällung von Formazan) zu erhalten.

Zum Nachweis der unspezifischen Esterasen kann außerdem unsubstituiertes (einfaches) Indoxylacetat benutzt werden, wobei das freigesetzte Indoxyl zur ortsgetreuen Lokalisation mit Hexazonium-p-rosanilin zu kuppeln ist. Für dieses Azoindoxylverfahren lassen sich auch die substituierten Indoxylacetate einsetzen (DE-LELLIS u. FISHMAN, 1965). Allerdings sind die Indoxylverbindungen verglichen mit den Naphthyl- und Naphthol-AS-Derivaten zum Carboxylesterase-Nachweis kostspielig und haben vor allem im Vergleich zu 1-Naphthylacetat die geringere Spaltungsrate. Deshalb sind Naphthyl- und Naphthol-AS-acetate den Indoxylabkömmlingen bei Esterase-Untersuchungen für Routinezwecke vorzuziehen; die Verwendung von Indoxylderivaten sollte speziellen Untersuchungen vorbehalten bleiben, z.B. wenn die Spaltbarkeit verschiedener Substrate durch die einzelnen unspezifischen Esterasen aufgeklärt werden soll.

Mit Einschränkungen eignen sich zur intrazellulären Lokalisation noch die simultane Azokupplung mit 1-Naphthylacetat und stabilen Diazoniumsalzen, modifiziert nach GOMORI (1952; Abb. 10 e)

Inkubationsmedium:

1-Naphthylacetat (Koch-Light, Lachema, Merck, Serva)	10	mg
lösen in Aceton (auch eine 1% Lösung in Aceton kann verwendet werden, die im Kühlschrank bei 4°C haltbar ist)	1	ml
0,1 M Phosphat-Puffer, pH 7,4	50	ml
Fast Blue B, BB oder RR (Chroma, Dajac, Fluka, Lachema, Serva)	50-100	mg
gut mischen und filtrieren		
	ca. 50	ml

Inkubation: 3-30 min bei Zimmertemperatur; nach Stückfixation auch flottierend

Nachbehandlung:

Abgießen des Inkubationsmediums

Spülen in Aqua dest.

Einstellen in 4% Formaldehyd (um Gasbläschenbildung im Eindeckmittel vorzubeugen) für mehrere Std bei Zimmertemperatur

10 min spülen in Leitungswasser

Ggf. Kernfärbung mit Kernechtrot oder Hämatoxylin

Eindecken in Glycerin-Gelatine (Merck) oder Apathy-Sirup. Wenn der Azofarbstoff aus Fast Blue B und 1-Naphthol eindeutig schwarz erscheint, kann auch dehydriert und in Entellan (Merck) o.ä. eingedeckt werden.

Ergebnis: Enzymaktive Stellen sind schwarz gefärbt. Der Schnitthintergrund erscheint in unterschiedlichem Ausmaß grünlich (Fast Blue BB und RR) oder gelb-bräunlich (Fast Blue B).

Bemerkungen: Nach Extraktion der Lipide, z.B. bei Verwendung von Paraffinschnitten nach Formaldehydfixation oder durch Gefriersubstitution von Kryostatschnitten, haben alle Azofarbstoffe aus 1-Naphthol mit sämtlichen genannten stabilen Diazoniumsalzen nahezu amorphen Charakter, wodurch gute intrazelluläre Lokalisation der unspezifischen Esterase möglich ist. Allerdings bringt diese Art von Gewebevorbehandlung gleichzeitig Aktivitätsverluste mit sich, die bei der Beurteilung des Reaktionsausfalles immer zu berücksichtigen sind. Dagegen resultiert ohne Entfernung der Lipide aus dem Gewebe, z.B. bei Stückfixation in Aldehyden ohne Paraffineinbettung oder nach Fixation frischer Kryostatschnitte, zumindest mit Fast Blue BB und RR, in der Regel ein granuläres Reaktionsprodukt, das eine korrekte Darstellung der unspezifischen Esterase verhindern kann. Mit Fast Blue B hängen die Resultate kaum von der Gewebevorbehandlung ab. Außerdem kann es mit stabilen Diazoniumsalzen und 1-Naphthylderivaten in hochaktiven Organen, z.B. Niere, Leber und Darm, zu unzureichender Kupplung kommen; dies führt zu roten (Fast Blue B) oder grünlich-braunen (Fast Blue BB und RR) Niederschlägen. Dann ist das pH auf 7,8 heraufzusetzen oder die Substratmenge um die Hälfte zu vermindern.

Simultane Azokupplung mit Naphthol-AS-Derivaten und stabilen Diazoniumsalzen, modifiziert nach BURSTONE (1962; Abb. 10 f)

Inkubationsmedium:

Naphthol-AS-, Naphthol-AS-D-, Naphthol-AS-MX-acetat (Koch-Light, Lachema, Serva, Sigma)	10	mg
lösen in N,N-Dimethylformamid	0,5-1	ml
0,1 M Phosphat-Puffer, pH 6,5	50	ml
gut mischen		
Fast Blue B, BB oder RR (Chroma, Dajac, Fluka, Lachema, Serva)	50	mg
gründlich mischen und filtrieren		
	ca. 50	ml

Inkubation: 15-60 min bei Zimmertemperatur oder 15-30 min bei 37°C

Nachbehandlung:

Abgießen des Inkubationsmediums

Gründlich spülen in Leitungswasser

Einstellen in 4% Formaldehyd (um Gasbläschenbildung im Eindeckmittel vorzubeugen) für mehrere Std

10 min spülen in Leitungswasser

Ggf. Kernfärbung mit Kernechtrot

Eindecken in Glycerin-Gelatine (Merck) oder Apathy-Sirup

Ergebnis: Enzymaktive Stellen sind blau gefärbt.

Bemerkungen: Ähnlich dem 1-Naphthol-Verfahren mit stabilen Diazoniumsalzen ist mit Fast Blue BB und RR nur nach Lipidextraktion eine gute Lokalisation möglich. Weiterhin ist die vergleichsweise geringe Spaltungsrate der Naphthol-AS-acetate zu berücksichtigen, die zu falsch-negativen Resultaten führen kann. Wie bei der simultanen Azokupplung mit Naphthol-AS-acetaten und Hexazonium-p-rosanilin läßt sich auch mit dem Burstone-Verfahren vor allem der lysosomale Anteil der unspezifischen Esterasen gut erfassen. Der Hintergrund erscheint mit allen Diazoniumsalzen abgestuft gelb.

Mit *Thiolessigsäure* (CREVIER u. BÉLANGER, 1955; WACHSTEIN et al., 1961) kann bei geeigneter Gewebevorbehandlung die unspezifische Esterase ebenfalls intrazellulär lokalisiert werden. Hierbei handelt es sich um eine direkte Methode. Durch die Enzymtätigkeit wird Schwefelwasserstoff freigesetzt, dessen Sulfidionen mit gleichzeitig im Medium anwesenden Bleiionen als Bleisulfid ausgefällt werden. Bei lichtmikroskopischen Untersuchungen ist dieses Verfahren den meisten der oben geschilderten Methoden unterlegen.

Eine andere Möglichkeit zur Darstellung der unspezifischen Esterasen bietet die *Schwermetallreaktion mit Hydroxychinolinestern* niederer Fettsäuren und Wismutionen nach v. DEIMLING (1965). Das Endprodukt der Reaktion ist Wismutsulfid. Für lichtmikroskopisch-histochemische Zwecke besitzt das Verfahren keine eindeutigen Vorteile gegenüber den aufgeführten Methoden. Außerdem sind die Substrate bisher nicht im Handel.

Hemmreaktionen: Die Abgrenzung der unspezifischen Esterasen gegen die Cholinesterasen, die auch die Substrate der unspezifischen Esterase spalten können, und der unspezifischen Esterasen untereinander geschieht durch 10 min Präinkubation und Zusatz von 0,0003-0,003% Physostigmin (Eserin, 0,01-0,1 mM; Merck), 0,0002% Diisopropylfluorphosphat (DFP, 0,01 mM; Merck-Schuchardt, Roth) oder 0,03-0,0003% Diäthyl-p-nitrophenylphosphat (E 600, 1-0,01 mM; Bayer, Sigma) zum Inkubationsmedium. Physostigmin und DFP hemmen die Cholinesterasen, E 600 die Aliesterase. Dabei unterdrückt 1 mM E 600 sowohl die endoplasmatische als auch die lysosomale Esterase; 0,01 mM Eserin unterdrückt dagegen vorwiegend die Aliesterase im endoplasmatischen Retikulum. Da es sich bei E 600 und DFP um hochtoxische Substanzen in wäßriger bzw. öliger Lösung handelt, die gut schleimhaut- und hautgängig sind und in kleinsten Mengen zu schweren Schädigungen führen können, muß immer mit Gummihandschuhen gearbeitet und mit Peleusball pipettiert werden.

Schließlich kann auch die Carboanhydrase und Glyceraldehyd-3-phosphat-Dehydrogenase u.U. die Ester der Naphthol- und Naphthol-AS-Reihe angreifen. Die Carboanhydrase kommt nur in wenigen der Esterase-positiven Gewebe vor, so daß das Enzym in den meisten Fällen nicht mit den unspezifischen Esterasen interferiert. Ferner läßt sich die Carboanhydrase mit Diamox[R] selektiv ausschalten. Die biochemisch festgestellte Spaltung von Esterase-Substraten durch die Glyceraldehyd-3-phosphat-Dehydrogenase spielt keine Rolle, da das Enzym durch die Gewebevorbehandlung weitgehend ausgeschaltet ist. Im übrigen bleibt offen, inwieweit die biochemischen Befunde nicht auf Verunreinigungen der Carboanhydrase bzw. Glyceraldehyd-3-phosphat-Dehydrogenase mit unspezifischer Esterase zurückzuführen sind.

Membrantechnik zur Erfassung der Gesamtaktivität

Inkubationsmedium:

1-Naphthylacetat (Merck)	4	mg
lösen in Aceton (Merck)	0,2	ml
gepuffertes Hexazonium-p-rosanilin (aus 8,2 ml 0,2 M Phosphatpuffer, pH 6,8, und 1,8 ml Hexazonium-p-rosanilin; pH mit NaOH auf Werte zwischen 5,5 und 6,8 einstellen)	9	ml
gut mischen, filtrieren		
2% Agar-Agar (Bactoagar, Agar Special-Noble; Difco) in Aqua dest. (Lösung im Wasserbad bei 80-90 °C oder über Bunsenbrennerflamme unter mehrmaligem Aufkochen; pH mit Indikatorpapier einstellen)		
mischen, in Inkubationsgefäße gießen und gelifizieren lassen		
	ca. 20	ml

Inkubation: 20-90 min bei Zimmertemperatur oder 37 °C

Nachbehandlung:

Membranen mit gebogener Schere abschneiden und mit spitzer Pinzette abheben
Wenigstens 3 Std in 4% Formaldehyd einlegen
Spülen in Aqua dest.
Auf Objektträger übertragen
Eindecken in Glycerin-Gelatine (Merck) oder Apathy-Sirup oder nach Entwässerung in Entellan (Merck) o.ä.

Ergebnis: Enzymaktive Stellen sind braun gefärbt. Der Hintergrund erscheint gelb.

Bemerkungen: Die unspezifische Esterase ist teilweise löslich. Aus unfixierten Schnitten diffundieren bei wäßriger Inkubation innerhalb 1 min 65-75% des Enzyms ins Medium. Allerdings hängt der Enzymverlust vom untersuchten Gewebe und von der Art des Einfrierens ab, wobei die an das endoplasmatische Retikulum gebundene unspezifische Esterase löslicher als die lysosomale ist. Im Gegensatz zur Membrantechnik verhindern Gelatine, Dextran, Polyvinylpyrrolidon oder Agar-Agar den Enzymverlust aus den Schnitten nur unvollständig.

Verglichen mit den Acetaten der Naphthol-AS-Reihe werden mit 1-Naphthylacetat aufgrund seiner höheren Spaltungsrate bessere Resultate erhalten; die Naphthol-AS-Ester sind aber auch verwendbar. Relativ gute Ergebnisse erhält man bei Verwendung der Membrantechnik noch mit 5-Brom-4-chlor- oder 5-Brom-3-indoxylacetat. Die Membrantechnik mit Naphthylacetat als Substrat kann vor allem für Zellen und Gewebe mit schwacher Aktivität an unspezifischer Esterase empfohlen werden; bei wäßriger Inkubation frischer Schnitte oder nach Fixation erhält man hier möglicherweise falsch-negative Resultate. Demgegenüber liefert die Membrantechnik bei Untersuchung von Stellen mit hohen Aktivitäten an unspezifischer Esterase verglichen mit den konventionellen Verfahren keine derart eindeutigen Vorteile.

b) Lipase

(Triacylglycerid-Acyl-Hydrolase, 3.1.1.3)

Eigenschaften und Vorkommen: Das Enzym katalysiert die Reaktion:

Triacylglycerid + H_2O $\rightleftharpoons$ Diacylglycerid + Fettsäure.

Lipasen hydrolysieren nur emulgierte Substrate, nicht dagegen solche in echter Lösung. Bei den Substraten handelt es sich im Unterschied zur unspezifischen Esterase um Ester aus langen bzw. höheren Fettsäuren und Glycerin (oder anderen Alkoholen). Als Fettsäuren kommen z.B. Laurin-, Myristin-, Palmitin-, Stearin- und Ölsäure in Frage. Tri-, Di- und Monoglyceride werden mit abnehmender Geschwindigkeit angegriffen. Taurocholat aktiviert das Enzym; sein pH-Optimum liegt bei 8,0. Die Lipase findet sich u.a. in den Sekretgranula der exokrinen Pankreaszellen. (Ein anderes Enzym ist die sog. saure Lipase in den Lysosomen.) Gelegentlich spaltet die Lipase auch Ester niederer Fettsäuren, die gleichzeitig von den Carboxylesterhydrolasen umgesetzt werden können. Die

Wahrscheinlichkeit einer Beteiligung der unspezifischen Esterasen nimmt mit abnehmender Kettenlänge zu.

Zum Nachweis wurden folgende Methoden angewendet:

Verfahren mit Tween: Diese Methoden wurden von GOMORI (1952) entwickelt. Tween und andere Substanzen sind Ester aus Sorbit, Mannit oder Polyglykolen mit höheren Fettsäuren. Bei Tween 20 handelt es sich um Laurin-, bei Tween 40 um Palmitin-, bei Tween 60 um Stearin- und bei Tween 80 um Ölsäure. Daraus sollen durch die Lipase die Fettsäuren freigesetzt werden, die als Calcium-Seifen ausfallen. In einem zweiten Reaktionsschritt erfolgt die Umwandlung in Blei-Seifen und in einem dritten mit Hilfe von Ammoniumsulfid die in Bleisulfid. Die Vermutung von GOMORI, daß es mit Tween 80 möglich sei, selektiv Lipase nachzuweisen, hat sich nicht bestätigt, da die gleiche Substanz auch von unspezifischen Esterasen umgesetzt wird. Außerdem zeichnen sich die Tween-Reaktionen durch zahlreiche Artefakte aus und sind daher nicht mehr zu empfehlen.

Simultane Azokupplungsreaktionen u.a. nach ABÉ et al. (1964): Als Substrate dienen Naphthol- und Naphthol-AS-Ester mit höheren Fettsäuren, die durch übliche Solventien, z.B. N,N-Dimethylformamid, im Inkubationsmedium nur in sehr niedriger Konzentration vorliegen. Ausreichende Löslichkeit ermöglicht Dimethylacetamid. Am häufigsten wird der Naphtholester der Pelargonsäure zur Lipase-Darstellung benutzt. Die Methoden entsprechen der simultanen Azokupplung für die unspezifische Esterase nach GOMORI oder DAVIS und ORNSTEIN. Als Aktivator wird Taurocholat (5 mM) eingesetzt, das gleichzeitig die unspezifischen Esterasen inhibiert. Das Substrat wird aber auch von einigen Aliesterasen angegriffen, die durch Taurocholat nicht gehemmt werden.

c) Cholinesterasen

Eigenschaften und Vorkommen: Die Cholinesterasen spalten vorwiegend (nicht aber ausschließlich) Cholinester; beispielsweise werden noch Acetatester mit Naphtholen und Indoxylen angegriffen, die daher nicht nur zur Darstellung unspezifischer Esterasen, sondern auch zum histochemischen Cholinesterasen-Nachweis dienen können. In der Regel untergliedert man die Cholinesterasen in Acetylcholinesterase (Acetylcholin-Hydrolase, 3.1.1.7, AChE, spezifische Cholinesterase) und Cholinesterase im engeren Sinn (Acylcholin-Acyl-Hydrolase, 3.1.1.8, ChE, unspezifische oder Pseudocholinesterase).

Die Acetylcholinesterase katalysiert die Reaktion:

$$\text{Acetylcholin} + H_2O \rightleftharpoons \text{Cholin} + \text{Acetat};$$

und die Cholinesterase:

$$\text{Acylcholin} + H_2O \rightleftharpoons \text{Cholin} + \text{Acylat}.$$

Die Acetylcholinesterase besitzt weit höhere Affinität für ihr physiologisches Substrat Acetylcholin sowie für Acetatester der Cholinderivate als für andere Ester des Cholins. Höhere Acetylcholinkonzentrationen hemmen das Enzym. Es kommt in Erythrozyten, Nervenzellen, Synapsen und den motorischen Endplatten der quergestreiften Muskulatur vor. Cholinesterase spaltet auch Cholinester der Propion- und Buttersäure ebenso schnell wie die der Essigsäure. Höhere Konzentrationen von Acetylcholin inhibieren im Gegensatz zur Acetylcholinesterase die Cholinesterase nicht. Die Cholinesterase ist im Serum, Pankreas, den glatten Muskelzellen der Gefäßwand und des Verdauungskanales und im Darmepithel nachweisbar. Das pH-Optimum der Acetylcholinesterase liegt zwischen 7 und 8, das der Cholinesterase zwischen 8 und 8,5. Zur Abgrenzung beider Enzyme voneinander und gegenüber den unspezifischen Esterasen existiert eine Reihe von Inhibitoren. Unter ihnen sind im Abschnitt "Hemmreaktionen" nur die für den praktisch-histochemischen Bedarf aufgeführt. Die Acetylcholinesterase ist fester strukturgebunden als die Cholinesterase, die daher mehr zur Diffusion neigt. Von beiden Enzymen wird Fixation in Form- oder Glutaraldehyd sowie in Aceton toleriert.

Testorgane: Gehirn, Skeletmuskulatur (am besten Zungenmuskulatur)

Gewebevorbehandlung: uK, KA, KF, FK; am Großhirn ggf. auch GTI

Nachweismethoden: Thiocholin-Verfahren

Direkte Thiocholin-Methode, modifiziert nach KARNOVSKY und ROOTS (1964) als Verfahren der Wahl (Abb. 11 a, b, c, d)

Inkubationsmedium:

Acetyl- oder Butyrylthiocholinjodid (Koch-Light, Lachema, Serva)	12,5	mg
lösen in Aqua dest.	2,5	ml
0,82% Natriumacetat (Merck)	15,8	ml
0,6% Essigsäure (Merck)	0,5	ml
2,94% Natriumcitrat (Merck)	1,5	ml
0,75% Kupfersulfat (Merck)	2,5	ml
1,165% Kaliumferricyanid (Kaliumhexacyanoferrat(III); Merck)	2,5	ml
in der angegebenen Reihenfolge zusammengeben, gründlich mischen. Die Farbe der Lösung ist hellgrün und hat ein pH von ungefähr 5,5		
	ca. 25	ml

Inkubation: Aufgezogene Schnitte in Küvetten, 10-180 min bei 37°C, Zimmertemperatur oder im Kühlschrank bei 4°C; nach Stückfixation auch flottierend. Die Aceton-vorbehandelten Schnitte dürfen nicht ausgetrocknet weiß, sondern müssen matt glänzend grau erscheinen.

Abb. 11 a-f. Cholinesterasen, Ratte. a, b, c, d. Methode nach KARNOVSKY und ROOTS, FK, (a) Gehirn, Acetylthiocholinjodid. Reaktion in Perikaryon, Nervenfasern und -endigungen sowie in Kapillaren. 520x, (b) Zungenmuskulatur, Acetylthiocholinjodid, Darstellung motorischer Endplatten. 980x, (c) Gehirn, Butyrylthiocholinjodid. Lediglich die Kapillarendothelien reagieren. 520x, (d) Dünndarm, Acetylthiocholinjodid. Reaktion im Zytoplasma der Enterozyten. 520x, (e) Methode nach KOELLE und FRIEDENWALD, Zungenmuskulatur, Acetylthiocholinjodid. Positive Endplattenreaktion. 520x, (f) Zungenmuskulatur, 1-Naphthylacetat/Hexazonium-p-rosanilin. Darstellung von Muskelendplatten. 520x

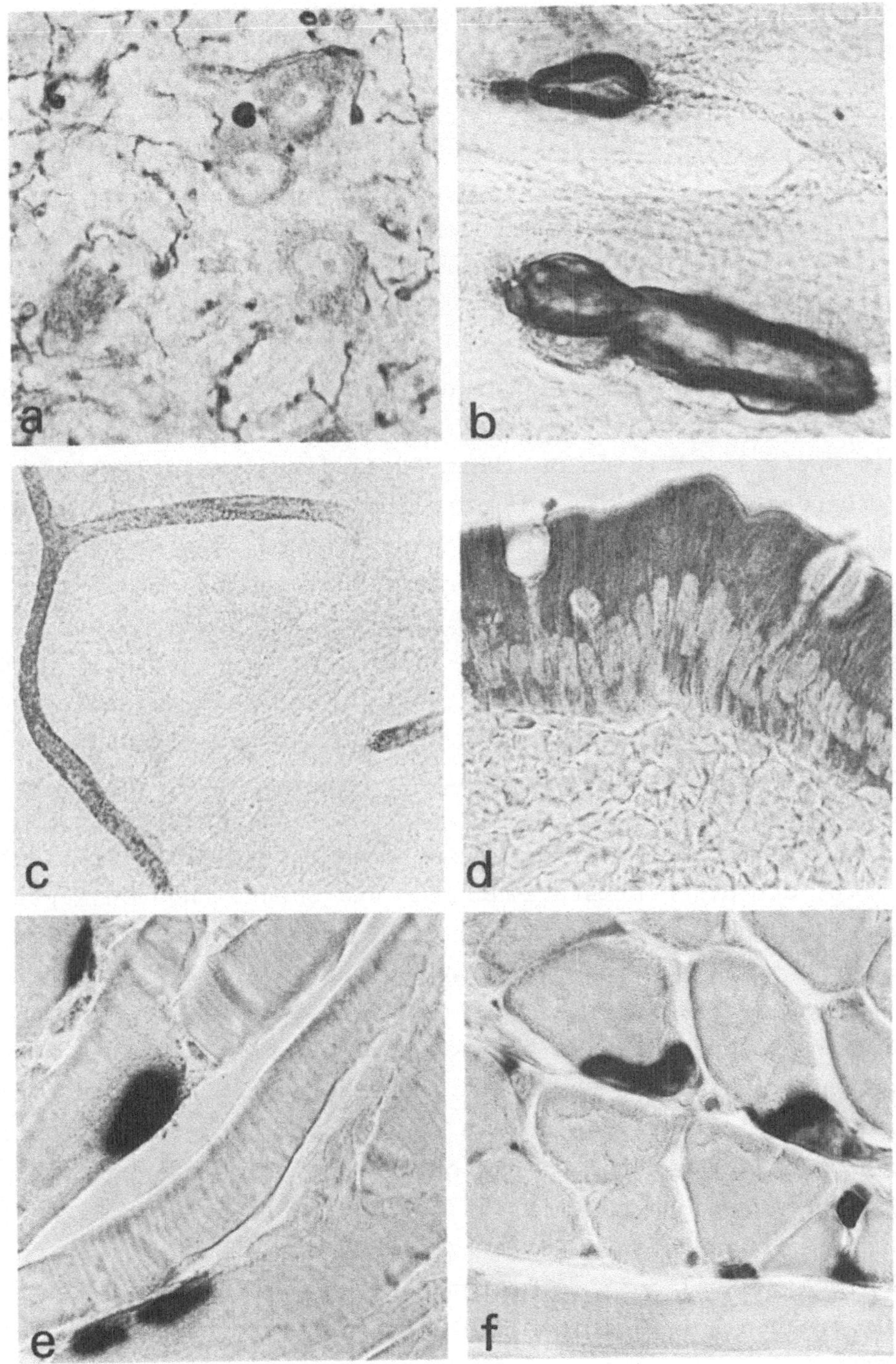
a
b
c
d
e
f

Nachbehandlung:

Inkubationsmittel abgießen

Spülen und einstellen in Aqua dest.

Eindecken in Glycerin-Gelatine (Merck) oder nach Entwässerung in Entellan (Merck) o.ä.

Ergebnis: Enzymaktive Stellen sind rot-braun gefärbt.

Bemerkungen: Bei dem 1-stufigen Verfahren nach KARNOVSKY und ROOTS reduziert Thiocholinjodid Ferri- zu Ferrocyanid, das sich mit Kupferionen zu unlöslichem Kupferferrocyanid (Hatchett-Braun) verbindet. Wichtig ist, daß das Kupfersulfat dem Inkubationsmedium *nach* dem Natriumcitrat zugesetzt wird, das die Kupferionen komplex bindet. Geht man umgekehrt vor, reagieren die Kupferionen mit Ferricyanid. Dies erniedrigt die aktuelle Kupferionenkonzentration. Das Medium muß immer frisch hergestellt werden und ist nur für ca. 4 Std haltbar. Vorteilhaft gegenüber dem 2-stufigen Thiocholin-Verfahren nach KOELLE und FRIEDENWALD ist u.a., daß die Färbung unmittelbar auftritt, wodurch bis zur vollen Entfaltung der Enzymaktivität unter direkter Kontrolle inkubiert werden kann (versuchsweise Entwicklung erübrigt sich). Artefakte, die durch Kristallwachstum und Umwandlung von Kupfersulfid zustande kommen, entfallen gleichfalls. Eine Diffusion des Thiocholins läßt sich allerdings nicht immer völlig verhindern. Das Mengenverhältnis der einzelnen Substanzen im Medium nach KARNOVSKY und ROOTS ist außerordentlich wichtig. Daher können seine verschiedenen Bestandteile nicht unabhängig voneinander verändert werden. Beispielsweise verlangsamt Erhöhung der Citrat- oder Ferricyanid- und Reduktion der Kupferionenkonzentration die Entstehung von Hatchett-Braun, so daß es zu starker Diffusion und als Folge davon zu artefizieller Kernfärbung kommen kann. Ähnlich wie bei der indirekten Methode wird manchmal empfohlen, zur genauen Lokalisation (in Abhängigkeit von der Enzymaktivität) verschiedene pH-Werte zu benutzen. Dies erscheint jedoch nicht zweckmäßig; denn damit ändern sich in hohem Maße die Bedingungen für die Bildung von Hatchett-Braun. Das hier angegebene Verfahren besitzt mittlere Empfindlichkeit. Gewebe mit hoher Aktivität inkubiert man bei Zimmertemperatur oder im Kühlschrank bei 4°C; solche mit geringer Enzymaktivität können mit Langzeitinkubation bei 37°C untersucht werden, wobei das Medium nach 3-4 Std gewechselt werden muß.

Indirekte Thiocholin-Methode nach KOELLE und FRIEDENWALD (1949) in der abgewandelten Modifikation nach GEREBTZOFF (1953; Abb. 11 e)

Inkubationsmedium:

0,1 M Acetat-Puffer, pH 5,0 (bei starker) und 6,2 (bei schwacher Enzymaktivität)	10	ml
mischen mit Substratlösung	1,6	ml
3,75% Glycin (Serva) in Aqua dest.	0,4	ml
1,6% Kupfersulfat (wasserfrei) oder 2,5% (krist., Merck)	0,4	ml
Aqua dest.	7,6	ml
gründlich mischen		
	20	ml

Zusammensetzung und Herstellung der Substratlösung:

Acetyl- oder Butyrylthiocholinjodid (Koch-Light, Lachema, Serva)	90	mg
lösen in Aqua dest.	3,9	ml
1,6% Kupfersulfat (wasserfrei) oder 2,5% (krist., Merck)	1,3	ml
Präzipitat (Ausfällung von Kupferionen durch Jodid) bei 4000 U/min für 10-15 min abzentrifugieren (Filtration ist ebenfalls möglich, doch geht dann mehr Substrat verloren). Diese Lösung hält sich bei 4°C mindestens 1 Woche und tiefgefroren mehrere Monate.		
	ca. 5,2	ml

Inkubation: 15-180 min bei 37°C in Küvetten und bei stückfixiertem Material auch flottierend.

Nachbehandlung:

Inkubationsmedium abgießen

2 mal 1 min in Aqua dest. spülen

1 min einstellen in 0,5-1% gelbes Ammoniumsulfid (Merck)

Spülen in Aqua dest.

Eindecken in Glycerin-Gelatine (Merck) oder Apathy-Sirup

Beim Eindecken in Entellan (Merck) o.ä. nach Dehydrierung wird Kupfersulfid gelöst.

Ergebnis: Enzymaktive Stellen sind gelb-braun bis braun-schwarz gefärbt.

Bemerkungen: Im Gegensatz zur Methode nach KARNOVSKY und ROOTS handelt es sich beim Verfahren von KOELLE und FRIEDENWALD um eine 2-stufige (indirekte) Reaktion. Bei ihr wird die Lokalisation der Cholinesteraseaktivität durch die örtliche Konzentration der Kupferionen beeinflußt, die der Ausfällung von Thiocholin als weißes Kupferthiocholin dienen. Obwohl die Kristallbildung primär am Platz des eigentlichen Enzyms erfolgt, ist ein weiteres Kristallwachstum nicht unbedingt von der Aktivität abhängig, sondern kann durch Vergrößerung der durch die Enzymtätigkeit induzierten Kristallkeime zustande kommen. Weiter muß mit Verfälschung der Resultate durch Kuprophilie sowie Verwechslung von Kupfersulfid mit genuinen Pigmenten gerechnet werden. Eine andere Fehlerquelle besteht in der gestörten Umwandlung von Kupferthiocholin in Kupfersulfid. Außerdem färbt sich der Schnitthintergrund mitunter hellgelb an, wodurch geringe Mengen an Reaktionsprodukt nur schwer oder gar nicht auszumachen sind. Zum Nachweis der Cholinesterasen in den Erythrozyten eignet sich die 2-stufige Thiocholin-Reaktion nicht; hier ist das Azokupplungsverfahren anzuwenden.

Grundsätzlich können Cholinesterasen auch mit Azokupplungs- (Abb. 11 f) und Indigogen-Methoden in Verbindung mit Hemmreaktionen dargestellt werden.

Dabei handelt es sich primär um Methoden zum Nachweis der unspezifischen Esterasen (S. 99, 103). Da die hierzu benutzten Substrate aber auch von den Cholinesterasen gespalten werden, lassen sich diese Enzyme damit ebenfalls lokalisieren. Am besten eignen sich die simultane Azokupplungsreaktion mit 1-Naphthylacetat und Hexazonium-p-rosanilin sowie die Indigogen-Methode mit 5-Brom-4-chlor- oder 5-Brom-3-indoxylacetat.

Der Nachweis wird an Parallelschnitten durchgeführt:

Schnitt 1 in 0,0003% Physostigmin (Eserin, 0,01 mM; Merck) oder 0,0002% Diisopropylfluorphosphat (DFP, 0,01 mM; Roth; gelöst in einigen Tropfen N,N-Dimethylformamid; Merck) in 0,1 M Phosphatpuffer, pH 7,2-7,4, und zur Kontrolle

Schnitt 2 in Puffer ohne Inhibitor einstellen

5-10 min bei Zimmertemperatur inkubieren, Lösungen abgießen

Schnitt 1 *und* 2 mit dem jeweiligen Inkubationsmedium bebrüten, das beim Schnitt 1 ebenfalls in N,N-Dimethylformamid gelöstes Diisopropylfluorphosphat oder Physostigmin in einer Endkonzentration von 0,0002 bzw. 0,0003% enthält. Inkubation für 5-30 min bei 37°C in Küvetten oder flottierend, danach weiter wie bei den unspezifischen Esterasen verfahren.

Der Aktivitätsunterschied zwischen beiden Schnitten entspricht der eigentlichen Cholinesteraseaktivität.

Methoden mit Cholinestern aus höheren Fettsäuren nach GOMORI (1948)

Bei den Substraten handelt es sich um Lauryl-, Myristyl-, Palmityl- oder Stearylcholin. Aus ihnen setzen die Cholinesterasen Fettsäuren frei, die als Kobaltseifen ausgefällt und dann in Kobaltsulfid überführt werden. Diese Verfahren sind nicht zu empfehlen.

Die Azokupplungsreaktion mit Carbonaphthoxycholinjodid oder mit dem 6-Brom-Derivat nach RAVIN et al. (1951) hat sich nicht bewährt.

Thiolessigsäure-Verfahren nach CREVIER und BELANGER (1955)

Die Methode wurde anfangs zum Acetylcholinesterase- und Cholinesterase-Nachweis eingesetzt. Es handelt sich um eine direkte Reaktion, bei der das Enzym Schwefelwasserstoff (H_2S) freisetzt, der sich mit dem im Medium anwesenden Bleiionen zu schwarzem schwerlöslichen Bleisulfid verbindet. Allerdings greifen auch unspezifische Esterasen das Substrat an, so daß erst wieder Inhibitoren die Spezifität des Nachweises sichern können. Für lichtmikroskopische Zwecke bietet die Methode keine echten Vorteile.

Hemmreaktionen: mit 0,0003-0,00003% Physostigmin (Eserin, 0,01-0,001 mM; Merck) oder 0,0002-0,00002% Diisopropylfluorphosphat (DFP, 0,01-0,001 mM, Roth; angegeben sind die Endkonzentrationen). Diese Substanzen unterdrücken die Acetylcholinesterase und Cholinesterase bzw. eignen sich, die Zugehörigkeit der untersuchten Enzyme zur Gruppe der Cholinesterasen festzustellen. Dabei hemmen 0,001 mM Physostigmin und Diisopropylfluorphosphat die Cholinesterase total, die Acetylcholinesterase nur partiell. Allerdings ist die Intensitätsdifferenz zur praktischen Unterscheidung beider Enzyme zu gering. 0,01 mM Diisopropylfluorphosphat schaltet in der Regel auch die Acetylcholinesterase völlig aus.

Im Fall von Diisopropylfluorphosphat kann so vorgegangen werden, daß man sich einer 0,002% (0,1 mM) Lösung in Propylenglykol oder N,N-Dimethylformamid (Merck) bedient, die im Kühlschrank bei 4°C haltbar, vor Licht aber zu schützen ist. Vor Gebrauch wird die Lösung mit Aqua dest. entsprechend verdünnt. Zusatz von 0,00034%

Tetraisopropylpyrophosphoramid (iso-OMPA, 0,01 mM; EGA-Chemie) hemmt vorwiegend die Cholinesterase, 0,02 mM 1,5-Bis-(4-trimethylammoniumphenyl)-pentan-3-on-dijodid (62C47, Wellcome) die Acetylcholinesterase. Zu beachten ist, daß die Inhibition vom pH abhängt und große Organ- sowie Speziesunterschiede bestehen; die angegebenen Konzentrationen sind daher nicht allgemein gültig. Wenn der Nachweis mit Acetyl- und Butyrylthiocholinjodid durchgeführt wird und beide Substrate stark gespalten werden, ist entweder nur die Cholinesterase (Pseudocholinesterase) oder Cholinesterase und Acetylcholinesterase anwesend. Wird nur Acetylthiocholinjodid gespalten, handelt es sich um die Acetylcholinesterase.

3. Glykosidasen

Die Glykosidasen (Glykosidohydrolasen) kommen in zahlreichen tierischen und pflanzlichen Geweben vor und katalysieren die Hydrolyse von Glykosidbindungen:

$$\text{Glykosid (}CH_2OH\text{-Pyranosering mit HOH, H, HOH, HOH, HOR)} + H_2O \xrightarrow{\text{Glykosidase}} \text{Glykon (}CH_2OH\text{-Pyranosering mit HOH, H, HOH, HOH, HOH)} + \text{ROH (Aglykon)}$$

Glykosid — Glykon — Aglykon

Die Spezifität der Glykosidasen wird vor allem von der Art und Form (α, β) des Zuckers bestimmt, der zur glykosidischen Bindung mit seinem Halbacetalhydroxyl beiträgt. Der Partner, der an der Glykosidbindung mit seinem Alkoholhydroxyl teilnimmt, wird als Aglykon bezeichnet, und zwar auch dann, wenn es sich um einen echten Zucker handelt. Das Aglykon kann die Spezifität gleichfalls beeinflussen. Innerhalb der Glykosidasen können in Abhängigkeit vom glykosidisch gebundenen Zucker Glucosidasen, Galaktosidasen, Glucuronidasen, Glucosaminidasen u.a. unterschieden werden, die man nach der Form der glykosidischen Bindung, die sie angreifen, als α- oder β-Glykosidasen bezeichnet.

Nach der Größe des gespaltenen Moleküls ergibt sich die Unterteilung der Glykosidasen in *Polysaccharidasen* (Polyglykosidasen), *Oligosaccharidasen* und *Disaccharidasen*. Unter den *Polysaccharidasen* ist die Amylase besonders bekannt, deren Substrate Glykogen und Stärke sind. Außerdem spaltet das Enzym andere Polysaccharide aus mehreren Glucoseeinheiten, die über 1,4-Bindungen verfügen. 2 Arten von Amylase existieren. α-Amylase (1,4-α-D-Glucan-Glucanohydrolase, 3.2.1.1) und β-Amylase (1,4-α-D-Glucan-Maltohydrolase, 3.2.1.2). Bei der β-Amylase bleibt der Abbau an den Verzweigungsstellen der Glucoseketten stehen; als Endprodukt findet sich außer Maltose auch Dextrin. Zu den Polysaccharidasen gehören weiterhin die Cellulase (1,4-β-D-Glucan-4-Glucanohydrolase, 3.2.1.4), Chitinase (Poly-1,4-2-acetamido-2-desoxy-β-D-glucosid-4-Glucanohydrolase, 3.2.1.14), Lysozym (Mucopeptid-N-acetylmuramoylhydrolase, 3.2.1.17), Neuraminidase (Sialidase, Acylneuraminyl-Hydrolase, 3.2.1.18) und Hyaluronoglucosidase (Hyaluronidase, Hyaluronat-4-glykanohydrolase, 3.2.1.35). Manche dieser Enzyme können in der analytischen Histochemie zur Differenzierung von Glyciden verwendet werden. Für einige der genannten Polysaccharidasen existieren Methoden mit Substratfilmen; außerdem können einige Polyglykosidasen durch mehrstufige Enzymverfahren, die ähnlich wie bei den Disaccharidasen auf der Freisetzung von Glucose beruhen, nachgewiesen werden. Da diese Methoden von untergeordneter Bedeutung sind, wird nicht näher darauf eingegangen.

In die Gruppe der *Oligosaccharidasen* werden die β-N-Acetylhexosaminidase, die β-Glucuronidase, α-Mannosidase, α-Galaktosidase und saure β-Galaktosidase eingeordnet. Diese Glykosidasen sind vorwiegend in den Lysosomen lokalisiert und daher weit verbreitet.

Zu den *Disaccharidasen* zählen die Maltase, Isomaltase, Saccharase, Lactase und Trehalase. Diese Enzyme kommen hauptsächlich im Bürstensaum der Enterozyten des Dünndarms und einige von ihnen auch in der Mikrovillizone der proximalen Nierentubuli vor.

Die Strukturbindung der einzelnen Glykosidasen ist unterschiedlich fest; die Bürstensaumglykosidasen sind in der Regel fester fixiert als die lysosomalen. Entsprechend variiert die Gewebevorbehandlung.

a) Saure α-Glucosidase

(bisher 3.2.1.20, α-D-Glucosidglucohydrolase, saure Maltase)

Eigenschaften und Vorkommen: Das Enzym katalysiert die Reaktion:

α-D-Glucosid (α-D-Glucopyranosid) + $H_2O \rightleftharpoons$ D-Glucose + Aglykon.

Die saure α-Glucosidase hydrolysiert Maltose und eine Reihe künstlicher α-D-Glucoside. Das pH-Optimum bewegt sich um 5. Biochemisch wurde das Enzym in den Lysosomen verschiedener Organe, z.B. Leber, Niere und Gehirn nachgewiesen. Die saure α-Glucosidase fehlt beim Typ II der Glykogenosen.

Testorgane: Leber, Niere, Nebenhoden

Gewebevorbehandlung: Zur intrazellulären Lokalisation gibt es z.Zt. noch keine histochemische Methode; nur die Gesamtaktivität der sauren α-Glucosidase kann an uK mit Mt nachgewiesen werden.

Nachweismethode: Azokupplung

Simultane Azokupplung mit 2-Naphthyl-α-D-glucosid (2-Naphthyl-α-D-glucopyranosid) nach GOSSRAU (1975 b)

Inkubationsmedium:

2-Naphthyl-α-D-glucosid (Koch-Light)	10-20	mg
lösen in N,N-Dimethylformamid (Merck)	1	ml
gepuffertes Hexazonium-p-rosanilin (aus 9,4-8,6 ml 0,1 M Citronensäure-Phosphat-Puffer, pH 6,0, und 0,6-1,4 ml Hexazonium-p-rosanilin; pH mit NaOH auf 5 bringen)	10	ml
gut mischen, filtrieren		
2% Agar-Agar (Bactoagar, Special Agar-Noble; Difco) im obigen Puffer oder Aqua dest.	10,5	ml

(Lösung in Wasserbad bei 80-90°C oder über
Bunsenbrennerflamme unter mehrmaligem Aufkochen;
pH mit Indikatorpapier einstellen)
in Inkubationsgefäße gießen und gelifizieren
lassen

ca. 21 ml

Inkubation: 1-einige Std bei 37°C oder über Nacht im Kühlschrank bei 4°C

Nachbehandlung:

Membranen mit gebogener Schere abschneiden und mit spitzer Pinzette abheben
Wenigstens 3 Std in 4% Formaldehyd einlegen
Spülen in Aqua dest.
Auf Objektträger übertragen
Eindecken in Glycerin-Gelatine (Merck) oder Apathy-Sirup

Ergebnis: Enzymaktive Stellen sind orange-rot gefärbt, der Hintergrund leicht gelblich.

Bemerkungen: Die Kupplungsgeschwindigkeit von 2-Naphthol ist im sauren Milieu auch mit Hexazonium-p-rosanilin nicht so schnell, um eine Diffusion von 2-Naphthol zu verhindern. Deshalb ist mit 2-Naphthyl-α-D-glucosid in der Regel keine intrazelluläre Lokalisation möglich. Im Gegensatz zu den 1-Naphthylderivaten, bei denen die Gewebevorbehandlung mit Aldehyden die Lokalisationsmöglichkeiten verbessert, hilft Aldehydfixation bei den 2-Naphthylabkömmlingen in der Regel nicht weiter (Ausnahme: Riesenlysosomen im Dünndarm von Ratten- und Mäusesäuglingen; GOSSRAU, 1975 b).

Verglichen mit 2-Naphthyl-α-D-glucosid fällt die Reaktion mit dem 6-Brom-2-naphthylderivat wesentlich schwächer aus. Vorteilhaft kann 6-Brom-2-naphthyl-α-D-glucosid in Verbindung mit der Membrantechnik und Postkupplung mit Fast Blue B benutzt werden, weil dann der Hemmeffekt durch das Diazoniumsalz entfällt (LOJDA, 1972 a).

b) α-Galaktosidase

(α-D-Galaktosidgalaktohydrolase, 3.2.1.22)

Eigenschaften und Vorkommen: Das Enzym katalysiert die Reaktion:

α-D-Galaktosid (α-D-Galaktopyranosid) + $H_2O \rightleftharpoons$ D-Galaktose + Aglykon.

Die α-Galaktosidase zählt zu den lysosomalen Glykosidasen und kommt in hoher Aktivität im Epithel von Nebenhoden, Samenblase, Uterus, Harnblase, Sammelrohren, Bronchien, Kolon, Schilddrüse und in Nervenzellen vor. Eine extralysosomale Lokalisation des Enzyms, z.B. im endoplasmatischen Retikulum, kann als wahrscheinlich gelten. Das pH-Optimum der lysosomalen α-Galaktosidase liegt bei 5,0. Galaktose hemmt das Enzym. β-Glykosidische Bindungen werden nicht von ihm angegriffen. Aus dem Uterus isolierte α-Galaktosidase hydrolysiert verschiedene Tri- und Disaccharide. Angesichts der hohen Aktivität des Enzyms in mukopolysaccharidhaltigen Organen dürfte die α-Galaktosidase beim Abbau komplexer Kohlenhydrate eine wichtige Rolle spielen.

Testorgane: Nebenhoden, Niere, Harnblase

Gewebevorbehandlung: FK, GK sowie GTC und GSC nach Paraformaldehydbedampfung zur intrazellulären Lokalisation; uK mit Mt zur Ermittlung der Gesamtaktivität

Nachweismethode: Azokupplungsreaktion

Simultane Azokupplung nach GOSSRAU (1973 d) zur intrazellulären Lokalisation (Abb. 12 a)

Inkubationsmedium:

1-Naphthyl-α-D-galaktosid (1-Naphthyl-α-D-galaktopyranosid; Koch-Light)	5-10 mg

lösen in N,N-Dimethylformamid (Merck)	0,5	ml
gepuffertes Hexazonium-p-rosanilin (aus 9,4 ml 0,1 M Citrat- oder Citronensäure-Phosphat-Puffer, pH 6,0, und 0,6 ml Hexazonium-p-rosanilin; pH mit 1 N NaOH auf 5,0 bringen)	10	ml
gründlich mischen und filtrieren		
	ca. 10	ml

Inkubation: 30-120 min bei 37°C oder im Kühlschrank bei 4°C über Nacht

Nachbehandlung:

Abgießen des Inkubationsmediums
Spülen in Aqua dest.
Einstellen in 4% Formaldehyd (um Gasbläschenbildung im Eindeckmittel vorzubeugen) für mehrere Std bei Zimmertemperatur
Spülen in Leitungswasser
Ggf. Kernfärbung mit Hämatoxylin oder Kernechtrot
Eindecken in Glycerin-Gelatine (Merck) oder Apathy-Sirup oder nach Entwässerung in Entellan (Merck) o.ä.

Ergebnis: Enzymaktive Stellen sind braun gefärbt.

Bemerkungen: Stückfixation von Samenblase und Nebenhodenschwanz für 12-24 Std in 4% Formaldehyd hemmt die α-Galaktosidase zu 93% und in 2,5% Glutaraldehyd zu 95%. Anschließendes Spülen in Holtscher Lösung für 24 Std erhöht die histochemisch nachweisbare Aktivität auf 23 bzw. 9%. Schon deshalb wird in situ nach Aldehydfixation in Geweben mit niedriger Aktivität die α-Galaktosidase nur unzureichend oder gar nicht erfaßt. Biochemische Parallelmessungen der α-Galaktosidase mit 1-Naphthyl-α-D-galaktosid als Substrat bestätigen, daß bei der histochemischen Untersuchung das Enzym an fixiertem Material dem Nachweis entgehen kann. Ferner sind vor allem kleine Mengen an Azofarbstoff durch die nach Fixation in Glutaraldehyd vorhandene Gelbfärbung des Schnitthintergrundes nur schwer auszumachen.

Die Postkupplungsreaktion mit 6-Brom-2-naphthyl-α-D-galaktosid (6-Brom-2-naphthyl-α-D-galaktopyranosid) und Fast Blue B von MONIS et al. (1963) ist der hier angegebenen Methode unterlegen, weil das 6-Brom-Derivat manchmal langsamer als die 1-Naphthylverbindung umgesetzt wird, 6-Brom-2-naphthol diffundiert, fettlöslich ist und unterschiedliche Affinität zu verschiedenen Proteinen besitzt. Mit der Postkupplungsreaktion färbt sich z.B. die weiße Substanz im zentralen Nervensystem, obwohl sie praktisch keine α-Galaktosidase besitzt.

Membrantechnik zum Nachweis der Gesamtaktivität der α-Galaktosidase

Inkubationsmedium:

1-Naphthyl-α-D-galaktosid (Koch-Light)	10-20	mg
lösen in N,N-Dimethylformamid (Merck)	1	ml
gepuffertes Hexazonium-p-rosanilin (aus 8,8 ml 0,1 M Citrat- oder Citronensäure-Phosphat-Puffer, pH 6,0 und 1,2 ml Hexazonium-p-rosanilin; pH ggf. mit 1 N NaOH auf 5,0 bringen)	10	ml
gut mischen, filtrieren		
2% Agar-Agar (Bactoagar, Special Agar-Noble; Difco) in obigen Puffern oder Aqua dest. (Lösung bei 80-90 °C im Wasserbad oder über Bunsenbrennerflamme unter mehrmaligem Aufkochen; pH mit Indikatorpapier kontrollieren und einstellen)	9,5	ml
mischen, in Inkubationsgefäße gießen und gelifizieren lassen		
	ca. 20	ml

Inkubation: 1-einige Std bei 37 °C oder über Nacht im Kühlschrank bei 4 °C

Nachbehandlung:

Membranen mit gebogener Schere abschneiden und mit spitzer Pinzette abheben

Wenigstens 3 Std in 4% Formaldehyd legen

Spülen in Aqua dest.

Membranen auf Objektträger übertragen

Eindecken in Glycerin-Gelatine (Merck) oder Apathy-Sirup oder nach Entwässerung in Entellan (Merck) o.ä.

Ergebnis: Enzymaktive Stellen sind braun gefärbt.

Bemerkungen: Mit semipermeablen Membranen werden auch in situ Ergebnisse erhalten, die mit den biochemischen Meßdaten weitgehend übereinstimmen. In hochaktiven Organen, z.B. Uterus, Gehirn und Nebenhoden, kann das Enzym stellenweise selbst mit der Membrantechnik in den Lysosomen lokalisiert werden. Offen bleibt, worauf die zusätzlich diffuse Reaktion zurückzuführen ist (evtl. auf die mitreagierende extralysosomale α-Galaktosidase, auf Diffusion von α-Galaktosidase bzw. Reaktionsprodukt, auf die Freisetzung des Enzyms aus den Lysosomen ins Zytoplasma der betreffenden Zellen).

Hemmreaktionen: Zusatz von 0,18% D-Galaktose (10 mM; Serva) zum Inkubationsmedium unterdrückt die Aktivität der α-Galaktosidase.

c) Saure β-Galaktosidase

(3.2.1.23, β-Galaktosidgalaktohydrolase)

Eigenschaften und Vorkommen: Die saure β-Galaktosidase katalysiert die Reaktion:

β-D-Galaktosid (β-D-Galaktopyranosid) + $H_2O \rightleftharpoons$ D-Galaktose + Aglykon.

Das Enzym tritt ubiquitär in Lysosomen auf. Sein pH-Optimum ist spezies-, organ-, substrat- und pufferabhängig und bewegt sich zwischen 3 und 5. Die saure β-Galaktosidase spaltet verschiedene natürliche (einschließlich Lactose) und künstliche β-D-Galaktoside, aber keine β-D-Glucoside. D-Galaktonolacton, Lactose und p-Chlormercuribenzoat hemmen das Enzym, D-Gluconolacton nicht. Besonders reich an saurer β-Galaktosidase sind Niere, Leber, Milz, Nebenhoden, Uterus und Plexus chorioideus. Die Bindung der sauren β-Galaktosidase an die Lysosomen ist relativ locker. Die physiologische Bedeutung des Enzyms könnte im Abbau von Mukosubstanzen (Keratansulfat) und Glykolipiden bestehen. Bei der GM1-Gangliosidose und bei Mukopolysaccharidosen (Typ I und II) fehlt die saure β-Galaktosidase.

Testorgane: Leber, Niere, Nebenhoden, Milz

Gewebevorbehandlung: FK, GK, GSC und GTC ggf. nach Paraformaldehydbedampfung zur intrazellulären Lokalisation; uK mit Mt zum Nachweis der Gesamtaktivität.

Nachweismethoden: Indigogen- und Azokupplungsverfahren. Universalmethode der Wahl ist die Indigogen-Methode.

Zur intrazellulären Lokalisation eignet sich als Verfahren der Wahl die Indigogen-Reaktion nach LOJDA (1970 b; Abb. 12 b)

Inkubationsmedium:

5-Brom-4-chlor-3-indoxyl-β-D-galaktosid (5-Brom-4-chlor-3-indoxyl-β-D-galaktopyranosid; Calbiochem, Cyclo Chemical, Serva)	3	mg
lösen in N,N-Dimethylformamid (Merck)	0,3	ml
0,1 M Citronensäure-Phosphat- oder Citrat-Puffer, pH 5, ggf. 3,5	7,0	ml
1,65% Kaliumferricyanid (Kaliumhexacyanoferrat(III), 0,05 M; Merck)	0,5	ml
2,11% Kaliumferrocyanid (Kaliumhexacyanoferrat(II),	0,5	ml

krist., 0,05 M; Merck)

gut mischen und filtrieren

ca. 8 ml

Inkubation: 1-12 Std bei 37°C; nach Stückfixation auch flottierend

Nachbehandlung:

Abgießen des Inkubationsmediums

Spülen in Aqua dest.

Ggf. Kernfärbung mit Kernechtrot

Eindecken in Glycerin-Gelatine (Merck) oder Apathy-Sirup oder nach Entwässerung in Entellan (Merck) o.ä.

Ergebnis: Enzymaktive Stellen sind türkis gefärbt.

Bemerkungen: Stückfixation in 4% Formaldehyd oder in 2,5% Glutaraldehyd hemmt die saure β-Galaktosidase zu etwa 75%. Schon deshalb wird in situ in Zellen und Geweben mit niedriger β-Galaktosidase-Aktivität das Enzym nur unzulänglich oder nicht erfaßt. Ferri-Ferrocyanid inhibiert das Enzym in Leber und Niere zu ca. 40%. Im Vergleich zu biochemischen Untersuchungen mit 6-Brom-2-naphthyl- und p-Nitrophenyl-β-D-galaktosid (6-Brom-2-naphthyl- und p-Nitrophenyl-β-D-galaktopyranosid) sollte bei der histochemischen Darstellung der sauren β-Galaktosidase mit der Indigogenmethode eigentlich eher eine sichtbare Reaktion auftreten als es tatsächlich der Fall ist. Möglicherweise ist hierfür die Umwandlung von 5-Brom-4-chlor-indoxylmolekülen in ungefärbte Produkte verantwortlich. Dennoch verhalten sich histochemisch ermittelte Aktivitäten in etwa parallel. Die Lysosomen werden mitunter weniger prägnant erfaßt als mit den Azokupplungsreaktionen. 5-Brom-4-chlor-3-indoxyl-β-D-galaktosid wird auch von der Lactase des Bürstensaums der Enterocyten angegriffen. Bei pH 5 ist das Enzym im erwachsenen tierischen Dünndarm allerdings nur schwach oder gar nicht an der Reaktion beteiligt. Nur im Dünndarm von Säuglingen kann die Lactase in stärkerem Maße mitreagieren.

Unter den Indolylderivaten greift die saure β-Galaktosidase außer dem D-Galaktosid noch 3-Indoxyl-β-D-fucosid (3-Indoxyl-β-D-fucopyranosid) (LOJDA u. KRAML, 1971) in weit geringerem Maße an (Abb. 12 c). Für die Spaltung des β-D-Fucosides wurde früher ein selbständiges Enzym und zwar die β-D-Fucosidase verantwortlich gemacht. Diese Glykosidase existiert aber nicht und wurde aus der Enzymliste (Enzyme Nomenclature, 1972) gestrichen.

Ferner kann die saure β-Galaktosidase intrazellulär mit der simultanen Azokupplung mit 1-Naphthyl-β-D-galaktosid (1-Naphthyl-β-D-galaktopyranosid) nach GOSSRAU (1973 c) lokalisiert werden (Abb. 12 d).

Inkubationsmedium:

1-Naphthyl-β-D-galaktosid (Koch-Light, Lachema)	5-10	mg
lösen in N,N-Dimethylformamid (Merck)	0,5	ml
gepuffertes Hexazonium-p-rosanilin (aus 9,4-9,2 ml 0,1 M Citrat- oder Citronensäure-Phosphat-Puffer, pH 6,0, und 0,6-0,8 ml Hexazonium-p-rosanilin, pH mit 1 N NaOH auf 5,0-5,5 bringen)	10	ml
gut mischen und filtrieren		
	ca. 10,5	ml

Inkubation: 1-3 Std bei 37°C oder im Kühlschrank bei 4°C über Nacht; nach Stückfixation auch flottierend

Nachbehandlung:

Abgießen des Inkubationsmediums

Spülen in Aqua dest.

Einstellen in 4% Formaldehyd (um Gasbläschenbildung im Eindeckmittel vorzubeugen) für mehrere Std bei Zimmertemperatur

Spülen in Leitungswasser

Ggf. Kernfärbung mit Hämatoxylin oder Kernechtrot

Eindecken in Glycerin-Gelatine (Merck) oder Apathy-Sirup oder nach Entwässerung in Entellan (Merck) o.ä.

Ergebnis: Enzymaktive Stellen sind braun gefärbt.

Bemerkungen: Verglichen mit 5-Brom-4-chlor-3-indoxyl-β-D-galaktosid wird das 1-Naphthylderivat wesentlich langsamer gespalten, wodurch mehr falsch-negative Befunde resultieren. Hexazonium-p-rosanilin inhibiert die saure β-Galaktosidase etwa in der gleichen Größenordnung wie Ferricyanid. Im Gegensatz zur Indigogen-Methode, die an gefriergetrockneten Kryostatschnitten der Stückfixation in Aldehyden identische oder überlegene Resultate liefert, ist bei der Azokupplungsreaktion die Aldehydfixation die Gewebevorbehandlung der Wahl. Unter den Aldehyden liefert Glutaraldehyd häufig bessere Resultate als Formaldehyd. Für die Mitreaktion der Lactase gilt grundsätzlich das bei der Indigogen-Methode gesagte.

Abb. 12 a-f. Glykosidasen, (a) α-Galaktosidase, Gehirn, Ratte, GK. Lokalisation in Lysosomen von Nervenzellen. 800x b, c, d, e. Saure β-Galaktosidase, (b) Samenblase, Ratte, FK, 5-Brom-4-chlor-3-indoxyl-β-D-galaktosid. Reaktion der Lysosomen im Epithel. 520x, (c) Niere, Rattensäugling, FK, flottierend, 5-Brom-4-chlor-3-indoxyl-β-D-fucosid. Darstellung der Lysosomen im Tubulusepithel. 400x, (d) Niere, Ratte, GK, 1-Naphthyl-β-D-galaktosid, Hexazonium-p-rosanilin. Lysosomenreaktion im Tubulusepithel. 325 x, (e) Jejunum, Mensch, uK mit Mt, 5-Brom-4-chlor-3-indoxyl-β-D-galaktosid. Darstellung der Lysosomen in Enterozyten und schwach mitreagierende Makrophagen der Lamina propria. 130 x, (f) α-Mannosidase, Gl. submandibularis, Ratte, GK. Reaktion in verschleimten Schaltstückzellen. 1000x ▶

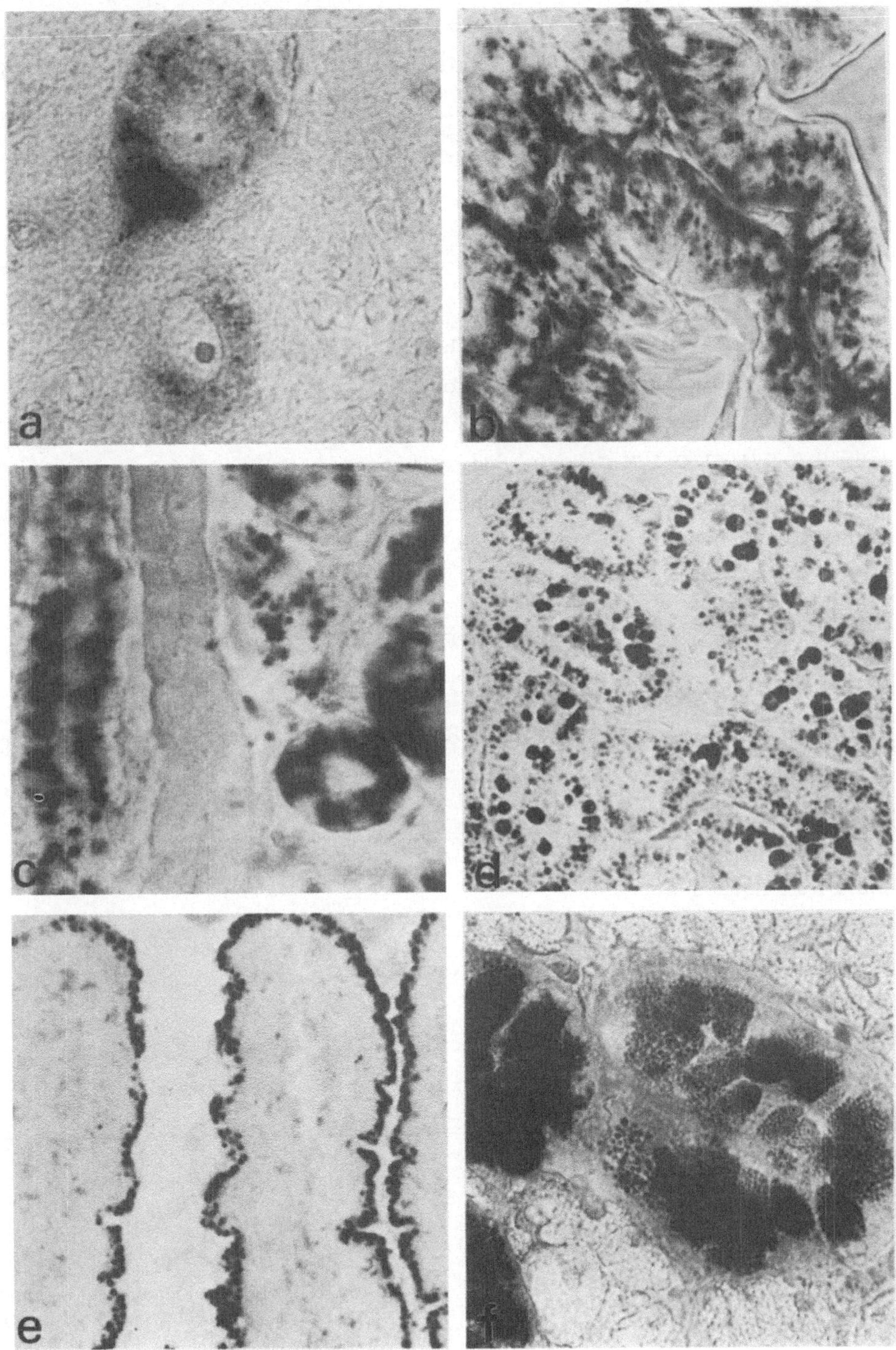
a
b
c
d
e
f

Für hochaktive Gewebe eignet sich zur intrazellulären Lokalisation auch die simultane Azokupplung mit Naphthol-AS-BI-β-D-galaktosid (Naphthol-AS-BI-β-D-galaktopyranosid) nach GOSSRAU (1973 e)

Inkubationsmedium:

Naphthol-AS-BI-β-D-galaktosid (Koch-Light, Lachema)	1,5	mg
lösen in N,N-Dimethylformamid (Merck)	0,5	ml
gepuffertes Hexazonium-p-rosanilin	10	ml
(aus 9,2-9,4 ml 0,1 M Citrat- oder Citronensäure-Phosphat-Puffer, pH 6,0, und 0,6-0,8 ml Hexazonium-p-rosanilin; pH mit 1 N NaOH auf 5,0-5,5 bringen)		
gut mischen und filtrieren		
	ca. 10,5	ml

Inkubation: einige Std bei 37°C oder bei 4°C im Kühlschrank über Nacht

Nachbehandlung:

Abgießen des Inkubationsmediums
Spülen in Aqua dest.
Einstellen in 4% Formaldehyd (um Gasbläschenbildung im Eindeckmittel vorzubeugen) für mehrere Std bei Zimmertemperatur
Spülen in Leitungswasser
Ggf. Kernfärbung in Hämatoxylin
Eindecken in Glycerin-Gelatine (Merck) oder Apathy-Sirup

Ergebnis: Enzymaktive Stellen sind rot gefärbt.

Bemerkungen: Unter den genannten Substraten wird Naphthol-AS-BI-β-D-galaktosid am langsamsten umgesetzt; ferner kann die Verbindung schwer löslich sein. Daher ist der Einsatz der Methode nur besonderen Fragestellungen vorbehalten.

Saure β-Galaktosidase greift auch *6-Brom-2-naphthyl-β-D-galaktosid* an. *Die Postkupplungsreaktion mit diesem Substrat* und jedem Diazoniumsalz kann zur histochemischen Darstellung aus denselben Gründen nicht empfohlen werden, wie sie bei der α-Galaktosidase genannt wurden.

Hemmreaktionen: Zum Inkubationsmedium Zusatz von 0,9% D-Galaktonolacton (0,01 mM; Koch-Light, Merck-Schuchardt), 0,09% D-Gluconolacton (0,1 mM; Fluka, Koch-Light), 0,04% p-Chlormercuribenzoesäure (pCMB), Natriumsalz (1 mM; Serva) oder p-Chlormercuribenzoesäure (1 mM; Roth; Lösung in kleinem Volumen 0,1 N NaOH und Citronensäure-Phosphatpuffer s.o. zugeben). D-Galaktonolacton und pCMB unterdrücken die saure β-Galaktosidase, D-Galaktonolacton (nicht aber pCMB) außerdem Lactase, D-Gluconolacton nur die Lactase.

Membrantechnik zur Erfassung der Gesamtaktivität mit dem Indigogen-Verfahren als Methode der Wahl (LOJDA, 1973; Abb. 12 e)

Inkubationsmedium:

5-Brom-4-chlor-3-indoxyl-β-D-galaktosid (Calbiochem, Cyclochemicals, Serva)	3	mg
lösen in N,N-Dimethylformamid (Merck)	0,3	ml
0,1 M Citronensäure-Phosphat- oder Citratpuffer, pH 5 oder ggf. 3,5	3	ml
1,65% Kaliumferricyanid (Kaliumhexacyanoferrat(III), 0,05 M; Merck)	0,5	ml
2,11% Kaliumferrocyanid (krist., Kaliumhexacyanoferrat(II), 0,05 M; Merck)	0,5	ml
2% Agar-Agar (Bactoagar, Special Agar-Noble; Difco) in obigen Puffern oder Aqua dest. (Lösung bei 80-90 °C im Wasserbad oder über Bunsenbrennerflamme unter mehrmaligem Aufkochen; pH mit Indikatorpapier	4	ml

einstellen)
mischen, in Inkubationsgefäße gießen und
gelifizieren lassen

ca. 8,3 ml

Inkubation: 1-einige Std bei 37°C

Nachbehandlung:
Membranen mit gebogener Schere abschneiden und mit spitzer Pinzette abheben
Einige min in 4% Formaldehyd legen
Spülen in Aqua dest.
Ggf. Kernfärbung mit Kernechtrot
Auf Objektträger übertragen
Eindecken in Glycerin-Gelatine (Merck) oder Apathy-Sirup oder nach Entwässerung in Entellan (Merck) o.ä.

Ergebnis: Enzymaktive Stellen sind türkis gefärbt.

Außerdem kann die Membrantechnik zur Untersuchung der sauren β-Galaktosidase auch mit 1-Naphthyl- oder Naphthol-AS-BI-β-D-galaktosid als Substraten und Hexazonium-p-rosanilin als Kuppler durchgeführt werden (LOJDA, 1973). Die Vorbereitung der Inkubationsmedien entspricht dem Verfahren mit dem Indoxylderivat, d.h. die wäßrigen Inkubationsmedien zur intrazellulären Lokalisation werden mit der halben Puffermenge angesetzt und 1:1 mit 2% Agar-Agar verdünnt.

d) α-Mannosidase

(α-D-Mannosidmannohydrolase, 3.2.1.24)

Eigenschaften und Vorkommen: Das Enzym katalysiert die Reaktion:
α-D-Mannosid (α-D-Mannopyranosid) + $H_2O \rightleftharpoons$ D-Mannose + Aglykon.
Die α-Mannosidase kommt in Lysosomen und endoplasmatischem Retikulum vor. Besonders reich an α-Mannosidase sind die Epithelien

von Nebenhoden, Uterus, Niere und Speicheldrüsen sowie die Makrophagen. Das pH-Optimum des Enzyms liegt zwischen 4 und 5. Mannonolacton hemmt spezifisch. Aus Nebenhoden gewonnene α-Mannosidase setzt aus Ovalbumin Mannose frei. Im einzelnen ist die physiologische Rolle der α-Mannosidase allerdings nocht weitgehend unklar; doch dürfte sie in Zusammenarbeit mit den übrigen Glykosidasen am Abbau von Muko- und Glykoproteiden teilnehmen. Bei der Mannosidose fehlt das Enzym.

Testorgane: Nebenhoden, Niere, Gl. submandibularis

Gewebevorbehandlung: FK, GK und nach Bedampfung mit Paraformaldehyd ggf. GTC zur intrazellulären Lokalisation; uK mit Mt zur Ermittlung der Gesamtaktivität.

Nachweismethode: Azokupplung

Zur intrazellulären Lokalisation dient die simultane Azokupplung mit 1-Naphthy-α-D-mannosid (1-Naphthyl-α-D-mannopyranosid) nach GOSSRAU (1973 d; Abb. 12 f)

Inkubationsmedium:

1-Naphthyl-α-D-mannosid (Koch-Light)	5-10	mg
lösen in N,N-Dimethylformamid (Merck)	0,5	ml
gepuffertes Hexazonium-p-rosanilin	10	ml
(aus 9,4 ml 0,1 M Citrat- oder Acetat-Puffer,		
pH 6,0, und 0,6 ml Hexazonium-p-rosanilin;		
pH mit NaOH auf 5,0 bringen)		
gut mischen und filtrieren		
	ca. 10	ml

Inkubation: 30-120 min bei 37 °C

Nachbehandlung:

Abgießen des Inkubationsmediums

Spülen in Aqua dest.

Einstellen in 4% Formaldehyd (um Gasbläschenbildung im Eindeckmittel vorzubeugen) für mehrere Std bei Zimmertemperatur

Spülen in Leitungswasser

Ggf. Kernfärbung mit Hämatoxylin oder Kernechtrot

Eindecken in Glycerin-Gelatine (Merck) oder Apathy-Sirup oder nach Entwässerung in Entellan (Merck) o.ä.

Ergebnis: Enzymaktive Stellen sind braun gefärbt.

Hemmreaktion: Zusatz von 1,78% D-Mannonolacton (100 mM; Koch-Light) zum Inkubationsmedium inhibiert die α-Mannosidase nahezu total.

Bemerkungen: Blockfixation in 4% Formaldehyd ohne Auswaschen hemmt die α-Mannosidase zu etwa 89%, mit anschließendem Spülen in Holtscher Zuckerlösung für 24 Std zu 68%. Bei Verwendung von 2,5% Glutaraldehyd betragen die entsprechenden Hemmraten 94% bzw.89%. Nach Aldehydfixation werden vermutlich nur die Stellen mit höherer Aktivität an α-Mannosidase erfaßt.

Membrantechnik zur Erfassung der Gesamtaktivität der α-Mannosidase

---

Inkubationsmedium:

1-Naphthyl-α-D-mannosid (Koch-Light)	10-20	mg
lösen in N,N-Dimethylformamid (Merck)	1	ml
gepuffertes Hexazonium-p-rosanilin	10	ml
(aus 8,8 ml 0,1 M Citrat- oder Acetat-Puffer,		
pH 6,0, und 1,2 ml Hexazonium-p-rosanilin; pH		

mit NaOH auf 5,0 bringen)
gut mischen, filtrieren

2% Agar-Agar (Bactoagar, Special Agar-Noble; Difco) in obigen Puffern oder Aqua dest. (Lösung in Wasserbad bei 80-90°C oder über Bunsenbrenner-flamme unter vorsichtigem wiederholtem Aufkochen; pH mit Indikatorpapier einstellen)	10	ml
mischen, in Inkubationsgefäße gießen und gelifizieren lassen		
	ca. 20	ml

Inkubation: 1-einige Std bei 37°C oder über Nacht im Kühlschrank bei 4°C

Nachbehandlung:

Membranen mit gebogener Schere abschneiden und mit spitzer Pinzette abheben
Wenigstens 3 Std in 4% Formaldehyd einlegen
Spülen in Aqua dest.
Membranen auf Objektträger übertragen
Eindecken in Glycerin-Gelatine (Merck) oder Apathy-Sirup oder nach Entwässerung in Entellan (Merck) o.ä.

Bemerkungen: Verglichen mit blockfixiertem Gewebe liegt die Aktivität der α-Mannosidase bei Untersuchung mit semipermeablen Membranen stets höher, wobei neben der lysosomalen vermutlich auch ihre extralysosomale Form nachgewiesen wird. Die lysosomale Lokalisation des Enzyms ist mit der Membrantechnik nicht immer einwandfrei möglich. Biochemische Messungen der α-Mannosidase-Aktivität mit 1-Naphthyl-α-D-mannosid zeigen, daß die histochemischen Befunde die Verteilung und Aktivität des Enzyms relativ gut widerspiegeln.

e) β-N-Acetylglucosaminidase

(3.2.1.30, 2-Acetamido-2-desoxy-β-D-glucosidacetamidodesoxyglucohydrolase)

Eigenschaften und Vorkommen: Die β-N-Acetylglucosaminidase katalysiert die Reaktion:

β-N-Acetyl-D-glucosaminid (2-Acetamido-2-desoxy-β-D-glucopyranosid) + H_2O $\rightleftharpoons$ N-Acetyl-D-glucosamin (2-Acetamido-2-desoxy-D-glucose) + Aglykon.

Außer Glucosaminidbindungen hydrolisiert das Enzym auch endständige β-N-Acetyl-D-galaktosaminide in Oligosacchariden. Die β-N-Acetylglucosaminidase wird durch Acetat, Acetamid, N-Acetyl-D-glucosamin und N-Acetyl-D-glucosaminolacton gehemmt. Ihr pH-Optimum liegt zwischen 4 und 5. Der Hauptanteil des Enzyms kommt in den Lysosomen vor, wo es relativ fest gebunden ist. Die Lysosomen in Niere, Nebenhoden und Milz sind besonders reich an β-N-Acetylglucosaminidase. Weitere mögliche Glucosaminidase-Bindungstellen sind endoplasmatisches Retikulum und Zytoplasma.

Testorgane: Niere, Nebenhoden, Milz

Gewebevorbehandlung: FK, GK, GSC und GTC zur intrazellulären Lokalisation, uK mit Mt zur Erfassung der Gesamtaktivität; KF können verwendet werden, erlauben aber weder intrazelluläre Lokalisation noch Erfassung der Gesamtaktivität.

Nachweismethoden: Azokupplungs- und Indigogenverfahren; Universalmethode der Wahl ist die simultane Azokupplung mit Naphthol-AS-BI-β-N-acetylglucosaminid.

Methode der Wahl zur intrazellulären Lokalisation ist die simultane Azokupplung modifiziert nach HAYASHI (1965; Abb. 13 a)

Inkubationsmedium:

Naphthol-AS-BI-β-N-acetyl-D-glucosaminid (Calbiochem, Koch-Light, Senn, Serva, Sigma)	3	mg

lösen in N,N-Dimethylformamid (Merck)	0,25-0,5 ml
gepuffertes Hexazonium-p-rosanilin (aus 9,7-9,1 ml 0,1 M Citrat- oder Citronensäure-Phosphat-Puffer, pH 6,0, und 0,3-0,9 ml Hexazonium-p-rosanilin; pH mit 1 N NaOH auf 5,0 einstellen)	10 ml
gründlich mischen und filtrieren	
	ca. 10 ml

Inkubation: 30 min-3 Std bei 37°C oder über Nacht im Kühlschrank bei 4°C

Nachbehandlung:

Abgießen des Inkubationsmediums

Spülen in Aqua dest.

Einstellen in 4% Formaldehyd (um Gasbläschenbildung im Eindeckmittel vorzubeugen) für mehrere Std bei Zimmertemperatur

Spülen in Leitungswasser

Ggf. Kernfärbung in Hämatoxylin

Eindecken in Glycerin-Gelatine (Merck) oder Apathy-Sirup

Dehydrierung und Eindecken in Entellan o.ä. wird nicht empfohlen. Bei diesem Vorgehen besteht besonders beim Wechsel von 100% Alkohol in Xylol die Gefahr, daß etwas Azofarbstoff aus den Schnitten herausgelöst wird. Darüber hinaus ist die Abgrenzung des Azofarbstoffes gegenüber der Umgebung manchmal unscharf. Wird trotzdem dehydriert, müssen dehydrierte Schnitte immer mit solchen verglichen werden, die in wasserlöslichen Medien eingedeckt wurden.

Ergebnis: Enzymaktive Stellen sind rot gefärbt.

Bemerkungen: Aldehydfixation inhibiert die β-N-Acetylglucosaminidase zu etwa 80%. Die Spaltungsrate des Naphthol-AS-Derivates übertrifft zwar nicht die von 1-Naphthyl-β-N-acetyl-D-glucosaminid, erlaubt aber infolge des verglichen mit 1-Naphthol weniger wasserlöslichen und substantiveren Naphthol-AS-BI eine präzisere

Lokalisation der β-N-Acetylglucosaminidase. Neben dem Glucosaminid setzt das Enzym auch Naphthol-AS-BI-β-N-acetyl-D-galaktosaminid um (GOSSRAU, 1972 b). Allerdings beträgt die Hydrolyserate des Galaktosaminids nur 1/10 der des entsprechenden Glucosaminids. Gelegentlich löst sich Naphthol-AS-BI-β-D-N-galaktosaminid besser in Propylenglykolmonomethyläther (3 mg/0,3 ml) als in N,N-Dimethylformamid. Bei der Beurteilung der Reaktion ist vor allem nach Glutaraldehydfixation der gelbe Schnitthintergrund zu beachten, der die Identifizierung schwach aktiver Stellen erschwert.

Zur intrazellulären Lokalisation eignet sich ferner die simultane Azokupplung nach GOSSRAU (1973 f; Abb. 13 b)

Inkubationsmedium:

1-Naphthyl-β-N-acetyl-D-glucosaminid (Koch-Light, Serva)	5	mg
lösen in N,N-Dimethylformamid (Merck)	0,4	ml
gepuffertes Hexazonium-p-rosanilin (aus 9,4-9,2 ml 0,1 M Citrat- oder Citronensäure-Phosphat-Puffer, pH 6,0, und 0,6-0,8 ml Hexazonium-p-rosanilin; pH mit 1 N NaOH auf 5,0 bringen)	10	ml
gründlich mischen und filtrieren		
	ca. 10	ml

Inkubation: 30 min-3 Std bei 37°C oder über Nacht im Kühlschrank bei 4°C

Nachbehandlung:

Abgießen des Inkubationsmediums

Spülen in Aqua dest.

Einstellen in 4% Formaldehyd (um Gasbläschenbildung im Eindeckmittel vorzubeugen) für mehrere Std bei Zimmertemperatur

Einige min spülen in Leitungswasser

Ggf. Kernfärbung mit Hämatoxylin oder Kernechtrot

Eindecken in Glycerin-Gelatine (Merck) oder Apathy-Sirup oder nach Entwässerung in Entellan (Merck) o.ä.

Ergebnis: Enzymaktive Stellen sind braun gefärbt.

Bemerkungen: Die mit dem 1-Naphthylverfahren erreichte Lokalisation der β-N-Acetylglucosaminidase ist der simultanen Azokupplung mit Naphthol-AS-BI-β-N-acetyl-D-glucosaminid oft unterlegen. Allerdings ist das Substrat häufig billiger und kann auch für quantitative Untersuchungen der Glucosaminidase verwendet werden. Fast Garnet GBC als Kupplungssalz ist nicht zu empfehlen, da es zu langsam kuppelt und hiermit bei den angegeben Methoden der Gewebevorbehandlung häufig mikrokristalliner Azofarbstoff entsteht.

Indigogen-Verfahren modifiziert nach PUGH (1972; LOJDA und HAVRÁNKOVÁ, 1975 b)

Inkubationsmedium:

5-Brom-3-indoxyl-β-N-acetyl-D-glucosaminid (Cyclo Chemicals)	3	mg
lösen in N,N-Dimethylformamid (Merck)	0,3	ml
0,1 M Citrat- oder Citronensäure-Phosphat-Puffer, pH 5	6	ml
1,65% Kaliumferricyanid (Kaliumhexacyanoferrat(III), 0,05 M; Merck)	0,5	ml
2,11% Kaliumferrocyanid (krist.; Kaliumhexacyanoferrat(II), 0,05 M; Merck)	0,5	ml
gut mischen		
	7,3	ml

Inkubation: 1-mehrere Std bei 37°C

Nachbehandlung:

Abgießen des Inkubationsmediums

Spülen in Aqua dest.

Kurz fixierte Schnitte 5 min in 4% Formaldehyd einstellen

Ggf. Kernfärbung mit Kernechtrot

Eindecken in Glycerin-Gelatine (Merck) oder Apathy-Sirup oder nach Entwässerung in Entellan (Merck) o.ä.

Ergebnis: Enzymaktive Stellen sind türkis gefärbt.

Bemerkungen: Ähnlich wie bei der β-Glucuronidase wird das Indolylsubstrat langsamer gespalten als die Naphtholabkömmlinge. Außerdem ist das Indolylderivat verglichen mit 1-Naphthyl- und Naphthol-AS-BI-β-N-acetyl-D-glucosaminid wesentlich teuerer. Deshalb kann auf die Indigogen-Methode für Routineuntersuchungen verzichtet werden.

Hemmreaktionen: Mit 0,002-0,2% N-Acetyl-D-glucosamin und -galaktosamin (0,1-10 mM; Koch-Light, Serva) oder 0,001-0,1% N-Acetyl-D-glucosaminolacton oder -galaktosaminolacton (0,05-5 mM; Herstellung nach FINDLAY et al., 1958). 0,2% Lösungen der Hexosamine und 0,1% der entsprechenden Lactone unterdrücken in der Regel die Enzymaktivität ubiquitär, geringere in Abhängigkeit von der Ausgangsaktivität der β-N-Acetylglucosaminidase partiell.

Membrantechnik zur Erfassung der Gesamtaktivität der β-N-Acetylglucosaminidase mit Naphthol-AS-BI-β-N-acetyl-D-glucosaminid als Methode der Wahl (LOJDA, 1974; Abb. 13 c)

Inkubationsmedium:

Naphthol-AS-BI-β-N-acetyl-D-glucosaminid (Calbiochem, Koch-Light, Senn, Serva, Sigma)	6	mg

lösen in N,N-Dimethylformamid (Merck)	0,5	ml
gepuffertes Hexazonium-p-rosanilin (aus 9,4-8,2 ml 0,1 M Citrat- oder Citronensäure-Phosphat-Puffer, pH 6,0, und 0,6-1,8 ml Hexazonium-p-rosanilin; pH mit 1 N NaOH auf 5,0 bringen)	10	ml
mischen, filtrieren		
2% Agar-Agar (Bactoagar, Special Agar-Noble; Difco) in obigen Puffern oder Aqua dest. (Lösung bei 80-90°C im Wasserbad oder über Bunsenbrennerflamme unter mehrmaligem Aufkochen; pH ggf. mit Indikatorpapier einstellen)	9,5	ml
mischen, in Inkubationsgefäße gießen und gelifizieren lassen		
	ca. 19	ml

Inkubation: 1-einige Std bei 37°C oder Zimmertemperatur oder über Nacht bei 4°C im Kühlschrank

Nachbehandlung:

Membranen mit gebogener Schere abschneiden und mit spitzer Pinzette abheben

Wenigstens 3 Std in 4% Formaldehyd legen

Spülen in Aqua dest.

Auf Objektträger übertragen

Eindecken in Glycerin-Gelatine (Merck) oder Apathy-Sirup

Ergebnis: Enzymaktive Stellen sind rot gefärbt.

Außerdem kann die Membrantechnik zur Untersuchung der β-N-Acetylglucosaminidase auch mit 3-Indoxyl- oder 1-Naphthyl-β-N-acetyl-D-glucosaminid als Substraten durchgeführt werden. Die Vorbereitung der Inkubationsmedien entspricht dem Verfahren mit dem Naphthol-AS-Derivat, d.h. das wäßrige Inkubationsmedium (zur intrazellulären Lokalisation) wird mit der Hälfte Pufferlösung angesetzt und 1:1 mit 2% Agar-Agar verdünnt.

Bemerkungen: Wird die Inkubation rechtzeitig unterbrochen, d.h. wird nicht überinkubiert, ist auch die Membrantechnik in der Lage, Stellen mit Lysosomen ortsgetreu zu erfassen. Bei längerer Inkubation tritt allmählich eine Nivellierung der Azofarbstoffmengen in Lysosomen und Umgebung ein. Im Gegensatz zu gefriergetrockneten und celloidin-montierten Schnitten sowie aldehyd-fixiertem Material erlauben semipermeable Membranen die Erfassung der nicht fest strukturgebundenen β-N-Acetylglucosaminidase. Es läßt sich nicht eindeutig entscheiden, ob für die extralysosomale Ablagerung des Azofarbstoffes Diffusion des locker gebundenen Anteils des Enzyms aus den Lysosomen, Diffusion von Naphthol-AS-BI oder primär extralysosomale Enzymaktivität verantwortlich ist.

f) β-Glucuronidase

(3.2.1.31, β-D-Glucuronidglucuronohydrolase)

Eigenschaften und Vorkommen: Das Enzym katalysiert die Reaktion:

β-D-Glucuronid + H_2O $\rightleftharpoons$ D-Glucuronat + Aglykon.

Außer natürlichen werden auch künstliche β-D-Glucuronide, aber keine α-D-Glucuronide hydrolysiert. Die β-Glucuronidase ist ein

---

Abb. 13 a-f. Glykosidasen, Ratte. a, b, c. β-N-Acetylglucosaminidase, (a) Dünndarm, FK, Naphthol-AS-BI-β-N-acetyl-D-glucosaminid/Hexazonium-p-rosanilin. Reaktion in Lysosomen der Enterozyten und Makrophagen der Lamina propria. 980x, (b) Niere, GK, 1-Naphthyl-β-N-acetyl-D-glucosaminid/Hexazonium-p-rosanilin. Darstellung der Lysosomen im Tubulusepithel. 325x, (c) Niere, uK mit Mt, Naphthol-AS-BI-β-N-acetyl-D-glucosaminid/Hexazonium-p-rosanilin. Lysosomale und diffuse Zytoplasmareaktion im Tubulusepithel. 520x, (d, e, f) β-Glucuronidase, (d) Niere, GTC, Naphthol-AS-BI-β-D-glucuronid/Hexazonium-p-rosanilin. Darstellung der Tubuluslysosomen. 320x, (e) Niere, FK, 1-Naphthyl-β-D-glucuronid/Hexazonium-p-rosanilin. Lysosomale Reaktion im Tubulusepithel. 320x, (f) Leber, uK mit Mt, Naphthol-AS-BI-β-D-glucuronid/Hexazonium-p-rosanilin. Lokalisation in Lysosomen und Zytoplasma der Hepatozyten. 330x

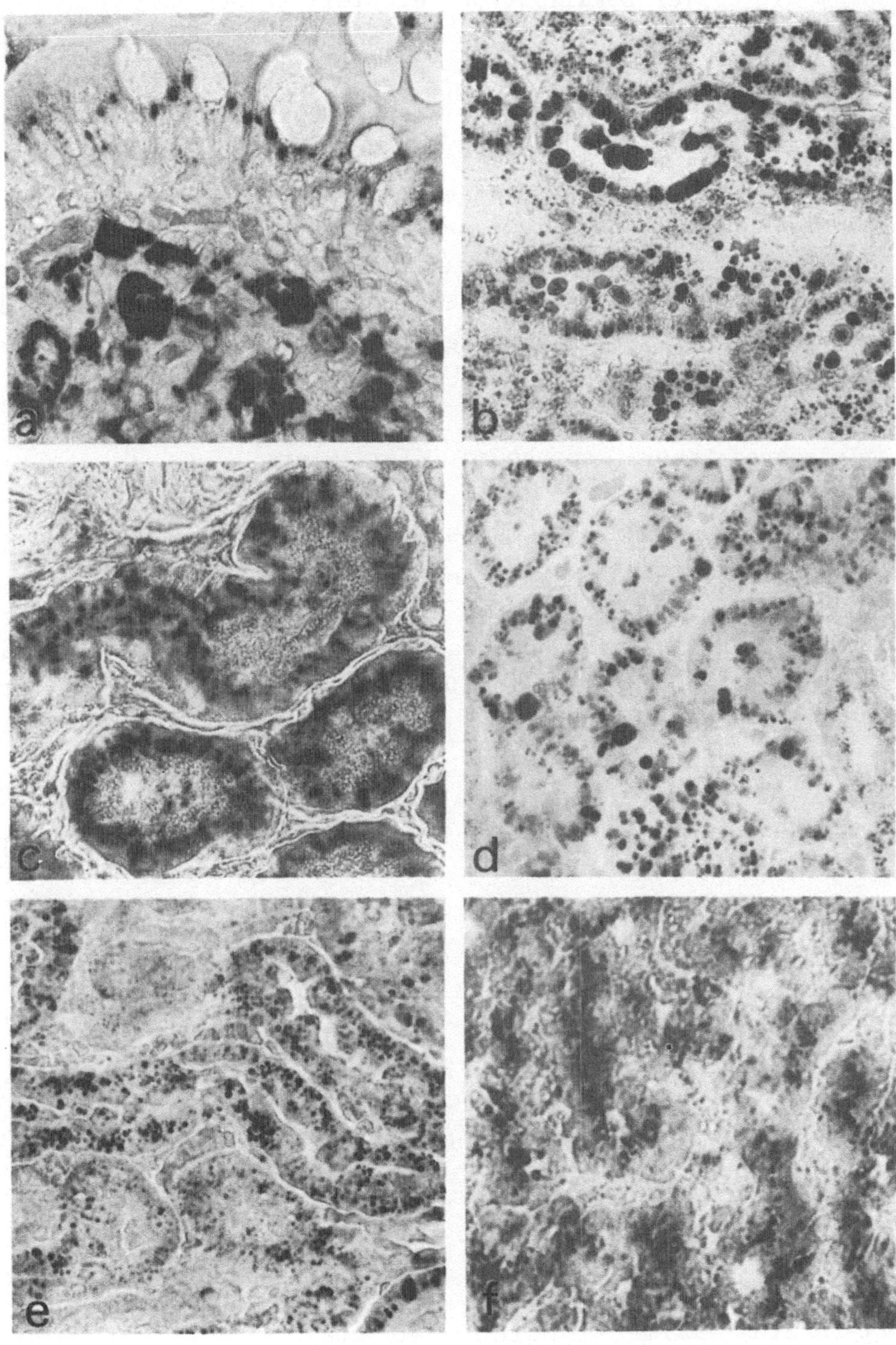
a
b
c
d
e
f

Enzym mit dualer Lokalisation: ein Teil seiner Aktivität ist an die Lysosomen, ein anderer an das endoplasmatische Retikulum gebunden. Hohe β-Glucuronidase-Aktivitäten kommen in Nebenhoden, Leber, Niere, Milz und Nebennierenrinde vor. Die Existenz mehrerer Isoenzyme mit unterschiedlichem pH zeigt, daß die β-Glucuronidase kein homogenes Enzym darstellt. Sein pH-Optimum ist spezies- und organabhängig und liegt zwischen 4 und 5,5. D-Glucuronolacton, D-Saccharonolacton, Citrat und Ascorbinsäure hemmen das Enzym. Die physiologische Bedeutung der β-Glucuronidase ist nicht vollständig geklärt. Eine Beteiligung am Abbau von Mukopolysacchariden kann als gesichert gelten.

Testorgane: Leber, Nebenhoden, Milz, Niere

Gewebevorbehandlung: FK, GK, GSC und GTC zur intrazellulären Lokalisation, uK mit Mt zur Untersuchung der Gesamtaktivität

Nachweismethoden: Azokupplungs- und Indigogen-Verfahren. Universalmethode der Wahl ist die simultane Azokupplung mit Naphthol-AS-BI-β-D-glucuronid.

Verfahren der Wahl zur intrazellulären Lokalisation ist die simultane Azokupplung modifiziert nach HAYASHI et al. (1964; Abb. 13 d)

Inkubationsmedium:

Naphthol-AS-BI-β-D-glucuronid (Calbiochem, Koch-Light, Lachema)	3-4	mg
lösen in N,N-Dimethylformamid (Merck)	0,25	ml
gepuffertes Hexazonium-p-rosanilin (aus 19,4-18,2 ml 0,2 M Natriumacetat und 0,6-1,8 ml Hexazonium-p-rosanilin; pH mit NaOH auf 5,0 einstellen)	20	ml
mischen und filtrieren		
	ca. 20	ml

Inkubation: 30 min-3 Std bei 37°C, im Kühlschrank bei 4°C über Nacht; nach Stückfixation auch flottierend

Nachbehandlung:

Abgießen des Inkubationsmediums

Spülen in Aqua dest.

Einstellen in 4% Formaldehyd (um Gasbläschenbildung im Eindeckmittel vorzubeugen) für mehrere Std bei Zimmertemperatur

Spülen in Leitungswasser

Ggf. Kernfärbung in Hämatoxylin

Eindecken in Glycerin-Gelatine (Merck) oder Apathy-Sirup

Wird dehydriert und in Entellan (Merck) o.ä. eingedeckt, besteht immer besonders beim Wechsel von 100% Alkohol in Xylol die Gefahr, daß etwas Azofarbstoff aus den Schnitten herausgelöst wird und die Lokalisation des Reaktionsproduktes nicht so scharf erscheint.

Ergebnis: Enzymaktive Stellen sind rot gefärbt.

Bemerkungen: Stückfixation in 4% Formaldehyd und 2,5% Glutaraldehyd inhibiert die β-Glucuronidase zu 70-85%. Durch Spülen im Holtschen Gemisch nimmt die Aktivität des Enzyms um etwa 20% zu, d.h. die nachweisbare Restaktivität kann gesteigert werden. Bei Verwendung gefriergetrockneter Kryostatschnitte empfiehlt sich im Gegensatz zu anderen lysosomalen Hydrolasen keine Dampffixation mit Paraformaldehyd, da sie die β-Glucuronidase stark hemmt. Verglichen mit Indoxyl- und 1-Naphthyl-β-D-glucuronid verfügt das Naphthol-AS-Derivat über die höhere Spaltungsrate und liefert mit Hexazonium-p-rosanilin unter den 3 angegebenen Verfahren die beste Lokalisation und höchste Empfindlichkeit. Nach dem Zusammengeben von gepuffertem Hexazonium-p-rosanilin und Naphthol-AS-BI-β-D-glucuronid kann es je nach Qualität des Substrates zu rötlicher Färbung und Trübung des Mediums kommen. Hierfür ist freies Naphthol-AS-BI verantwortlich. Diese Veränderungen im Inkubationsmedium sind so lange harmlos, als filtriert wird und nicht massive Fällungen auftreten. Bei Fixation in Glutaraldehyd erscheint der

Schnitthintergrund gelb, so daß kleine Mengen an Azofarbstoff u.U. nur schwer identifiziert werden können.

Zur intrazellulären Lokalisation der β-Glucuronidase dient außerdem das Indigogen-Verfahren nach LOJDA (1971 b)

Inkubationsmedium:

5-Brom-4-chlor-3-indoxyl-β-D-glucuronid (Cyclo Chemicals)	1-3	mg
lösen in N,N-Dimethylformamid (Merck)	0,3	ml
0,1 M Acetat-Puffer, pH 5,0	7	ml
1,65% Kaliumferricyanid (Kaliumhexacyanoferrat(III), 0,05 M; Merck)	0,5	ml
2,11% Kaliumferrocyanid (krist., Kaliumhexacyano-ferrat(II), 0,05 M; Merck)	0,5	ml
gründlich mischen und filtrieren		
	ca. 8	ml

Inkubation: einige Std bei 37°C; nach Stückfixation auch flottierend

Nachbehandlung:

Abgießen des Inkubationsmediums

Spülen in Aqua dest.

Ggf. Kernfärbung mit Kernechtrot

Eindecken in Glycerin-Gelatine (Merck) oder Apathy-Sirup oder nach Dehydrierung in Entellan (Merck) o.ä.

Ergebnis: Enzymaktive Stellen sind türkis gefärbt.

Bemerkungen: Im Gegensatz zu 1-Naphthyl- und Naphthol-AS-BI-β-D-glucuronid ist das Indoxylderivat sehr teuer. Ferner besteht die Möglichkeit, daß einige auf dem Markt befindliche Chargen nicht gespalten werden. Vorteilhaft macht sich der ungefärbte Schnitthintergrund bemerkbar.

Simultane Azokupplung mit 1-Naphthyl-β-D-glucuronid nach GOSSRAU (1973 d; Abb. 13 e)

Inkubationsmedium:

1-Naphthyl-β-D-glucuronid (Koch-Light)	5-10	mg
lösen in N,N-Dimethylformamid (Merck)	0,4	ml
gepuffertes Hexazonium-p-rosanilin	10	ml
(aus 9,4 ml 0,1 M Acetat-Puffer, pH 6,0, und 0,6 ml Hexazonium-p-rosanilin; pH mit 1 N NaOH auf 5,0 bringen)		
gründlich mischen und filtrieren		
	ca. 10	ml

Inkubation: 1-3 Std bei 37°C oder bei 4°C im Kühlschrank über Nacht; nach Stückfixation auch flottierend

Nachbehandlung:

Abgießen des Inkubationsmediums

Spülen in Aqua dest.

Einstellen in 4% Formaldehyd (um Gasbläschenbildung im Eindeckmittel vorzubeugen) für mehrere Std bei Zimmertemperatur

Spülen in Leitungswasser

Ggf. Kernfärbung mit Hämatoxylin oder Kernechtrot

Eindecken in Glycerin-Gelatine (Merck) oder Apathy-Sirup oder nach Entwässerung in Entellan (Merck) o.ä.

Ergebnis: Enzymaktive Stellen sind braun gefärbt.

Bemerkungen: Die Hydrolyseraten von 1-Naphthyl- und 3-Indoxyl-β-

D-glucuronid entsprechen sich in etwa. Gegenüber dem Naphthol-AS- und Indoxylderivat ist das Substrat preiswerter. Ferner kann es zu biochemischen Paralleluntersuchungen gut benutzt werden.

Die Postkupplungsreaktion mit 6-Brom-2-naphthyl-β-D-glucuronid erlaubt keine befriedigende Lokalisation, da das freigesetzte 6-Brom-2-naphthol lipophil ist und gegenüber verschiedenen Proteinen unterschiedliche Affinität besitzt. Orte mit Lipiden liefern auch in inaktivierten Schnitten eine positive Reaktion; die mangelhafte Proteinaffinität von 6-Brom-2-naphthol kann zu falsch negativen Resultaten führen, da die untersuchten Zellen an sich β-Glucuronidase enthalten.

Verglichen mit dem 6-Brom-2-naphthyl-β-Derivat liefert *Naphthol-AS-BI-β-D-glucuronid bei Postkupplung mit Hexazonium-p-rosanilin* bessere Resultate (LOJDA, 1972 a); doch eignet sich auch diese Methode wegen der Lipidlöslichkeit von Naphthol-AS-BI und seiner ungleichen Affinität zu Proteinen nicht zur intrazellulären Lokalisation der β-Glucuronidase. Das Verfahren kann aber zum Vergleich von Enzymaktivitäten zwischen verschiedenen Zellen benutzt werden. Vorteilhaft ist die fehlende Hemmwirkung von Hexazonium-p-rosanilin, so daß sich die Methode zur Entwicklung von Zymogrammen empfiehlt.

Ebensowenig kann das *Schwermetall-Verfahren mit 8-Hydroxychinolin-β-D-glucuronid* empfohlen werden. Das Prinzip der Methode beruht darauf, daß 8-Hydroxychinolin mit im Inkubationsmedium enthaltenen 3wertigen Eisenionen Komplexe bildet, die in Berlinerblau umgewandelt werden. Dieses Verfahren liefert eine Reihe von Artefakten; z.B. kann Berlinerblau auch in Kontrollschnitten, die ohne Substrat bebrütet worden sind, entstehen. An hochaktiven Stellen ist mit 8-Hydroxychinolin-β-D-glucuronid und simultaner Azokupplung durch Fast Blue BB oder Hexazonium-p-rosanilin eine Lokalisation der β-Glucuronidase auf Gewebsebene möglich.

Hemmreaktionen: Abgestufte Inhibitionsversuche mit 0,024-0,48% 1,4-D-Saccharonolacton (Calbiochem; 0,125-2,5 mM Endkonzentration). D-Saccharonolacton inhibiert die β-Glucuronidase in Abhängigkeit von der Konzentration des Inhibitors und der Enzymaktivität.

Membrantechnik zur Erfassung der Gesamtaktivität mit Naphthol-AS-BI-β-D-glucuronid als Methode der Wahl (LOJDA, 1974; Abb. 13 f)

Inkubationsmedium:

Naphthol-AS-BI-β-D-glucuronid (Calbiochem, Koch-Light)	3-4	mg
lösen in N,N-Dimethylformamid (Merck)	0,25	ml
gepuffertes Hexazonium-p-rosanilin (aus 9,4-8,2 ml 0,2 M Acetat-Puffer, pH 5,0, und 0,6-1,8 ml Hexazonium-p-rosanilin; pH mit NaOH auf 5,0 bringen)	10	ml
mischen, filtrieren		
2% Agar-Agar (Bactoagar, Special Agar-Noble; Difco) im obigen Puffer oder Aqua dest. (Lösung bei 80-90°C im Wasserbad oder über Bunsenbrennerflamme unter mehrmaligem Aufkochen; pH mit Indikatorpapier kontrollieren und ggf. korrigieren)	9,5	ml
mischen, in Inkubationsgefäße gießen und gelifizieren lassen		
	ca. 19	ml

Inkubation: 1-einige Std bei 37°C oder über Nacht im Kühlschrank bei 4°C

Nachbehandlung:

Membranen mit gebogener Schere abschneiden und mit spitzer Pinzette abheben

Wenigstens 3 Std in 4% Formaldehyd einlegen (um Gasbläschenbildung im Eindeckmittel vorzubeugen)

Spülen in Aqua dest.

Auf Objektträger übertragen

Eindecken in Glycerin-Gelatine (Merck) oder Apathy-Sirup

Ergebnis: Enzymaktive Stellen sind rot gefärbt.

Außerdem kann die Membrantechnik zur Untersuchung der β-Glucuronidase auch mit Indoxyl- oder 1-Naphthyl-β-D-glucuronid als Substraten verwendet werden. Die Vorbereitung der Inkubationsmedien entspricht dem Verfahren mit dem Naphthol-AS-BI-β-D-glucuronid, d.h. das wäßrige Inkubationsmedium zur intrazellulären Lokalisation wird mit dem halben Puffervolumen angesetzt und 1:1 mit 2% Agar-Agar verdünnt.

Bemerkungen: Wird die Inkubation rechtzeitig beendet, d.h. wird nicht überinkubiert, ist auch die Membrantechnik in der Lage, Stellen mit lysosomaler Enzymaktivität ortsgetreu zu erfassen. Bei längerer Inkubation tritt allmählich eine Nivellierung der Azofarbstoffmenge zwischen Lysosomen und Umgebung ein. Im Gegensatz zu gefriergetrockneten und celloidin-montierten Schnitten sowie aldehyd-fixiertem Material erlaubt die Membranmethode auch die Erfassung von extralysosomaler β-Glucuronidase.

g) Disaccharidasen

Die Disaccharidasen spalten Disaccharide und kommen im Bürstensaum der Dünndarmenterozyten vor; einige sind auch in der Mikrovillizone der proximalen Nierentubuli anzutreffen. Der Nachweis der Disaccharidasen ist für die Diagnose des Malabsorptionssyndroms praktisch wichtig. Ein Mangel kann eine oder mehrere Disaccharidasen betreffen und ist angeboren oder erworben. Er führt zu Ernährungsstörungen, da das betreffende Disaccharid ungespalten in die unteren Darmabschnitte gelangt und Diarrhoen nach sich zieht. Die Benennung der Disaccharidasen richtet sich nach der Art des Zuckers, der gespalten werden kann: Maltase, Isomaltase, Saccharase, Lactase und Trehalase, wobei die internationale Klassifizierung der Disaccharidasen noch nicht endgültig festliegt. Eine selbständige Position in der Enzymnomenklatur nimmt die Trehalase (α,α'-Trehalose-Glucohydrolase, 3.2.1.28) und die Saccharase (Saccharose-α-Glucohydrolase, 3.2.1.48) ein. Die Saccharase des Darms zählt im Gegensatz zu der in Hefe und Bakterien nicht zu den β-Fructofuranosidasen (β-D-Fructofuranosidfructohydrolase,

3.2.1.26), sondern stellt eine separate Glucohydrolase mit Glucosyltransferase-Aktivität dar. Die restlichen Disaccharidasen sind z.Zt. noch bei den zugehörigen Glucosidasen eingeordnet, z.B. die Maltase bei den α-Glucosidasen (α-D-Glucosidglucohydrolase, 3.2.1.20) und die Lactase bei den β-Galaktosidasen (β-D-Galaktosidgalaktohydrolase, 3.2.1.23).
Die Disaccharidasen sind fester strukturgebunden als die lysosomalen Glykosidasen. Die Spezifität der Disaccharidasen ist nicht so ausgeprägt wie bislang angenommen wurde. Diese Enzyme spalten auch künstliche Verbindungen, die zur histochemischen Darstellung der Disaccharidasen dienen können.

Histochemisch lassen sich Disaccharidasen auf Grund der Proteinnatur des Enzyms und mit Verfahren zur Darstellung der Enzymaktivität nachweisen. Zur ersten Gruppe gehören die Immunofluoreszenzverfahren. Mit ihrer Hilfe können z.B. Lactase und Saccharase im Bürstensaum der Dünndarmzellen lokalisiert werden. Problematisch ist bei diesen Reaktionen die Herstellung von völlig reinen Enzymeiweißen. Die artspezifischen Unterschiede sind nicht absolut, so daß beispielsweise mit Anti-Ratten-Lactase auch die Lactase im menschlichen Dünndarm zu lokalisieren ist. - Zum Nachweis der Enzymaktivitäten können synthetische und natürliche Substrate verwendet werden.

Bei den *Verfahren mit synthetischen Substraten* handelt es sich um Indigogen- und Azokupplungsverfahren. Bei den Indigogenmethoden zum Disaccharidasennachweis werden in der Regel 5-Brom-4-chlor-substituierte Indoxylabkömmlinge benutzt, z.B. 5-Brom-4-chlor-3-indoxyl-β-D-fucosid oder -β-D-glucosid. Für die Azokupplung werden 1- oder 2-Naphthylderivate verwendet; die Substrate werden auch von anderen Glykosidasen gespalten. Dies ist bei der Beurteilung der Reaktionsergebnisse immer zu berücksichtigen.

Die *Verfahren mit natürlichen Substraten* beruhen auf dem Nachweis von freigesetzter Glucose und werden auch als Methoden mit gekoppelter Glucoseoxidation bezeichnet. Sie können nur dann verwendet werden, wenn durch die Enzymtätigkeit Glucose entsteht. Es handelt sich dabei um mehrstufige Nachweise, die über Tetrazoliumsalzverfahren oder die Peroxidase-Reaktion (mit Diaminobenzidin) zu farbigen Reaktionsprodukten führen.

α. Lactase
(Lactoseglucohydrolase, neutrale β-Galaktosidase, bisher bei β-Galaktosidase, 3.2.1.23, eingereiht)
Eigenschaften und Vorkommen: Das Enzym katalysiert die Reaktion:

$$\text{Lactose} + H_2O \rightleftharpoons \text{D-Glucose} + \text{Galaktose.}$$

Die Lactase spaltet außer Lactose zahlreiche synthetische β-D-Galaktoside (β-D-Galaktopyranoside), β-D-Glucoside (β-D-Glucopyranoside) und β-D-Fucoside (β-D-Fucopyranoside). Unklar ist noch, ob β-D-Glucoside und β-D-Galaktoside durch ein Enzym mit zwei aktiven Zentren oder durch einen Enzymkomplex (Lactase-β-Glucosidase) angegriffen werden. Tatsache ist, daß beide Aktivitäten sich in vieler Hinsicht identisch verhalten. Fehlt z.B. beim Menschen die Lactase im Bürstensaum des Dünndarms (bei angeborenen oder erworbenen Enzymdefiziten), kann in den Mikrovilli auch keine β-Glucosidase-Aktivität nachgewiesen werden. Das pH-Optimum der Lactase liegt zwischen 5,5 und 6,5. Die höchste Aktivität kommt im Säuglingsjejunum der meisten Tiere und des Menschen vor; während des Abstillens sinkt die Lactase-Aktivität stark ab. Im Dünndarm erwachsener Säuger bestehen artabhängige Aktivitätsdifferenzen. Außer in den Enterozyten kommt die Lactase noch im Bürstensaum der proximalen Nierentubuli beim Affen vor.

Testorgan: Jejunum (am besten von Ratten- und Mäusesäuglingen)

Gewebevorbehandlung: uK, GTC, GSC, FK, GK und FP; zur intrazellulären Lokalisation empfehlen sich besonders GTC und zum Nachweis der Gesamtaktivität uK mit Mt. Da die Lactase relativ fest strukturgebunden ist, eignen sich uK sehr gut.

Nachweismethoden: Indigogen- und Azokupplungsreaktionen. Universalmethode der Wahl ist das Indigogenverfahren mit 3-Indoxyl-β-D-fucosid (3-Indoxyl-β-D-fucopyranosid).

Indigogen-Methode nach LOJDA und KRAML (1971; Abb. 14 a)

Inkubationsmedium:

5-Brom-4-chlor-3-indoxyl-β-D-fucosid (5-Brom-4-chlor-3-indoxyl-β-D-fucopyranosid; Bachem)	3	mg
lösen in N,N-Dimethylformamid (Merck)	0,3	ml
0,1 M Citronensäure-Phosphat-Puffer, pH 6	6	ml
1,65% Kaliumferricyanid (Kaliumhexacyanoferrat(III), 0,05 M; Merck)	0,5	ml
2,11% Kaliumferrocyanid (krist., Kaliumhexacyanoferrat(II), 0,05 M; Merck)	0,5	ml
gründlich mischen		
	7,3	ml

Inkubation: 5-120 min bei 37°C. Das Medium kann erneut benutzt werden; z.B. wird es nach der Inkubation von 2 Objektträgern (mit je 5 Schnitten) in schmalen Küvetten filtriert, zurückgegossen und in verschlossenen Gefäßen eingefroren aufbewahrt. Dieses Vorgehen läßt sich wenigstens 10 mal wiederholen.

Nachbehandlung:

Herausnehmen aus Inkubationsmedium
Unfixierte Schnitte in 4% Formaldehyd 5 min bei Zimmertemperatur einstellen
Spülen in Aqua dest.
Ggf. Gegenfärbung mit Kernechtrot
Eindecken in Glycerin-Gelatine (Merck) oder Apathy-Sirup oder nach Dehydrierung in Entellan (Merck) o.ä.

Ergebnis: Enzymaktive Stellen sind türkis gefärbt.

Bemerkungen: In unfixiertem Material wird 3-Indoxyl-β-D-fucosid nur durch die Lactase gespalten, da die übrigen β-Glykosidasen, die das Substrat spalten können (saure β-Galaktosidase, Hetero-β-galaktosidase), aus dem Schnitt diffundieren. In Schnitten von fixiertem Gewebe reagiert manchmal die saure β-Galaktosidase in den Lysosomen schwach mit. Das Substrat ist ausgesprochen teuer; doch können die Kosten der Methode durch die wiederholte Verwendung des Inkubationsmediums stark reduziert werden. Wegen des hohen Preises empfehlen sich Untersuchungen mit semipermeablen Membranen nicht. 5-Brom-4-chlor-3-indoxyl-β-D-glucosid (LOJDA, 1970 a) und -galaktosid (5-Brom-4-chlor-3-indoxyl-β-D-glucopyranosid und -galaktopyranosid) werden von der Lactase ebenfalls, aber in geringerem Umfang hydrolysiert, wobei das Glucosid schneller als das Galaktosid umgesetzt wird.

Ferner kann die Lactase mit der simultanen Azokupplung mit 1-Naphthyl-β-D-glucosid (1-Naphthyl-β-D-glucopyranosid) nach LOJDA (1972 a, 1975 a) und GOSSRAU (1973 a, b) nachgewiesen werden (Abb. 14 b).

Inkubationsmedium:

1-Naphthyl-β-D-glucosid (Koch-Light, Lachema, Senn)	5	mg
lösen in N,N-Dimethylformamid (Merck)	0,25	ml
gepuffertes Hexazonium-p-rosanilin	10	ml
(aus 0,3-0,6 ml Hexazonium-p-rosanilin und 9,7-9,4 ml 0,1 M Citronensäure-Phosphat-Puffer, pH 6,2; liegt das pH zwischen 5,5 und 6, erübrigt sich eine Korrektur, sonst korrigieren)		
gut mischen und filtrieren		
	ca. 10	ml

Inkubation: 15 min-2 Std bei 37°C, bis zu 3 Std bei Zimmertemperatur oder über Nacht im Kühlschrank bei 4°C

Nachbehandlung:

Abgießen des Inkubationsmediums

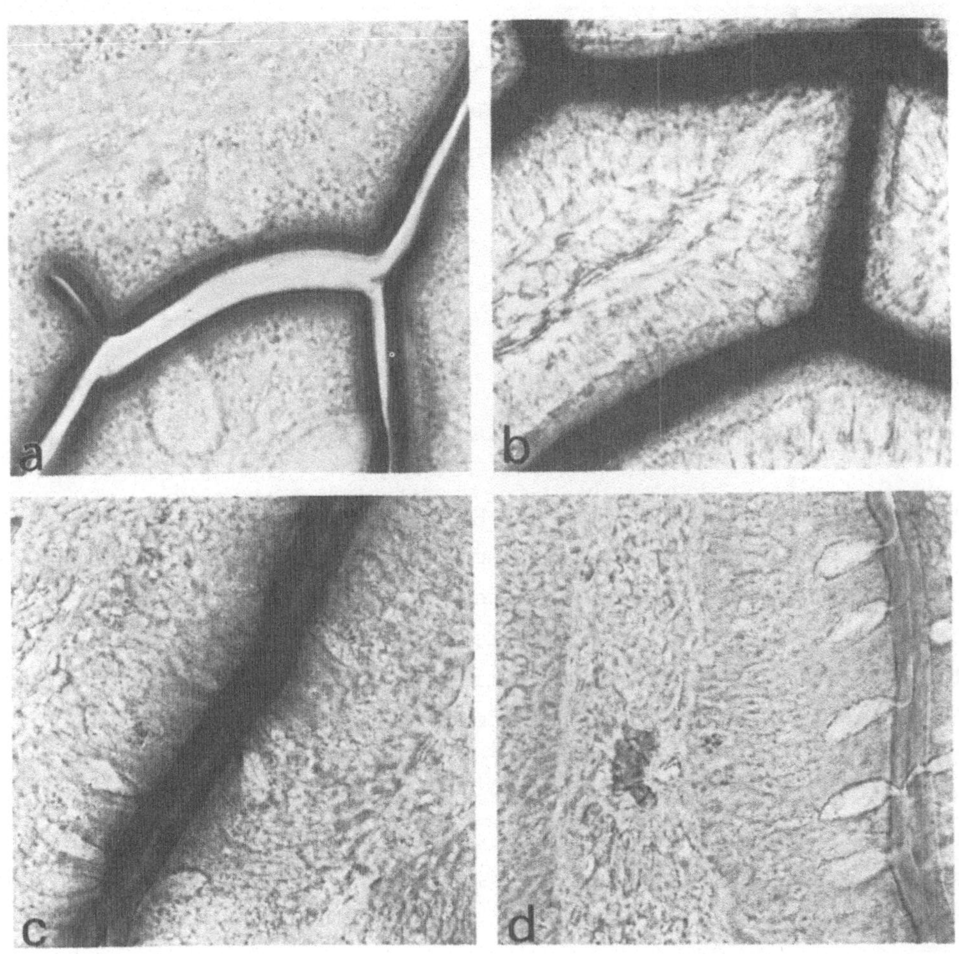

Abb. 14 a-d. Disaccharidasen, (a, b) Lactase, Rattensäugling, FK, (a) 5-Brom-4-chlor-3-indoxyl-β-D-fucosid. Reaktion im Bürstensaum und an der Grenze zum Terminal web. 980x, (b) 1-Naphthyl-β-D-glucosid. Bürstensaumreaktion. 880x, (c, d) α-Glucosidasen (Glucoamylase, Maltase, Saccharase-Isomaltase), Ratte, FK, (c) 2-Naphthyl-α-D-glucosid/Hexazonium-p-rosanilin. Starke Reaktion im Bürstensaum. 980x, (d) 6-Brom-2-naphthyl-α-D-glucosid/Hexazonium-p-rosanilin. Schwache Reaktion im Bürstensaum. 980x

Spülen in Aqua dest.
Einstellen in 4% Formaldehyd (um Gasbläschenbildung im Eindeckmittel vorzubeugen) für mehrere Std bei Zimmertemperatur
Spülen in Leitungswasser
Ggf. Kernfärbung mit Hämatoxylin oder Kernechtrot
Eindecken in Glycerin-Gelatine (Merck) oder Apathy-Sirup oder nach Entwässerung in Entellan (Merck) o.ä.

Ergebnis: Enzymaktive Stellen sind braun gefärbt.

Bemerkungen: In der Regel ist 1-Naphthyl-β-D-glucosid dem Indoxyl-β-D-fucosid wegen seiner niedrigeren Spaltungsrate unterlegen. Die Lokalisation der Lactase mit der 1-Naphthylverbindung ist vor allem nach Aldehydfixation und höheren Hexazonium-p-rosanilin-Konzentrationen ebenso exakt wie die mit dem Indoxylderivat. 1-Naphthy-β-D-glucosid liefert wenigstens im menschlichen Dünndarm mit dem 3-Indoxyl-β-D-fucosid identische Resultate, so daß es hier für praktische Zwecke als gleichwertig gelten kann. Vorteilhaft macht sich bei dem Naphthylabkömmling außerdem der niedrige Preis bemerkbar. Zur ubiquitären Lactase-Untersuchung ist jedoch Indoxyl-β-fucosid das Substrat der Wahl.

1-Naphthyl-β-D-glucosid wird außerdem von der Hetero-β-galaktosidase (Hetero-β-glucosidase) und der lysosomalen sauren β-Glucosidase gespalten. Im menschlichen Dünndarm beteiligen sich diese Enzyme bei Verwendung frischer Kryostatschnitte nicht an der Reaktion. Weniger eindeutig ist die Situation bei Tieren; hier müssen weitere Untersuchungen Klarheit schaffen.

Auch in Verbindung mit semipermeablen Membranen kann 1-Naphthyl-β-D-glucosid vorteilhaft genutzt werden. Die Darstellung der Enzymaktivität ist im Bürstensaum des Dünndarms von Mensch und Nagern dann prägnanter und kräftiger als in frischem Material. In diesem Fall ist aber die Beteiligung anderer Glykosidasen an der Spaltung unbedingt zu berücksichtigen. So reagiert z.B. bei Kaninchen zusätzlich die Hetero-β-galaktosidase.

Die Hetero-β-galaktosidase ist ein Enzym, das nur künstliche Hetero-β-D-galaktoside und -glucoside, nicht aber natürliche Disaccharide angreift und lediglich locker gebunden im Zytoplasma der Saumzellen vorliegt. Daher ist dieses Enzym bei Säugetieren ausschließlich mit der Membrantechnik faßbar. Es existiert in den Dünndarmenterozyten von Mensch, Kaninchen, Affe, Meerschweinchen und Kröten, nicht dagegen bei Ratten. Ferner ist die Hetero-β-galaktosidase in den proximalen Tubuli der Niere anzutreffen. Zu ihrer Erfassung eignen sich synthetische β-D-Glucoside oft besser als β-D-Galaktoside (LOJDA et al., 1973; GOSSRAU, 1975 c, 1976). 1-Naphthyl-β-D-glucosid empfiehlt sich nur zur Darstellung der Hetero-β-galaktosidase bei Kaninchen und Kröten (GOSSRAU, 1973 b), während das 6-Brom-2-naphthylderivat bei Postkupplung mit Fast Blue B universell benutzt werden kann (LOJDA et al., 1974). Da auch lysosomale Glucosidasen 1-Naphthyl- und 6-Brom-2-naphthyl-β-D-glucoside angreifen und zusätzlich die Lactase 1-Naphthyl-β-D-glucosid spaltet, sind entsprechende Kontrollen durchzuführen (Inkubation der mit physiologischer Kochsalzlösung gespülten und auf Membranen montierten Schnitte, Inhibition mit p-Chlormercuribenzoat u.a.).

Grundsätzlich kann die Lactase auch mit der gekoppelten *Glucoseoxidation* (s. Saccharase-Isomaltase, S. 164) nachgewiesen werden. Die Methode ist aber nicht zu empfehlen, weil sie zu unempfindlich ist.

Hemmreaktionen: Zusatz von 0,07% D-Gluconolacton (0,4 mM; Fluka) und 0,8% D-Galaktonolacton (5 mM; Merck-Schuchardt), nicht aber p-Chlormercuribenzoesäure (1 mM; Serva) zum Inkubationsmedium inhibieren die Lactase.

β. Maltase
(α-D-Glucosidglucohydrolase, bisher 3.2.1.20)
Eigenschaften und Vorkommen: Das Enzym katalysiert die Reaktion:

$$\text{Maltose} + H_2O \rightleftharpoons 2\ \text{D-Glucose}.$$

Die Maltase hydrolysiert Maltose und eine Reihe künstlicher α-D-Glucoside. Das pH-Optimum liegt zwischen 5,5 und 6,5. Das Enzym kommt in den Mikrovilli der Enterozyten des Dünndarms sowie im Bürstensaum der proximalen Nierentubuluszellen vor. Ihre höchste Aktivität besitzt die Maltase im oberen Jejunum. Das Enzym unterscheidet sich von der sauren α-Glucosidase (S. 123), die bisher unter der gleichen Nummer aufgeführt wird.

Testorgan: Dünndarm (Jejunum)

Gewebevorbehandlung: uK, GTC, GSC, FK, GK und FP. Zur intrazellulären Lokalisation empfehlen sich besonders GTC und FK, zum Nachweis der Gesamtaktivität uK in Verbindung mit Mt.

Nachweismethoden: Azokupplungsverfahren und gekoppelte Glucoseoxidation

Methode der Wahl zur intrazellulären Lokalisation ist die simultane Azokupplung mit 2-Naphthyl-α-D-glucosid (2-Naphthyl-α-D-glucopyranosid) nach GOSSRAU (1975 a, b) und LOJDA (1975 c; Abb. 14 c)

Inkubationsmedium:

2-Naphthyl-α-D-glucosid (Koch-Light)	5-10	mg
lösen in N,N-Dimethylformamid (Merck)	0,25-0,5	ml
gepuffertes Hexazonium-p-rosanilin (aus 9,7-9,4 ml 0,1 M Citronensäure-Phosphat-Puffer, pH 7,0, und 0,3-0,6 ml Hexazonium-p-rosanilin; pH mit NaOH auf 6,5-7 bringen)	10	ml
gut mischen und filtrieren		
	ca. 10	ml

Inkubation: 30-120 min bei Zimmertemperatur oder 37°C oder über Nacht im Kühlschrank bei 4°C

Nachbehandlung:

Abgießen des Inkubationsmediums

Spülen in Aqua dest.

Einstellen in 4% Formaldehyd (um Gasbläschenbildung im Eindeckmittel vorzubeugen) für mehrere Std bei Zimmertemperatur

Spülen in Leitungswasser

Ggf. Kernfärbung mit Hämatoxylin oder Kernechtrot

Eindecken in Glycerin-Gelatine (Merck) oder Apathy-Sirup

Ergebnis: Enzymaktive Orte sind orangerot gefärbt.

Bemerkungen: Der Schnitthintergrund ist gelblich und nach gewisser Zeit graugrün gefärbt. Für Routinezwecke reichen unfixierte Kryostatschnitte aus. Im Vergleich zum 6-Brom-2-naphthyl-α-D-glucosid (6-Brom-2-naphthyl-α-D-glucopyranosid), das in Verbindung mit der Simultankupplung durch Hexazonium-p-rosanilin (LOJDA, 1965 a) in der Dünndarmdiagnostik häufig angewendet wird, ist das 2-Naphthylderivat billiger, außerdem besser löslich und wird schneller gespalten, so daß es mehr Azofarbstoff liefert. Steht 2-Naphthyl-α-D-glucosid nicht zur Verfügung, kann das 6-Brom-Derivat (Abb. 14 d), das leichter zugänglich ist (Koch-Light, Lachema, Serva), eingesetzt werden (2 mg/10 ml). Die Postkupplung mit 6-Brom-2-naphthyl-α-D-glucosid (LOJDA, 1965 a) und 2-Naphthyl-α-D-glucosid und Fast Blue B ist zur intrazellulären Lokalisation ungeeignet. Mit Vorteil läßt sich diese Methode zur Entwicklung von Zymogrammen benutzen. Zu betonen ist, daß beide Substrate zusätzlich von der Saccharase-Isomaltase und Glucoamylase umgesetzt werden, so daß in frischen Schnitten die Gesamtaktivität aller genannten α-Glucosidasen dargestellt wird. Eine gewisse Differenzierung dieser Aktivitäten ist durch Paraffineinbettung möglich, die vom thermolabilen Saccharase-Zentrum im Saccharase-Isomaltase-Komplex nicht überstanden wird. - Das Vorgehen beim Nachweis der Maltase mit semipermeablen Membranen entspricht dem zur Darstellung der sauren α-Glucosidase (s.o.); nur ist das pH auf 6,5-7 einzustellen.

Grundsätzlich kann die Maltase auch mit der *gekoppelten Glucoseoxidation* (s. Saccharase) nachgewiesen werden. Allerdings ist unbedingt daran zu denken, daß die meisten Glucoseoxidase-Chargen durch Maltase verunreinigt sind; lediglich hochgereinigte Glucoseoxidase, die teuer ist, eignet sich zum Nachweis. Deshalb wird die gekoppelte Glucoseoxidation zur Routineuntersuchung der Maltase nicht empfohlen.

γ. Saccharase
(Saccharose-α-glucohydrolase, 3.2.1.48)
Eigenschaften und Vorkommen: Das Enzym katalysiert die Reaktion:

Saccharose + H_2O $\rightleftharpoons$ D-Glucose + D-Fructose.

Außer Saccharose spaltet die Saccharase auch synthetische α-Glucoside, z.B. 6-Brom-2-naphthyl-, 2-Naphthyl- sowie p-Nitrophenyl-α-D-glucosid (-α-D-glucopyranosid). Das Enzym kommt ausschließlich im Dünndarm vor; die höchste Aktivität existiert im oberen Jejunum, in dessen Bürstensaum die Saccharase lokalisiert ist. In der Regel kann die Saccharase nicht als Einzelenzym sondern nur gemeinsam mit der Isomaltase (Oligo-1,6-glucosidase, 3.2.1.10), die die 1,6-α-D-Glucosidbindungen in Isomaltose und Dextrin angreift, isoliert werden (Saccharase-Isomaltase-Komplex). Es besteht jedoch die Möglichkeit, beide Aktivitäten in gewissem Grad voreinander zu trennen, z.B. ist die Saccharase thermolabiler als die Isomaltase. Das pH-Optimum liegt zwischen 5,5 und 6. Die in Bakterien und Pilzen enthaltene Saccharase (Invertase) ist eine β-Fructofuranosidase (β-D-Fructofuranosidfructohydrolase, 3.2.1.26) und mit der Dünndarmsaccharase nicht identisch.

Testorgan: Dünndarm (Jejunum)

Gewebevorbehandlung: uK

Nachweismethode: gekoppelte Glucoseoxidation

Gekoppelte Glucoseoxidation mit konjugierter Peroxidase-Reaktion (GO-PO-DAB-Methode) nach LOJDA (1972 b) als Methode der Wahl für Routineuntersuchungen

---

Inkubationsmedium:

4% Saccharose (Lachema, Serva, chromatographisch rein; in Aqua dest.)	0,5	ml
Diaminobenzidin-Tetrahydrochlorid-Lösung	0,8	ml
Glucoseoxidase-Peroxidase-Lösung	0,3	ml
mischen		
1% wäßrigen Agar-Agar (Bactoagar, Special Agar-Noble; Difco; Lösung bei 70-80°C im Wasserbad oder über Bunsenbrennerflamme unter mehrmaligem Aufkochen; pH mit Indikatorpapier auf 6,0 einstellen)	1,6	ml
gründlich mischen, auf Objektträger montierte Schnitte mit dem Gelmedium begießen und gelifizieren lassen; die Lösung reicht für 3 mit jeweils einigen Schnitten beschickte Objektträger aus.		
	3,2	ml

Diaminobenzidin-Tetrahydrochlorid-Lösung: 2-4 mg Diaminobenzidin-Tetrahydrochlorid (DAB; Merck-Schuchardt, Sigma) in 0,3 ml Aqua dest. ggf. unter Kochen lösen und 2,1 ml 0,1 M Citronensäure-Phosphat-Puffer, pH 6,5, zufügen. DAB kann auch in einigen Tropfen N,N-Dimethylformamid gelöst werden; anschließend wird Aqua dest. zugegeben.

Glucoseoxidase-Peroxidase-Lösung: 0,5-1 mg Glucoseoxidase (Boehringer, Reinheitsgrad I) und 0,1 mg Peroxidase (Meerrettich-Peroxidase, Typ VI; Serva, Sigma) lösen in 0,9 ml 0,1 M Citronensäure-Phosphat-Puffer, pH 6,5

Inkubation: 30 min-2 Std bei 37°C

Nachbehandlung:

Objektträger 5 min vorsichtig (Substratgele dürfen sich nicht ablösen!) in 5% Essigsäure waschen

Spülen in Aqua dest.

Objektträger mit nassem Fließpapier bedecken und bei Zimmertemperatur trocknen lassen

Ergebnis: Die Intensität der Braunfärbung dient als Maß der Saccharaseaktivität.

Außerdem kann die Saccharase nachgewiesen werden durch die gekoppelte Glucoseoxidation mit Nitro BT (GO-PMS-NBT-Methode) nach LOJDA (1965 a)

Inkubationsmedium:

Glucoseoxidase (GO; Boehringer)	2-3	mg
Phenazinmethosulfat (PMS; Koch-Light, Lachema, Serva)	0,5-2,5	mg
Nitro BT-Stammlösung	6	ml
4% Saccharose (Serva, Lachema; chromatographisch rein; in Aqua dest.)	2	ml
1% Agar-Agar oder Agarose, 10% Gelatine oder Polyvinylalkohol	8	ml
	16	ml

gründlich mischen; Lösung auf Deckgläschen gießen, bei Zimmertemperatur oder im Kühlschrank gelifizieren lassen, bis sich im Gel meist vorhandene kleine Gasbläschen nicht mehr bewegen, und schnitthaltige Objektträger auf die Substratgele drücken. Medien mit Polyvinylalkohol werden ggf. in Plexiglasringe gegossen. Das Medium reicht für 20 Deckgläschen (18 x 24 mm)

Nitro BT-Stammlösung: 6 ml wäßriges 0,4% Nitro BT (Lachema, Serva; Substanz in kleiner Menge N,N-Dimethylformamid lösen und Aqua dest. zufügen) mit 18 ml 0,1 M Citronensäure-Phosphat-Puffer, pH 6-6,5, mischen

1% Agar-Agar (Bactoagar, Special Agar-Noble; Difco) oder Agarose (Behring, Serva) in Aqua dest. oder 0,1 M Citronensäure-Phosphat-Puffer, pH 6 im Wasserbad bei 70-80°C oder über Bunsenbrennerflamme unter wiederholtem Aufkochen lösen; pH unter Verwendung von Indikatorpapier auf 6-6,5 bringen

10% Gelatine (Serva) in 0,1 M Citronensäure-Phosphat-Puffer, pH 6-6,5, bei 37-50°C im Thermostaten oder Wasserbad lösen

10% Polyvinylalkohol (Wacker Chemie) in 0,1 M Citronensäure-Phosphat-Puffer, pH 6,0-6,5, unter ständigem Rühren mit Glasstab über kleiner Bunsenbrennerflamme lösen

Inkubation: 1-2 Std bei 37°C (Agar-Agar-, Agarose- und Polyvinylalkoholmedien) oder einige Std bei Zimmertemperatur (Gelatinemedien) im Dunkeln

Nachbehandlung:
Entfernung der Gele mit 40-50°C warmen Leitungswasser oder Aqua dest.
Für einige min einstellen in 4% Formaldehyd bei Zimmertemperatur
Spülen in Aqua dest.
Eindecken in Glycerin-Gelatine (Merck) oder Apathy-Sirup

Ergebnis: Das Reaktionsprodukt ist blau gefärbt.

Hemmreaktion: Diese erübrigen sich bei hoher Saccharase-Aktivität. Ist die Aktivität des Enzyms gering, sind Kontrollen angebracht, wozu die Saccharoselösung in beiden Medien durch das entsprechende Volumen Aqua dest. ersetzt wird.

Allgemeine Bemerkungen: Da die Diffusion der Glucose weder durch Verminderung der Disaccharid-, noch durch eine Erhöhung der Glucoseoxidasekonzentration in den Gelmedien verhindert werden kann, erlauben diese Verfahren keine intrazelluläre Lokalisation der

Disaccharidasen. Fixation zur Verbesserung der allgemeinen Gewebestruktur ist daher überflüssig; der Nachweis erfolgt an unfixierten Kryostatschnitten.
Die Farbintensität hängt von der Zahl der Glucosemoleküle ab, die aus dem Substrat freigesetzt werden. So liefert die Trehalase (s.u.) ähnlich wie die Maltase zwei Moleküle Glucose, so daß für die Indikatorreaktion günstigere Bedingungen als bei der Untersuchung der Saccharase oder Lactase bestehen. Beim Saccharase-Nachweis wird der Nachteil von nur 1 Molekül Glucose pro gespaltene Saccharose durch die hohe Aktivität des Enzyms ausgeglichen.

Der Nachteil der Glucoseoxidase-Phenazinmethosulfat-Nitro BT-Methode besteht darin, daß das Inkubationsmedium lichtempfindlich ist und infolge der Konkurrenz zwischen Sauerstoff und Phenazinmethosulfat bei der Reoxidation der Glucoseoxidase die Reaktion unter anaeroben Bedingungen ablaufen soll.

Da die Glucose in das Gel diffundiert, färbt sich mit der GO-PO-DAB- und GO-PMS-NBT-Reaktion auch das Gel über dem Schnitt und bei längerer Inkubation ebenfalls in seiner Umgebung. Durch Entfernung der Gelschicht geht eine gewisse Menge Reaktionsprodukt verloren; dies macht sich bei der GO-PO-DAB-Methode stärker als beim GO-PMS-NBT-Verfahren bemerkbar, so daß im ersten Fall das meiste Diaminobenzidinbraun im Gel entsteht. Deshalb läßt man die Agar-Agar- oder Agarosegele auf den Schnitten zu Filmen trocknen, wodurch eine Beurteilung der Gesamtaktivität der Disaccharidasen möglich ist. Solche Präparate werden im Mikroskop nicht ausgewertet.

δ. Trehalase
(α,α'-Trehaloseglucohydrolase, 3.2.1.28)
Eigenschaften und Vorkommen: Das Enzym katalysiert die Reaktion:

$$\text{Trehalose} + H_2O \rightleftharpoons 2\ \text{D-Glucose}.$$

Bei der Trehalase handelt es sich um ein relativ hochspezifisches Enzym, das nur Trehalose und ihre 6-substituierten Derivate angreift. Zum histochemischen und biochemischen Nachweis geeignete künstliche Substrate sind bisher unbekannt. Das pH-Optimum liegt bei 6,0. Über relativ viel Trahalase verfügen unter den Säugergeweben das Dünndarmepithel, in dessen Mikrovillisaum das Enzym lokalisiert ist - die höchste Aktivität kommt im Jejunum vor - und die proximalen Nierentubuli. Das Enzym erscheint auch im Blutserum. Die Trehalase beteiligt sich an der Spaltung von Trehalose aus der Nahrung; möglicherweise hat das Enzym aber auch noch andere Funktionen, z.B. bei Transportvorgängen. Verglichen mit Maltase und Saccharase ist das Enzym beim Menschen weniger aktiv. Praktische Bedeutung kommt ihm bei der Beurteilung vom Malabsorptionssyndrom zu.

Testorgane, Gewebevorbehandlung, Inkubationsmedium etc. entsprechen dem Vorgehen zur Darstellung der Saccharase, nur ist statt Saccharose Trehalose (Lachema, Serva; chromatographisch rein) zu verwenden.

4. Peptidasen

Peptidasen (proteolytische Enzyme) hydrolysieren Peptidbindungen nach der Reaktionsgleichung:

$$\text{R-CO-NH-R'} + H_2O \longrightarrow \text{R-COOH} + \text{R'-NH}_2.$$

Die biochemische Klassifizierung der Peptidasen ist noch nicht endgültig abgeschlossen. Eine mögliche Unterteilung basiert auf der Art des aktiven Zentrums; aus didaktischen Gründen ist diese Untergliederung allerdings unpraktisch.

Nach der Position im Substratmolekül, an der das Enzym Peptidbindungen angreift, unterscheidet man *Endopeptidasen* (praktisch identisch mit den früheren Proteinasen), die Peptidbindungen innerhalb des Substratmoleküls spalten, und *Exopeptidasen* (gleichzusetzen mit den Peptidasen im engeren Sinn des Wortes), die Peptidbindungen am Ende des Substratmoleküls hydrolysieren; beide Typen kommen intra- und extrazellulär vor.
Zu den *Endopeptidasen* gehören die proteolytischen Enzyme des Verdauungstraktes Pepsin A (3.4.23.1), B (3.4.23.2) und C (3.4.23.3), Trypsin (3.4.21.4), Chymotrypsin (3.4.21.1), Elastase

(3.4.21.11) und Enteropeptidase (Enterokinase, 3.4.21.9). Weiterhin zählen zu dieser Gruppe Enzyme, die an der Blutgerinnung beteiligt sind, z.B. Thrombin (3.4.21.5) und Prothrombinase (3.4. 21.6). Endopeptidasen tierischer Zellen werden als Kathepsine bezeichnet, z.B. Kathepsin B (3.4.22.1), C (3.4.14.1) und D (3.4. 23.5), die in den Lysosomen lokalisiert sind und über SH-Gruppen verfügen. Unter den pflanzlichen Endopeptidasen ist Papain (3.4. 22.2) wegen seiner praktischen Bedeutung in der präparativen Biochemie wichtig. Das Enzym dient z.B. zur Isolierung der Bürstensaumglykosidasen des Dünndarms. Zahlreiche Endopeptidasen finden sich auch in Mikroorganismen, aus denen sie gewonnen werden können, z.B. Kollagenase (3.4.24.3).

Einige Endopeptidasen lassen sich durch 2-wertige Kationen aktivieren, wobei es sich vorwiegend um lysosomale und SH-gruppenabhängige Peptidasen handelt. Bei anderen Peptidasen ist die Funktion nicht an SH-Gruppen gebunden; sie treten vorwiegend außerhalb der Lysosomen auf.

Meistens lassen sich die Endopeptidasen durch histochemische Methoden nur unzureichend erfassen; und zwar stehen Immunofluoreszenz- und Substratfilmverfahren zur Verfügung, außerdem synthetische Peptide oder Ester mit chromogenem Rest, z.B. N^{α}-Benzoyl-L-arginyl-, N^{α}-Carbobenzoyloxydiglycyl-L-arginyl- oder N^{α}-CBZ-Propionyl-L-arginyl-2-naphthylamid für Trypsin und trypsinähnliche Enzyme, Naphthol-AS-(D)-ε-aminocapronat für trypsin-ähnliche und Naphthol-AS-Cl-acetat für chymotrypsin-ähnliche Peptidasen. Da die Enteropeptidase Trypsinogen spezifisch aktiviert, läßt sich dieses Enzym mit Trypsinogen und Substraten zum Trypsinnachweis untersuchen. Zur Darstellung der Elastase kann Succinyl-trialanyl-2-naphthylamid benutzt werden.

In der Histochemie ist die Untersuchung der *Aminopeptidase* besonders weit verbreitet, die zu den Exopeptidasen zählen und am Aminoende von Polypeptidketten Aminosäuren abspalten. *Carboxypeptidasen* setzen dagegen Aminosäuren am Carboxylende der Polypeptidkette frei. Die *Dipeptidasen* hydrolysieren Dipeptide, *Tripeptidasen* Tripeptide. Alle Gruppen von Exopeptidasen zeichnen sich durch eine Vielzahl von Enzymen aus, die starke organ- und speziesabhängige Differenzen aufweisen und noch nicht ausreichend abgegrenzt sind.

Zum Nachweis von Exopeptidasen in situ eignen sich natürliche Substrate nicht, wohl aber künstliche Verbindungen, die grundsätzlich aus Aminosäuren und verschiedenen chromogenen Resten, z.B. 1- oder 2-Naphthylamin, 4-Methoxy-2-naphthylamin, 3-Amino-9-äthylcarbazol und Indoxylamin synthetisiert werden. Die ursprüngliche Annahme, daß mit Veränderung der Aminosäure im Substratmolekül eine andere Aminopeptidase nachgewiesen wird, z.B. Leucylaminopeptidase mit L-Leucyl-2-naphthylamid, hat sich nicht bestätigt. Zwar haben Untersuchungen an Homogenaten nach elektrophoretischer Auftrennung ergeben, daß die einzelnen Banden mit verschiedenen Substraten unterschiedlich intensiv reagieren, d.h. eine gewisse Relation zwischen Aktivität und verwendetem Aminosäurerest im Substratmolekül existiert; eine absolute Spezifität besteht aber nicht.

Mit den gebräuchlichen histochemischen Nachweismethoden mit Leucyl- oder Alanylnaphthylamiden und -indolylamiden erfaßt man *vor allem* die Aminopeptidase (3.4.11.2, α-Aminoacylpeptidhydrolase, Arylamidase). Außerdem wird Leucylnaphthylamid auch von der Leucinaminopeptidase (Aminopeptidase (Zytosol), 3.4.11.1) hydrolysiert. Unklar ist, in welchem Ausmaß sich die Leucinaminopeptidase an der Spaltung des Substrates in verschiedenen Organen beteiligt. Das Substrat kann außerdem von anderen Peptidasen umgesetzt werden, und zwar von der Carboxypeptidase B, α-Chymotrypsin und Prolinase. Ähnliche Verhältnisse liegen bei anderen künstlichen Substraten vor. Es ist deshalb ratsam, die nachgewiesene Aktivität (Aktivitäten) nach dem Substrat zu bezeichnen, das zur Darstellung benutzt wird, so lange offen ist, um welche Peptidase es sich im einzelnen handelt.

a) Aminopeptidase

(Arylamidase, α-Aminoacylpeptidhydrolase, 3.4.11.2)

Eigenschaften und Vorkommen: Die Aminopeptidase spaltet verschiedene Peptide und Arylamide, z.B. L-Leucyl- und L-Alanyl-2-naphthylamid oder p-Nitrophenylanilid:

L-Alanyl-2-naphthylamid + $H_2O \longrightarrow$ L-Alanin + 2-Naphthylamin.

Die Aminopeptidase (Arylamidase), die L-Leucyl-, L-Alanyl-, L-Arginyl- und L-Histidyl-2-naphthylamid und L-Leucyl-3-indolylamid angreift, findet sich im Bürstensaum der Enterozyten und proximalen Nierentubuluszellen. Manche Substrate werden auch in den Zellen der Epithelkörperchen, in Bronchialepithelzellen, Makrophagen, proliferierenden Fibroblasten während der Wundheilung, den Zellen des exokrinen Pankreas und am Gallepol der Hepatozyten umgesetzt. Hinsichtlich pH-Optima, Aktivatoren und Inhibitoren existieren große art- und organspezifische Unterschiede. Die Arylamidasen sind häufig relativ fest strukturgebunden. Das pH-Optimum liegt in der Regel zwischen 6,5 und 8. Die physiologische Bedeutung dieser Enzyme ist noch weitgehend unklar.

Testorgane: Niere, Darm

Gewebevorbehandlung: uK, KF, KA, FK, GK, GSC, GTC und FP. Zur intrazellulären Lokalisation eignen sich besonders GTC und zur Darstellung der Gesamtaktivität uK mit Mt.

Nachweismethoden: Azokupplungs- und Indigogenverfahren

Simultane Azokupplung modifiziert nach NACHLAS et al. (1960) als Methode der Wahl (Abb. 15 a, b)

Inkubationsmedium:

L-Leucyl-4-methoxy-2-naphthylamid (Koch-Light, Serva)	5	mg
lösen in N,N-Dimethylformamid (Merck)	0,5	ml
0,1 M Acetat-, Phosphat- oder Citronensäure-Phos-	10	ml

phat-Puffer, pH 6,5-7,5

Fast Blue B (Chroma, Dajac, Fluka, Gurr, Lachema, Serva)	10	mg
mischen und filtrieren		
	ca. 10	ml

Inkubation: 5-45 min bei Zimmertemperatur oder 37 °C

Nachbehandlung:
Abgießen des Inkubationsmediums
Spülen in Aqua dest.
5 min einstellen in 2% Kupfersulfat (Merck)
Spülen in Aqua dest.
2 Std in 4% Formaldehyd einstellen
Spülen in Aqua dest.
Eindecken in Glycerin-Gelatine (Merck) oder Apathy-Sirup

Ergebnis: Enzymaktive Stellen sind blauviolett gefärbt.

Hemmreaktionen: Allgemein gültige spezifische Inhibitoren sind bisher nicht bekannt. Die verschiedenen Arylamidasen sprechen in unterschiedlichem Maße auf Hemmer an, z.B. auf p-Chlormercuribenzoat, 2-wertige Quecksilberionen, Puromycin und Äthylendiamintetraessigsäure.

Bemerkungen: Der Einfluß der Gewebevorbehandlung auf die Aktivität der Aminopeptidasen ist im einzelnen weitgehend unbekannt. Im Gegensatz zu den meisten anderen Hydrolasen soll Glutaraldehyd weniger als Formaldehyd inhibieren; außerdem ist die Hemmwirkung offenbar organabhängig. Im Dünndarm überwiegt die Inhibition durch Glutaraldehyd, in der Niere die durch Formaldehyd. Nach Glutaraldehydfixation beträgt die Restaktivität in der Rattenniere in Abhängigkeit von der Konzentration zwischen 50 und 0,15%, wobei eine Restaktivität von 1% noch eine kräftig positive Reaktion ergibt.

Ähnlich wie bei der Gewebevorbehandlung sind wir über das Ausmaß der Hemmung der Aminopeptidasen durch die benutzten Diazoniumsalze wenig informiert. Fest steht, daß alle Kupplungsreagentien massiv inhibieren und der Hemmeffekt mit steigendem pH zunimmt. Die Inhibitionsrate hängt stark von der Qualität des Diazoniumsalzes ab und bewegt sich mit einer Konzentration von 1 mg/ml in Niere und Dünndarm bei pH 6,5 zwischen 40-60, bei pH 7,5 zwischen 70-90%. Nach unserer Erfahrung existiert der in der Literatur angegebene größere Hemmeffekt von Fast Blue B verglichen mit Fast Garnet GBC nicht. Fast Blue B wird deshalb als Diazoniumsalz der Wahl empfohlen, weil es unabhängig von der Gewebevorbehandlung immer einen nahezu amorphen Azofarbstoff liefert. Dagegen muß mit Fast Garnet GBC die Untersuchung der Aminopeptidasen an Paraffinschnitten erfolgen, aus denen die Lipide extrahiert sind, oder wenigstens an Aceton-vorbehandelten Kryostatschnitten. Sonst resultieren bald nach Ende oder noch während der Inkubation grobkristalline Azofarbstoffpartikel, die die Beurteilung der Lokalisation beträchtlich erschweren oder sogar verhindern. Nachteilig macht sich bei Fast Garnet GBC außerdem bemerkbar, daß sein Azofarbstoff im Gegensatz zu dem aus Fast Blue B nicht durch Chelation mit Kupferionen stabilisiert werden kann. Aber auch der Azofarbstoff aus Fast Blue B und 4-Methoxy-2-naphthylamin, der bessere Eigenschaften hat, ist trotz Chelation nicht absolut unlöslich in organischen Solventien. Daher wird Dehydrierung und Eindecken in Entellan o.ä. nicht empfohlen.

Unter den verschiedenen Substraten gestatten die Methoxyderivate infolge der schnelleren Kupplung von 4-Methoxy-2-naphthylamin die genauere Lokalisation und werden ebenso schnell gespalten wie die unsubstituierten 2-Naphthylamide, sind aber beträchtlich teurer. Mit den meisten Substraten treten bei Zugabe des Kupplungssalzes unterschiedlich starke rötlich-lila Fällungen als Folge von freiem 4-Methoxy-2-naphthylamin auf. Deshalb muß filtriert werden. Gute Substrate zeigen keinerlei Verfärbung.

Der in zahlreichen Vorschriften zum Aminopeptidase-Nachweis angegebene Zusatz von Cyanidionen erübrigt sich.

Mit unsubstituierten Naphthylamiden, die billiger sind, kommt es auch mit Fast Blue B, dem stabilen Diazoniumsalz der Wahl, zu Diffusionsartefakten; nur nach Gefriertrocknung von Blöcken und Paraffineinbettung sowie in celloidin-montierten gefriergetrockneten Kryostatschnitten ist die Diffusion gering oder fehlt sogar vollständig. Nach allen angegebenen Methoden der Gewebevorbehandlung kann die Diffusion bei Verwendung von unsubstituierten Naphthylamiden, unter denen die 1-Naphthylaminderivate vorzuziehen sind, nur durch Hexazonium-p-rosanilin als Simultankuppler weitgehend verhindert werden.

Simultane Azokupplung mit hexazotiertem p-Rosanilin nach LOJDA (1975 b; Abb. 15 c)

Inkubationsmedium:

DL-Alanyl-, L-Alanyl-, L-Leucyl- oder L-Arginyl-2-naphthylamid (Koch-Light, Serva)	5	mg
lösen in N,N-Dimethylformamid (Merck)	0,5	ml
gepuffertes Hexazonium-p-rosanilin (aus 0,9-0,3 ml Hexazonium-p-rosanilin und 8,6-9,2 ml 0,1 M Citronensäure-Phosphat-Puffer-pH 7; pH auf 6,5 bringen)	9,5	ml
gut mischen und filtrieren		
	ca. 10	ml

Inkubation: 15-45 min bei Zimmertemperatur oder über Nacht im Kühlschrank bei 4°C

Nachbehandlung:

Abgießen des Inkubationsmediums

Spülen in Aqua dest.

5 min einstellen in 2% Kupfersulfat (Merck)

Spülen in Aqua dest.

Einstellen in 4% Formaldehyd für mehrere Std (um Gasbläschenbildung im Eindeckmittel vorzubeugen)

Spülen in Aqua dest.

Eindecken in Glycerin-Gelatine (Merck) oder Apathy-Sirup

Ergebnis: Enzymaktive Stellen sind braun bis bräunlich-gelb gefärbt. Der Schnitthintergrund erscheint anfänglich gelb, später bläulich.

Bemerkungen: Unter den genannten Substraten wird das Alanylderivat am schnellsten, die Arginylverbindung am langsamsten gespalten. Die Inhibition der Aminopeptidase durch 0,03 ml/ml Hexazonium-p-rosanilin beträgt in Niere und Dünndarm von Ratten bei pH 6,5 etwa 50% und mit 0,09 ml/ml etwa 60%. Schwachaktive Stellen sind wegen der Anfärbung des Schnitthintergrundes gelegentlich schwerer auszumachen als mit Fast Blue B zur Simultankupplung. In Verbindung mit 4-Methoxy-2-naphthylamiden besitzt Hexazonium-p-rosanilin eher Nachteile, da der Azofarbstoff hellbraun erscheint.

Im Gegensatz zu Fast Blue B kann das Medium mit Hexazonium-p-rosanilin auch zum Nachweis der Aminopeptidasen mit semipermeablen Membranen benutzt werden, wodurch der höhere Hemmeffekt von Hexazonium-p-rosanilin verglichen mit Fast Blue B oder Fast Garnet GBC kompensiert wird.

Abb. 15 a–f. Peptidasen, Ratte. a, b, c, d, e. Aminopeptidase, (a) Dünndarm, GTC, L-Leucyl-4-methoxy-2-naphthylamid/Fast Blue B/Chelation. Lokalisation im Bürstensaum der Enterozyten, der der Becherzellen reagiert nicht. 1200x, (b) Niere, GK, Methode s.a. Reaktion im Bürstensaum der Tubuli. 1000x, (c) Niere, KF, L-Leucyl-2-naphthylamid/Hexazonium-p-rosanilin. Lokalisation im tubulären Bürstensaum. 230x, (d) Niere, uK mit Mt. Methode und Resultat s.c. 230x, (e) Niere, KF, Indigogen-Methode. Bürstensaumreaktion der Tubuli. 120x, (f) γ-Glutamyltransferase, Nebenhoden, uK mit Mt. Reaktion im apicalen Epithel, außerdem der lateralen und basalen Zellmembran sowie der Spermien. 230x

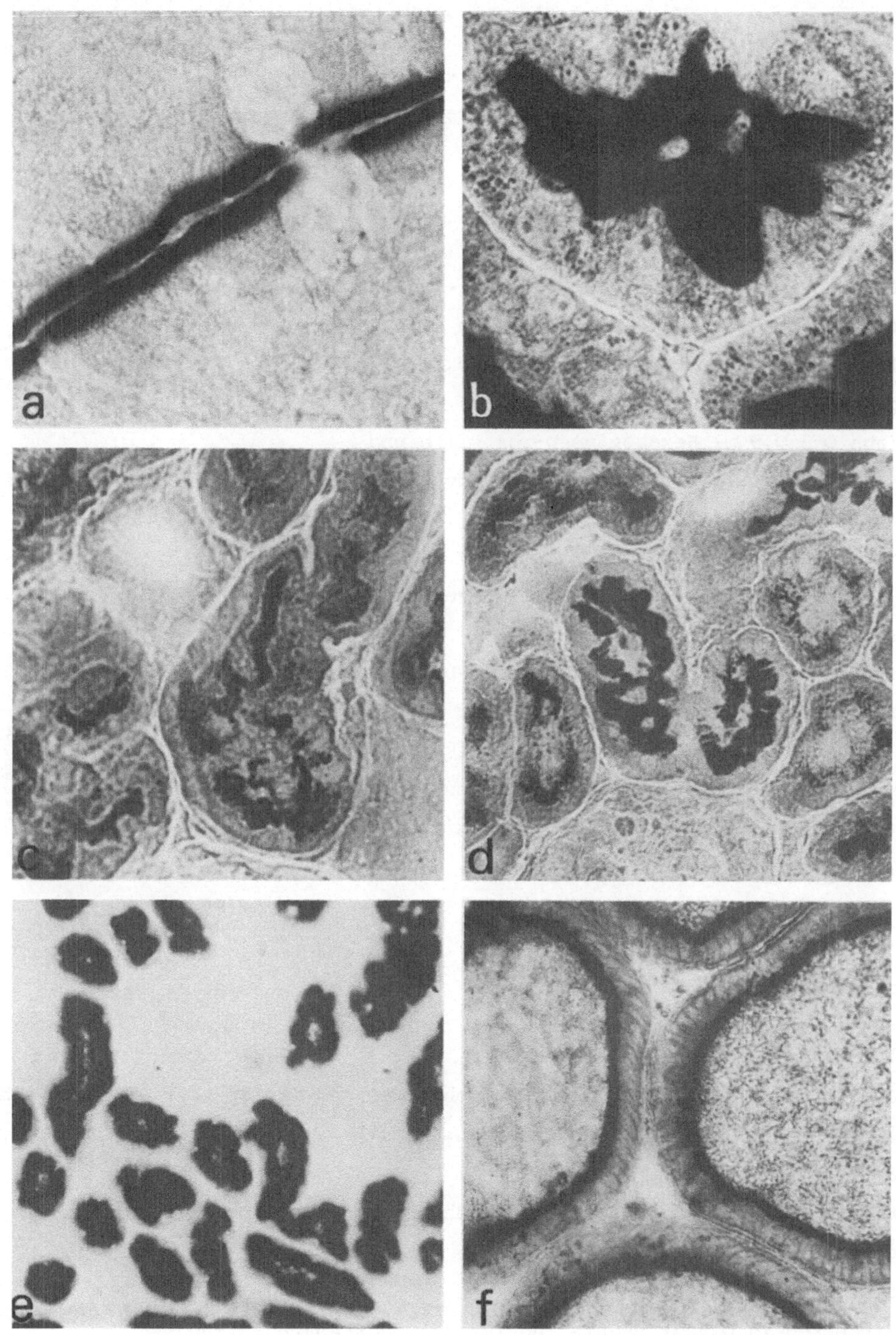
a
b
c
d
e
f

Membrantechnik zum Nachweis der Aminopeptidase nach LOJDA (1975 b; Abb. 15 d)

Inkubationsmedium:

DL-Alanyl-, L-Alanyl- oder L-Leucyl-2-naphthylamid (Koch-Light, Serva)	4-5	mg
lösen in N,N-Dimethylformamid (Merck)	0,5	ml
gepuffertes Hexazonium-p-rosanilin (aus 0,3-0,9 ml Hexazonium-p-rosanilin und 4,2-3,6 ml 0,2 M Citronensäure-Phosphat-Puffer, pH 7; pH auf 6,5 bringen)	4,5	ml
gut mischen, filtrieren		
2% Agar-Agar (Bactoagar, Special Agar-Noble; Difco) in Aqua dest. (Lösung in Wasserbad bei 80-90°C oder über Bunsenbrennerflamme unter vorsichtigem wiederholtem Aufkochen; pH mit Indikatorpapier kontrollieren und auf 6,5 einstellen)	4,5	ml
gut mischen, in Inkubationsgefäße gießen und gelifizieren lassen		
	ca. 9	ml

Inkubation: 1 - einige Std bei 37°C

Nachbehandlung:

Membranen mit gebogener Schere abschneiden und mit spitzer Pinzette abheben
5 min einstellen in 2% Kupfersulfat (Merck)
Spülen in Aqua dest.
Einstellen in 4% Formaldehyd für mehrere Std (um Gasbläschenbildung im Eindeckmittel vorzubeugen)
Spülen in Aqua dest.
Eindecken in Glycerin-Gelatine (Merck) oder Apathy-Sirup

Ergebnis: Enzymaktive Stellen sind braun bis bräunlich-gelb gefärbt. Der Schnitthintergrund erscheint zunächst gelb, später bläulich.

Bemerkungen: Die Lokalisation ist vor allem mit höheren Hexazonium-p-rosanilin-Konzentrationen sehr gut. Besonders in Fällen, in denen sich der Azofarbstoff langsamer gebildet hat, kann es zur Rekristallisation des sonst amorphen Reaktionsproduktes, d.h. zur Bildung kleiner Granula kommen, die das Bild aber nicht verzerren. Die blaue Anfärbung des Hintergrundes, die kontrastreichere Bilder liefert und die Identifizierung schwach aktiver Stellen erleichtert, läßt sich durch Einlegen der Membranen in 1 N HCl für einige min im Anschluß an die Fixation in 4% Formaldehyd beschleunigen und vertiefen.

Ferner kann die Aminopeptidase nachgewiesen werden mit dem Indigogen-Verfahren nach LOJDA und HAVRÁNKOVÁ (1975 a; Abb. 15 e)

Inkubationsmedium:

L-N(5-Brom-3-indolyl)-leucinamid-HCl (Cyclo Chemicals)	3	mg
lösen in N,N-Dimethylformamid (Merck)	0,5	ml
0,1 M Phosphatpuffer, pH 7,4	5,5	ml
Tetranitro BT (Lachema, Serva; 4 mg/ml)	0,5	ml
Phenazinmethosulfat (Lachema, Serva; 0,5 mg/ml)	0,5	ml
gut mischen und filtrieren		
	ca. 7	ml

Inkubation: 10 min-2 Std bei 37°C im Dunkeln

Nachbehandlung:

Abgießen des Inkubationsmediums

Spülen in Aqua dest.

Eindecken in Glycerin-Gelatine (Merck) oder Apathy-Sirup

Ergebnis: Enzymaktive Stellen sind dunkelbraun gefärbt.

Bemerkungen: Tetranitro BT und Phenazinmethosulfat hemmen die Aminopeptidase in Niere und Dünndarm zu etwa 40%. Mit dem Indoxylderivat kann die Reaktion in einem breiteren pH-Bereich ablaufen als bei Verwendung der Azokupplungsmethoden. Daher sind pH-Optima möglich, die den bei biochemischen Peptidaseuntersuchungen gebräuchlichen nahe kommen. Da das Substrat teuer ist und mit der Azokupplung bei Routinestudien identische Resultate verglichen mit dem Indigogen-Verfahren zu erzielen sind, ist letztere Methode zum Aminopeptidase-Nachweis nur für Forschungszwecke zu verwenden.

b) Enteropeptidase

(Enterokinase, 3.4.21.9)

Eigenschaften und Vorkommen: Das Enzym spaltet selektiv die Peptidbindung zwischen Lysin und Isoleucin, der 6. und 7. Aminosäure im Trypsinogenmolekül. Hierdurch entsteht aktives Trypsin, das neben seiner proteolytischen Wirkung auch andere Pankreasenzyme aktiviert, z.B. Chymotrypsinogen und Carboxypeptidase. Die Enteropeptidase nimmt daher bei der intraluminalen Verdauung der Proteine im Dünndarm eine Schlüsselstellung ein. Das Enzym kommt vor allem im Bürstensaum der ausdifferenzierten Enterozyten des Duodenums vor. Distalwärts sinkt seine Aktivität rasch ab, so daß die Enterokinase beim Menschen bereits im oberen Jejunum nur noch wenig aktiv ist. Das pH-Optimum liegt bei 5,6.

Testorgan: Duodenum (Meerschweinchen)

Gewebevorbehandlung: uK

Nachweismethode: Mehrschrittreaktion

Azokupplungsverfahren nach LOJDA und MALIS (1972)

Inkubationsmedium:

Benzoyl-L-arginyl-2-naphthylamid (BANA; Koch-Light, Serva)	8	mg
lösen in N,N-Dimethylformamid (Merck)	0,5	ml
0,1 M Tris-Maleat- oder Tris-HCl-Puffer, pH 6,5, mit 0,1% Calciumchlorid (Merck)	5	ml
gut mischen		
Fast Blue B (Chroma, Dajac, Fluka, Gurr, Lachema, Serva)	5-10	mg
gründlich mischen und filtrieren		
	ca. 5,0	ml

Zu 2 ml des Filtrates 2 mg Trypsinogen (Boehringer) und 2 ml 1% 60°C warmen Agar-Agar (Bactoagar; Difco, gelöst in Aqua dest., pH mit Indikatorpapier auf 6,5 einstellen) geben, gut mischen, auf die schnittragenden Objektträger giessen und gelifizieren lassen.

Inkubation: 1-2 Std bei 37°C

Nachbehandlung:

Schnittragende Objektträger mit den Gelen vorsichtig für 5 min bei Zimmertemperatur in Petrischale mit 2% Kupfersulfat (Merck) einlegen

5 min bei Zimmertemperatur vorsichtig in einer mit Aqua dest. gefüllten Petrischale spülen

Objektträger herausnehmen, auf der Unterseite abtrocknen und bei etwa 10facher Vergrößerung mikroskopieren und ggf. photographieren

Zur Aufbewahrung Agargele zu Filmen trocknen lassen

Ergebnis: Stellen mit Reaktionsprodukt im Schnitt und im Agar-Agar oberhalb davon erscheinen blauviolett; der Schnitthintergrund ist gelb gefärbt.

Spezifitätskontrollen: Medien ohne Trypsinogen. Die eigentliche Enteropeptidase-Aktivität entspricht der Farbdifferenz aus dem Ansatz mit und ohne Trypsinogen.

Bemerkungen: Unfixierte Kryostatschnitte werden verwendet, weil mit der angegebenen Mehrschrittreaktion höchstens auf Zellebene lokalisiert werden kann; denn an sich übersteht die Enteropeptidase Fixation relativ gut. Die Entfernung des Gels ist zwar möglich, wird aber nicht empfohlen, da viel Azofarbstoff, der zusätzlich im Gel abgelagert wird, verloren geht. Grundsätzlich lassen sich auch die übrigen Trypsin-Substrate, die sich von 1- oder 2-Naphthylamin oder 4-Methoxy-2-naphthylamin herleiten, zur Enteropeptidasedarstellung einsetzen. Die Methoxyverbindungen, z.B. CBZ-Benzoyl-arginyl-4-methoxy-2-naphthylamid ermöglichen eine schärfere Lokalisation, sind aber wesentlich teurer als die unsubstituierten Naphthylamide zum Trypsinnachweis.

c) γ-Glutamyltransferase

(γ-Glutamyltranspeptidase, γ-L-Glutamyl-peptid:Aminosäure-γ-glutamyltransferase, 2.3.2.2)

Eigenschaften und Vorkommen: Das Enzym katalysiert die Übertragung von γ-L-Glutamylresten der γ-L-Glutamylpeptide auf verschiedene Aminosäuren, wodurch neue γ-L-Glutamylpeptide entstehen; auch γ-L-Glutamylverbindungen mit substituierten und unsubstituierten 1- oder 2-Naphthylaminen kommen in Frage. Die γ-Glutamyltransferase wird an dieser Stelle besprochen, weil sie nach demselben Prinzip wie die übrigen Peptidasen dargestellt wird. An sich gehört sie in die Gruppe der Transferasen. Das physiologische Substrat ist vermutlich Glutathion. Die Spezifität des Enzyms ist an den γ-L-Glutamylrest gebunden; das Restpeptid hat dafür keine Bedeutung. Das pH-Optimum der γ-Glutamyltransferase liegt bei 9. Mit abnehmendem pH geht die Transferaseaktivität zurück, so daß z.B.

bei pH 7,5 nur noch 10-20% davon meßbar ist. Die höchste Aktivität besitzt die γ-Glutamyltransferase im Bürstensaum der proximalen Nierentubuli. Außerdem kommt das Enzym in der Niere in den Markkapillaren vor. Weiterhin ist die Glutamyltransferase im exokrinen Pankreas, Nebenhodenepithel und Sperma, Plexus chorioideus, Epithel des Endometriums, Bürstensaum der Enterozyten sowie im Gallengangepithel anzutreffen.

Testorgane: Niere, Nebenhoden, Pankreas

Gewebevorbehandlung: uK, KF, KA, GTC, FK, GK, FP; besonders empfehlenswert sind KF und GTC oder uK mit Mt.

Nachweismethode: Azokupplungsreaktion

Azokupplungsverfahren nach LOJDA (1975 b)

Inkubationsmedium:

Substratlösung	0,5-1	ml
mischen mit gepuffertem Hexazonium-p-rosanilin	9	ml
(aus 0,3-0,9 ml Hexazonium-p-rosanilin und 8,7-8,1 ml 0,1 M Natriumacetat, pH auf 6,5 einstellen)		
filtrieren		
Glycyl-glycin (Serva)	5	mg
	ca. 10	ml

Herstellung der Substratlösung: Zu 12 mg γ-L-Glutamyl-1-naphthylamid (Koch-Light, Serva) oder γ-L-Glutamyl-2-naphthylamid (Koch-Light, Lachema, Serva) 0,15 ml N,N-Dimethylformamid (Merck) und 0,15 ml 1 N NaOH geben, schütteln bis Lösung eingetreten ist und 4,7 ml dest. zufügen. Die Lösung des 1-Naphthylaminderivates ist bei 4°C wenigstens eine Woche haltbar; ein Teil der 2-Naphthylaminverbindung fällt im Verlauf 1 Std aus, so daß das Substrat sofort nach der Herstellung der Lösung benutzt werden soll.

Inkubation: 10-45 min bei Zimmertemperatur oder über Nacht im Kühlschrank bei 4°C

Nachbehandlung:

Abgießen des Inkubationsmediums

Spülen in Aqua dest.

5 min einstellen in 2% Kupfersulfat (Merck)

Spülen in Aqua dest.

Mehrere Std in 4% Formaldehyd bei Zimmertemperatur einstellen (um Gasbläschenbildung im Eindeckmittel vorzubeugen)

Spülen in Aqua dest.

Eindecken in Glycerin-Gelatine (Merck) oder Apathy-Sirup

Ergebnis: Enzymaktive Stellen sind braun bis bräunlich-gelb gefärbt; der Schnitthintergrund erscheint anfänglich gelb, später bläulich.

Bemerkungen: Der Zusatz von Glycyl-glycin zum Inkubationsmedium ist nicht unbedingt nötig. Dieses Dipeptid verstärkt die Reaktion; es wird als Aktivator angesehen. Möglicherweise dient die Verbindung aber auch als Akzeptor für die freigesetzten γ-L-Glutamylreste, die so das Enzym nicht an seiner Tätigkeit hindern oder hemmen. Das 1-Naphthylaminderivat ist der 2-Naphthylaminverbindung überlegen. Es ist besser löslich, wird schneller gespalten und liefert einen Azofarbstoff, der braun, amorph und in Fettlösungsmitteln nur sehr schwer löslich ist. Darüberhinaus hat der Azofarbstoff mit 1-Naphthylamin gegenüber dem mit 2-Naphthylamin einen 1,5 mal höheren molaren Extinktionskoeffizienten. Außer Hexazonium-p-rosanilin können zum γ-Glutamyltransferase-Nachweis auch die stabilen Diazoniumsalze Fast Blue B und Garnet GBC in einer Menge von 1 mg/ml 0,1 M Acetatpuffer, pH 6,5 benutzt werden. Für beide Substanzen gilt das, was bei der Aminopeptidase geschildert wurde. 0,03 ml/ml Hexazonium-p-rosanilin hemmen das Enzym in der Niere zu ca. 50% und 0,09 ml/ml zu etwa 60%. Die entsprechenden Werte für Fast Blue B und Fast Garnet GBC betragen 50% bzw. 37%. Wird die Reaktion mit Veronal-, Citronensäure-Phosphat-, Phosphat- oder Tris-HCl-Puffer an Stelle von Acetat-Puffer durchgeführt, resultieren geringere Aktivitäten. Statt mit unsubstituierten Naphthylaminderivaten läßt sich die γ-Glutamyltransferase auch mit der 4-Methoxy-2-naphthylaminverbindung darstellen, die sehr scharf lokalisiert; sie ist allerdings nicht im Handel erhältlich.

Membrantechnik zum Nachweis der γ-Glutamyltransferase nach LOJDA (1975 b, Abb. 15 f)

Inkubationsmedium:

γ-L-Glutamyl-1-naphthylamid (Koch-Light, Serva) oder γ-L-Glutamyl-2-naphthylamid (Koch-Light, Lachema, Serva; Herstellung der Substratlösung, s.S. 183)	0,5-1	ml
gepuffertes Hexazonium-p-rosanilin (aus 0,3-0,9 ml Hexazonium-p-rosanilin und 4,2-3,6 ml 0,2 M Natriumacetat, Merck; pH auf 6,5 bringen)	4,5	ml
gut mischen, filtrieren		
2% Agar-Agar (Bactoagar, Special Agar-Noble; Difco) in Aqua dest. (Lösung in Wasserbad bei 80-90°C oder über Bunsenbrennerflamme unter vorsichtigem wiederholten Aufkochen; pH mit Indikatorpapier kontrollieren und auf 6,5 einstellen)	4,5	ml
gut mischen, in Inkubationsgefäße gießen und gelifizieren lassen		
	ca. 9	ml

Inkubation: 1-einige Std bei 37°C

Nachbehandlung:

Membranen mit gebogener Schere abschneiden und mit spitzer Pinzette abheben

5 min in 2% Kupfersulfat (Merck) einstellen

Spülen in Aqua dest.

Einstellen in 4% Formaldehyd für mehrere Std (um Gasbläschenbildung im Eindeckmittel vorzubeugen)

Spülen in Aqua dest.

Eindecken in Glycerin-Gelatine (Merck) oder Apathy-Sirup

Ergebnis: Enzymaktive Stellen sind braun bis bräunlich-gelb gefärbt. Der Schnitthintergrund erscheint anfänglich gelb, später bläulich.

Bemerkungen: Die Lokalisation ist besonders bei Verwendung höherer Konzentrationen an Hexazonium-p-rosanilin und mit dem 1-Naphthylaminderivat sehr gut. Der Reaktionsablauf kann durch Zugabe von 5 mg Glycyl-glycin (Serva) zum Inkubationsmedium (ca. 9 ml) beschleunigt werden. Die blaue Anfärbung des Hintergrundes, die das Bild kontrastreich macht, läßt sich durch Einlegen der Membranen nach der Fixation in 4% Formaldehyd in 1 N HCl für einige min beschleunigen und vertiefen.

5. Sulfatasen

Arylsulfatase (Arylsulfatsulfohydrolase, 3.1.6.1)

Eigenschaften und Vorkommen: Das Enzym katalysiert z.B. die Reaktion:

p-Nitrophenylsulfat + $H_2O \rightleftharpoons$ Sulfat + p-Nitrophenol.

Biochemisch existieren mindestens 3 Arylsulfatasen, und zwar die Arylsulfatase A, B und C, die sich im pH-Optimum, Molekulargewicht, Hemmverhalten und Substratspezifität unterscheiden. Das pH-Optimum der Arylsulfatase A bewegt sich zwischen 4,5 und 5,2, das der Arylsulfatase B zwischen 5,5 und 5,9 und das der Arylsulfatase C um 7,5-8. Als Hemmer der A- und B-Form werden Sulfat, Fluorid und Phosphat angenommen; die Arylsulfatase C wird durch Sulfit und Cyanid inhibiert. Chlorid kann u.U. aktivieren.

Die Arylsulfatasen A und B sind an die Lysosomen, die Arylsulfatase C vermutlich an das endoplasmatische Retikulum gebunden. Als eines der physiologischen Substrate der Arylsulfatase A gilt Cerebrosid-3-sulfat. Das Enzym fehlt bei der Sulfatidose. Die Sulfatase C wird als Steroidsulfatase angesehen und soll an der Ausscheidung von Steroidhormonen beteiligt sein.
Histochemisch lassen sich die verschiedenen Arylsulfataseformen nicht eindeutig gegeneinander abgrenzen. Allerdings setzt z.B. die Arylsulfatase B aus Ochsenleber das zum Nachweis in situ benutzte Substrat p-Nitrobrenzcatechinsulfat im Gegensatz zu den beiden anderen Sulfatasen nur langsam um, so daß zumindest in diesem Organ mit p-Nitrobrenzcatechinsulfat überwiegend die A- und C-Form erfaßt wird. Dennoch dürften mit der angegebenen histochemischen Methode vor allem die lysosomalen Arylsulfatasen nachgewiesen werden. Reich an Arylsulfatase sind bei Säugetieren Niere, Leber und Gehirn.

Testorgane: Leber, Niere, Gehirn

Gewebevorbehandlung: FK und GK

Nachweismethode: Metallsalzverfahren

Metallsalzmethode nach GOLDFISCHER (1965) und HOPSU-HAVU et al. (1967) als Methode der Wahl (Abb. 16 a)

Inkubationsmedium:

p-Nitrobrenzcatechinsulfat (2-Hydroxy-5-nitrophenylsulfat; Merck, Serva, Sigma)	160	mg
lösen in Aqua dest.	4	ml
0,1 M Acetat-Puffer, pH 5,5	12	ml
8% Bleinitrat (Merck)	4	ml

pH mit 0,2 M Essigsäure ggf. Natriumacetat (Merck) auf 5,5 bringen, Medium 15-30 min

---

bei 37 °C stehen lassen und filtrieren

20	ml

Inkubation: flottierend 30-60 min bei 37 °C

Nachbehandlung:

Inkubationsmedium abgießen

Spülen in Aqua dest.

Einstellen in 0,5-1% gelbes Ammoniumsulfid (Merck) für 1-2 min

Spülen in Aqua dest.

Eindecken in Glycerin-Gelatine (Merck) oder Apathy-Sirup

Ergebnis: Enzymaktive Stellen sind schwarz-braun gefärbt.

Bemerkungen: Der histochemische Nachweis der Arylsulfatase ist im Gegensatz zur Darstellung der übrigen lysosomalen Enzyme relativ anfällig; auch mit der hier angegebenen Methode werden gelegentlich unbefriedigende und wenig reproduzierbare Resultate erhalten. Die Ursachen dafür sind weitgehend unklar. Gelingt der Nachweis, sind die Ergebnisse vorzüglich. Das Verfahren von HOPSU-HAVU et al. arbeitet mit Bariumionen, die das Enzym zwar in geringerem Ausmaß hemmen, für lichtmikroskopische Zwecke aber ein schwerer sichtbares Reaktionsprodukt liefern.

Besonders kritisch ist für den Nachweis der Arylsulfatase die Fixation. Jedes Organ verhält sich anders; außerdem bestehen speziesabhängige Differenzen. Für Routinezwecke haben sich zur Untersuchung von Niere, Leber und Gehirn 4% Formaldehyd oder 1,5-2,5% Glutaraldehyd für 3-24 Std und Spülen in 0,1 M Kakodylat-Puffer, pH 7,4, für 1-2 Std bewährt. Nach Untersuchung von ARBORGH et al. (1971) wird die Arylsulfatase in der Rattenniere durch 1,5% Glutaraldehyd zu ca. 70% gehemmt; anschließendes Spülen in Tris-Maleat-Puffer erhöht die Aktivität des Enzyms auf 53%.

Die übrigen Methoden zum histochemischen Nachweis der Arylsulfatasen mit 1-Naphthyl-, 6-Benzoyl-, 6-Brom-2-naphthyl-, Naphthol-

AS-, Naphthol-AS-D-, Naphthol-AS-BI- und Hydroxyinolinsulfat haben sich für Routineuntersuchungen von Säugerorganen nicht oder nur wenig bewährt.

III. Transferasen

Transferasen sind Enzyme, die die Übertragung bestimmter Gruppen von einer Verbindung (sog. Donor) auf eine andere (sog. Akzeptor) katalysieren. Die Reaktion läuft im allgemeinen folgendermaßen ab:

$$\underset{\text{Donor}}{RD} + \underset{\text{Akzeptor}}{A} \rightleftharpoons RA + D.$$

Es handelt sich um eine umfangreiche Gruppe von Enzymen, unter denen nur einige histochemisch nachgewiesen werden können. Unter den Carbontransferasen (2.1) lassen sich die Aspartat-Carbamoyltransferase (Carbamyl-Aspartotranskinase, Carbamoylphosphat:L-Aspartat-Carbamoyltransferase, 2.1.3.2) und Ornithincarbamoyltransferase (Citrullin-Phosphorylase, Ornithin-Transcarbamylase, Carbamoylphosphat:L-Ornithin-Carbamoyltransferase, 2.1.3.3) und unter den Acyltransferasen (2.3) die Cholinacetyl-Transferase (Cholinacetylase, Acetyl-CoA:Cholin-O-Acetyltransferase, 2.3.1.6) nachweisen. Die γ-Glutamyltransferase (γ-L-Glutamyl-Peptid:Aminosäure-γ-Glutamyltransferase, 2.3.2.2) wurde bei den Peptidasen besprochen. Die Glykosyltransferasen (2.4) werden hier abgehandelt. Darüber hinaus ist es möglich, die Aspartat-Aminotransferase (Glutamat-Oxalacetat-Transaminase, L-Aspartat:2-Oxoglutarat-Aminotransferase, 2.6.1.1) mit einer Schwermetall-(Gomori-Typ) und Azokupplungsreaktion und die Ornithin-Oxosäure-Aminotransferase (L-Ornithin:2-Oxosäure-Aminotransferase, 2.6.1.13), Hexokinase (ATP→D-Glucose-Transphosphatase, ATP:D-Hexose-6-phosphotransferase, 2.7.1.1), Glucokinase (ATP→D-Glucose-Transphosphatase, ATP:D-Glucose-6-Phosphotransferase, 2.7.1.2), Creatinkinase (ATP→Creatin-Transphosphatase, ATP:Creatin-N-Phosphotransferase, 2.7.3.2) sowie Phosphoglucomutase (Glucose(1-6)-Phosphomutase, α-D-Glucose-1,6-diphosphat:α-D-Glucose-1-phosphat-Phosphotransferase, 2.7.5.1) mit Mehrschrittreaktionen darzustellen, die aber bisher nur wenig Anwendung gefunden haben und noch nicht ausgereift sind.

Glykosyltransferasen sind Enzyme, die Glykosylgruppen übertragen. Manche dieser Enzyme sind auch hydrolytisch tätig; dies kann als Übertragung einer Glykosylgruppe von einem Kohlenhydrat auf H_2O aufgefaßt werden. Bei der Phosphorylase dient u.U. auch anorganisches Phosphat als Akzeptor. Üblich ist die Übertragung des Zuckerrestes von Oligosacchariden oder energiereichen Molekülen, z.B. von UDP-Glucose auf ein anderes Kohlenhydratmolekül. Die Glykosyltransferasen lassen sich in Hexosyl- (2.4.1), Pentosyltransferasen (2.4.2) und andere Glykosylgruppen übertragende Enzyme (2.4.99) unterteilen. Zur Darstellung in situ existieren Methoden für die Glykogenphosphorylase (2.4.1.1), das 1,4-α-Glucanverzweigungsenzym (2.4.1.18), das die Verzweigungen des Glucanmoleküls aufbaut, und für die Glykogensynthase (2.4.1.11). Da der histochemische Nachweis der beiden erstgenannten Enzyme mit der gleichen Methode erfolgt, werden sie auch gemeinsam besprochen.

1. Glykogenphosphorylase

(Amylophosphorylase, 1,4-α-D-Glucan:Orthophosphat-α-Glucosyltransferase, 2.4.1.1) und 1,4-α-Glucanverzweigungsenzym (1,4-α-D-Glucan:1,4-α-D-glucan-6-α-(1,4-α-glucano)-Transferase, Verzweigungsenzym, Q-Enzym, 2.4.1.18)

Eigenschaften und Vorkommen: Die Phosphorylase katalysiert die Synthese und Spaltung von Molekülen von Amylose-Typ nach dem Reaktionsschema:

$$(1,4\text{-}\alpha\text{-D-Glucosyl})_n + \text{Orthophosphat} \rightleftharpoons (1,4\text{-}\alpha\text{-D-Glucosyl})_{n-1} + \text{D-Glucose-1-phosphat.}$$

U.a. hängt das Gleichgewicht der Reaktion vom pH-Wert ab. Bei niedrigem pH ist es nach links verschoben, d.h. es erfolgt eine Übertragung des Glucosylrestes auf die Glucosylkette, den sog. Primer. Tierische Phosphorylase existiert in zwei Formen: in einer aktiven, die als Phosphorylase a oder kurz als Phosphorylase bezeichnet wird, und in einer inaktiven, die man Phosphorylase b oder Dephosphophosphorylase nennt. Phosphorylase b kann mit Hilfe des Enzyms Phosphorylase-Kinase (2.7.1.38, ATP:Phosphorylase b-Phosphotransferase) in Phosphorylase a umgewandelt werden. Die umgekehrte Reaktion wird von der Phosphorylase-Phosphatase (3.1.3.17, Phosphorylase a-Phosphohydrolase) katalysiert. Die Phosphorylase-Kinase wird durch Adrenalin und Glucagon aktiviert. Der Nachweis der maximalen Glykogenphosphorylase-Aktivität benötigt (zyklisches) Adenosinmonophosphat. Die Kinetik der Phosphorylase-Reaktion ist außerordentlich kompliziert. Eine Unterscheidung beider Phosphorylasearten läßt sich - trotz theoretischer Voraussetzungen - in situ praktisch nur schwer durchführen. Inhibitoren sind Phlorizin und p-Chlormercuribenzoat. Die höchste Aktivität besitzt die Glykogenphosphorylase in Leber, Skeletmuskulatur, Myokard und Nervengewebe. Nach Ultrazentrifugation findet sich ein Großteil der Enzymaktivität im Überstand und in der Mikrosomenfraktion.

Mit der Phosphorylase hängt das Glykogenverzweigungsenzym eng zusammen. Dieses Enzym ist für die Verzweigungen im Glykogen oder Amylopectin verantwortlich, d.h. es katalysiert die Übertragung von Teilen der 1,4-α-D-Glucankette in die 6-Position eines Glucosylrestes. Inhibitoren des Verzweigungsenzyms sind Magnesium- und Manganionen sowie Äthanol (20%) und Quecksilberchlorid ($HgCl_2$, 0,1 mM). Beide Enzyme zeigen ähnliche Verteilungsmuster und vermitteln einen wichtigen Einblick in den Glykogenstoffwechsel von Zellen. Als Hauptbindungsort gilt bei Tieren das endoplasmatische Retikulum.

Da es sich bei diesen Transferasen um relativ fixationsempfindliche Enzyme handelt, erfolgt der Nachweis in situ primär an frischen Schnitten, obwohl Fixation in Aceton wenigstens einen Teil der Glykogenphosphorylase-Aktivität erhält; Form- und Glutaraldehyd inhibieren stark. Die höhere Empfindlichkeit des Glykogenverzweigungsenzyms gegenüber Äthanol bzw. sein Zusatz zum Inkubationsmedium ermöglicht eine gewisse Unterscheidung zwischen dem Verzweigungsenzym und der Phosphorylase.

Testorgane: Leber, Herz- und Skeletmuskel

Gewebevorbehandlung: uK, KA, ggf. GTC

Nachweismethode: Synthesereaktion

Syntheseverfahren modifiziert nach TAKEUCHI und KURIAKI (1955), TAKEUCHI (1958), ERÄNKÖ und PALKAMA (1961) sowie GODLEWSKI (1963) als Methode der Wahl (Abb. 16 b, c)

Inkubationsmedium:

Aqua dest.	15	ml
nacheinander in der aufgeführten Reihenfolge zugeben		
D-Glucose-1-phosphat, Natriumsalz (Boehringer, Reanal, Serva)	50	mg
Adenosin-5'-monophosphat, Natriumsalz (Boehringer, Reanal, Serva)	10	mg
Äthylendiamintetraessigsäure, Natriumsalz (EDTA; Merck, Serva)	20	mg
Natriumfluorid (Merck)	20	mg
Glykogen, wasserlöslich (Merck)	5-10	mg
Insulin (Hoechst)	1-2	Einheiten
0,1 M Acetat-Puffer, pH 5,8	10	ml
Polyvinylpyrrolidon (MG 25.000, Serva)	1-2	g

Abb. 16 a-f. Sulfatase, Transferasen, Lyasen, Ratte, (a) Arylsulfatase, Gehirn, FK. Reaktion in Lysosomen von Nervenzellen. 520x, (b, c) Glykogenphosphorylase, GTC, PAS-Reaktion, (b) Skeletmuskulatur. Darstellung weißer Fasern. 520x, (c) Leber. Zytoplasmareaktion der Hepatozyten. 520x, (d) Glykogensynthase, Skeletmuskel, uK, PAS-Reaktion. Kräftige Reaktion der weißen Fasern. 980x, (e) Fructose-1,6-diphosphat-Aldolase, Skeletmuskulatur, uK. 190x, (f) Carbonat-Dehydratase, Magen, uK. Darstellung der Belegzellen. 520x ▶

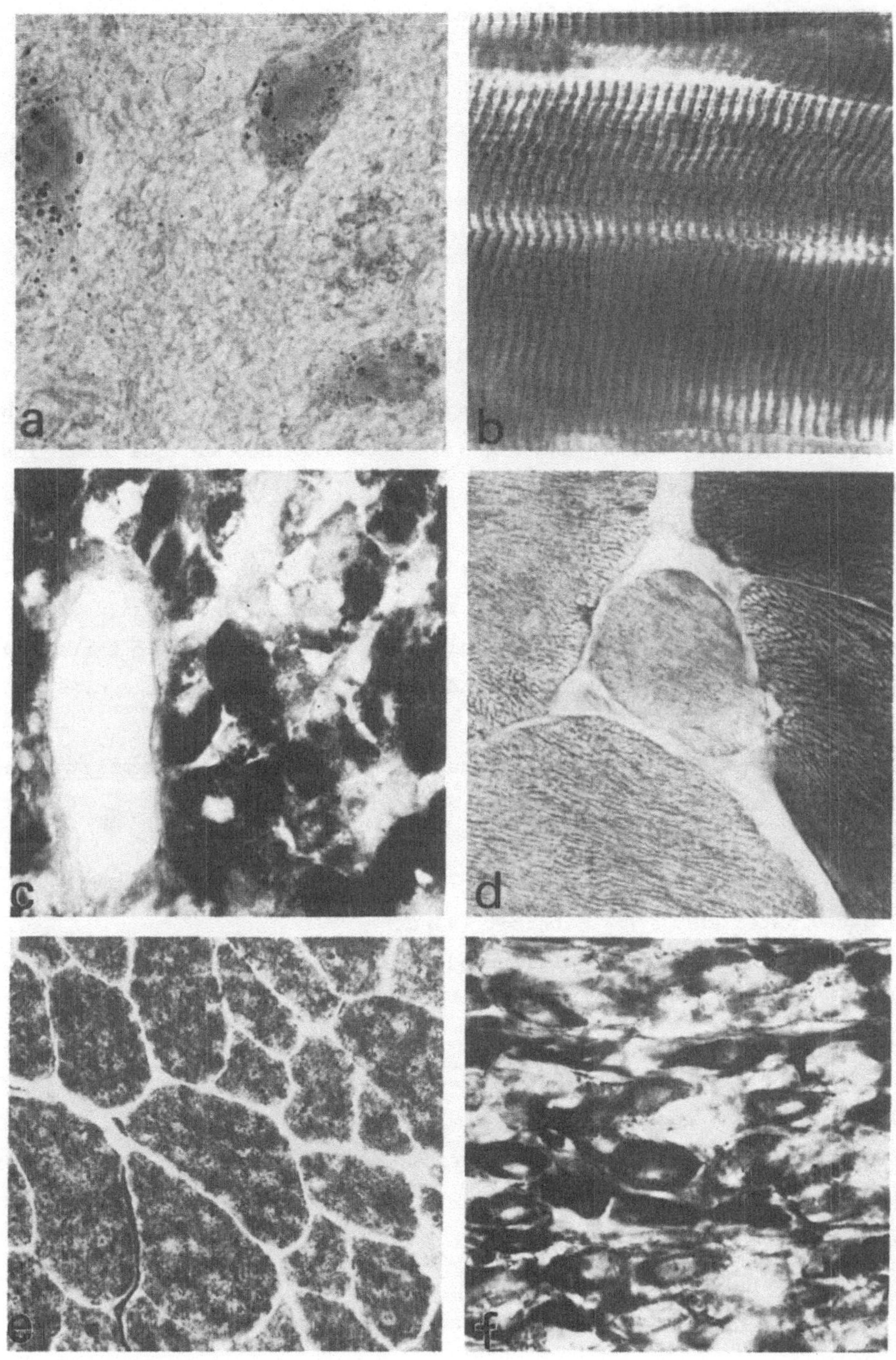
a
b
c
d
e
f

gut schütteln, pH kontrollieren und ggf. auf 5,8 einstellen

	25	ml

Inkubation: 30-60 min bei 37 °C

Nachbehandlung:

Abgießen des Inkubationsmediums
Spülen in Aqua dest.
3 min Einstellen in 96% Äthanol
Einige min (bis zur Farbentwicklung) einstellen in verdünnte Lugolsche Lösung (2 g Kaliumjodid, Merck, und 1 g Jod, Merck, in 300 ml Aqua dest. lösen und vor Gebrauch 1:9 verdünnen)
Spülen in Aqua dest.
(5 min einstellen in 4% Formaldehyd, spülen in Aqua dest.)
Eindecken in Jod-Glycerin (1 Teil Lugolsche Lösung und 5 Teile Glycerin) oder, wenn Dauerpräparate erforderlich sind, nach Entwässerung in tertiärem Butanol (Merck) und Aufhellen in Xylol eindecken in Entellan (Merck) o.ä.

Das neusynthetisierte Glykogen kann auch durch die *PAS-Reaktion* dargestellt werden:
Abgießen des Inkubationsmediums
Spülen in Aqua dest.
5 min einstellen in 99% Methanol (Merck)
5-10 min Oxidation in 0,5-1% Perjodsäure (Merck; Lösung in Aqua dest. oder 70% Äthanol)
Spülen in Aqua dest.
30 min einstellen in Schiffsches Reagens, s.u.
30 min fließend wässern
Eindecken in Glycerin-Gelatine (Merck), Apathy-Sirup oder nach Dehydrierung in Entellan (Merck) o.ä.

Herstellung des Schiffschen Reagens:

p-Rosanilin, acridinfrei oder basisches Fuchsin (Chroma)	0,5	g
lösen in 1 N HCl	15	ml
schütteln bis zum vollständigen Lösen (nicht erwärmen)		

0,6% Kaliumdisulfit (Kaliummetabisulfit; Merck)	85	ml
Lösung mindestens 24 Std bei Zimmertemperatur im Dunkeln stehen lassen, bis Gelbfärbung eintritt, Aktivkohle zusetzen und kräftig schütteln, filtrieren Die Lösung muß farblos sein.		
	100	ml

Ergebnis: Stellen mit Enzymaktivität erscheinen bei Verwendung von Lugolscher Lösung mischfarben blau, purpurrot oder braun. Die blaue Farbe ist durch unverzweigte Glucanketten bedingt (Glykogenphosphorylase), die braune durch verzweigte (Verzweigungsenzym). Bei Entwicklung mit der PAS-Reaktion sind die enzymaktiven Orte rotviolett gefärbt.

Spezifitätskontrollen: Inkubation ohne D-Glucose-1-phosphat oder Entwicklung der nicht inkubierten Schnitte in Lugolscher Lösung zur Abgrenzung von gewebseigenem Glykogen. Zusatz von Äthanol in einer Endkonzentration von 20% oder von 0,5 mg Quecksilberchlorid (0,1 mM; Merck) zum Inkubationsmedium unterdrücken das Verzweigungsenzym; die Glykogenphosphorylase reagiert weiter. - Bei Verwendung der PAS-Reaktion sind immer uninkubierte Schnitte mitzuführen, da die Enzymaktivität der Differenz der Farbintensitäten im inkubierten und nicht-inkubierten Schnitt entspricht.

Bemerkungen: Das im Inkubationsmedium nach TAKEUCHI und KURIAKI enthaltene Insulin soll die Phosphorylase-Reaktion beschleunigen; dies konnte aber bisher nicht bewiesen werden, so daß man auf den Insulinzusatz grundsätzlich verzichten kann. Äthylendiamintetraessigsäure stabilisiert die Phosphorylase und hemmt die Phosphorylase-Kinase, außerdem Enzyme, die die synthetisierten Glucosylketten spalten können, z.B. die α-Amylase. Fluorid inhibiert die Phosphorylase-Phosphatase und saure Phosphatase, die das Ausgangssubstrat D-Glucose-1-phosphat hydrolysieren kann. Polyvinylpyrrolidon ist für beide Enzymreaktionen nicht ungedingt nötig; es dient vielmehr als Diffusionsschutz für präexi-

stentes Glykogen, das als Primer fungiert, und für die Phosphorylase. Entsprechend intensiver und kräftiger fällt dann die Endfärbung aus. Ähnlich wie Polyvinylpyrrolidon wirkt Polyvinylalkohol, der daher an die Stelle von Polyvinylpyrrolidon im Inkubationsmedium treten kann.
Das dem Medium zugesetzte Glykogen, das immer wieder als mutmaßlicher Primer eingesetzt wird, ist wegen seines großen Moleküls außerstande, in Zellen einzudringen, und kann hier deshalb nicht als Starter der Reaktion wirken. Nur zelleigenes Glykogen ist in der Lage, diese Aufgabe zu erfüllen. Daher fällt der Phosphorylase-Nachweis dort negativ aus, wo endogenes Glykogen fehlt, obwohl das Enzym hier an sich existiert, z.B. im Herzmuskel beim frischen Infarkt. Die eigentliche Wirkung des exogenen Glykogens besteht möglicherweise eher darin, daß es dem präexistenten als Diffusionsschutz dient. Als Startsubstanzen können hochmolekulare unverzweigte Dextrane verwendet werden (MEIJER, 1968 a, b); optimal sind Molekulargewichte zwischen 100.000 und 200.000. Hierdurch läßt sich das Enzym auch dort nachweisen, wo es kein endogenes Glykogen gibt. - Bei Versuchen in vitro haben sich Dextrane verglichen mit Glykogen allerdings als die schlechteren Akzeptoren herausgestellt. Außerdem muß bei Inkubation mit Dextranen stets die Perjodsäure-Schiff-Reaktion angeschlossen werden, wodurch keine Differenzierung zwischen Phosphorylase und Verzweigungsenzym möglich ist.

Die Lugolsche Lösung liefert in der Regel in den Schnitten eine Mischfarbe aus blau, braun und purpurrot. Der blauen Farbe liegen unverzweigte Glucosylketten als Produkte der Phosphorylase-Tätigkeit zugrunde; sie können von der α- und β-Amylase gespalten werden. Die braune Jodreaktion setzt verzweigte Glykogenketten voraus, die das Verzweigungsenzym aufbaut. - Bei Verwendung der Lugolschen Lösung erhält man zunächst keine Dauerpräparate, da die Farbe innerhalb weniger Tage trotz Eindecken in Jod verblaßt. Stabile Präparate liegen nach Fixation des neugebildeten Glykogens in Formaldehyd und nach Entwässerung in Butylalkohol und Eindecken in Entellan o.ä. vor, obwohl die Färbung dann schwächer ausfällt. Demgegenüber sind Schnitte, in denen das neugebildete Glykogen mit der Perjodsäure-Schiff-Reaktion nachgewiesen wurde,

praktisch unbegrenzt haltbar. Der Nachweis der neu synthetisierten Glucane mit Lugolscher Lösung hat den Nachteil, daß eine Jodreaktion erst dann auftritt, wenn das Glucanmolekül eine bestimmte Größe erreicht hat. Dies bedeutet, daß das neugebildete Glucan nicht vollständig zu erfassen ist.
Außerdem kann die Glykogenphosphorylase mit dem Schwermetallverfahren nach HORI (1964), modifiziert nach LINDBERG (1973), dargestellt werden, das aber eher Nachteile für die lichtmikroskopische Untersuchung des Enzyms besitzt und deshalb hier nicht aufgeführt wird.

2. Glykogen(Stärke)synthase

(UDP-Glucose:Glykogen-4-α-D-glucosyltransferase, 2.4.1.11)

Eigenschaften und Vorkommen: Das Enzym katalysiert die Übertragung des Glucosylrestes von der Uridin-5'-diphosphatglucose (UDP-Glucose) auf Glykogen nach der Gleichung:

UDP-Glucose + $(1,4\text{-}\alpha\text{-D-Glucosyl})_n \longrightarrow$ UDP + $(1,4\text{-}\alpha\text{-D-Glucosyl})_{n+1}$.

In der Skeletmuskulatur und Leber von Säugetieren kommt die Glykogensynthase in zwei Formen vor: Die eine benötigt Glucose-6-phosphat (abhängige, dependent oder D-Form), die andere nicht (unabhängige, independent oder I-Form). Wie bei der Glykogenphosphorylase können beide Formen ineinander übergehen, wobei eine Phosphatase für die Umwandlung der D- in die I-Form und eine spezifische Kinase für die Überführung der I- in die D-Form sorgt. Die Form, in der das Enzym vorkommt, hängt vom Glykogenspiegel ab; höhere Glykogenmengen begünstigen die D-Form. Da die Glykogensynthase zu den fixationsempfindlichen Enzymen gehört, erfolgt ihre Darstellung ebenfalls an frischen Schnitten; u.U. eignet sich Vorbehandlung in Äthanol. Die Methode zum histochemischen Nachweis des Enzyms entspricht weitgehend der für die Phosphorylase.

Testorgane: Leber, Skeletmuskulatur

Gewebevorbehandlung: uK, KA, Kryostatschnitte nach 5-10 min Fixation in 96% Äthanol bei 4°C

Nachweismethode: Syntheseverfahren

Synthesereaktion modifiziert nach TAKEUCHI und GLENNER (1960, 1961) sowie SIE et al. (1966; Abb. 16 d)

Inkubationsmedium:

Aqua dest.	7	ml
nacheinander in der aufgeführten Reihenfolge zugeben		
Uridin-5'-diphosphatglucose, Natriumsalz (Boehringer)	25	mg
Glucose-6-phosphat, Natriumsalz (Boehringer)	25	mg
Äthylendiamintetraessigsäure, Natriumsalz (EDTA; Merck, Serva)	10	mg
Fluorid, Natriumsalz (Merck)	10	mg
Glykogen (Merck)	10	mg
100% Äthanol (Merck)	0,5	ml
0,2 M Tris-HCl-Puffer, pH 7,4	5	ml
Polyvinylpyrrolidon (MG 25.000; Serva)	1	g
gründlich mischen, pH kontrollieren und ggf. auf 7,4 einstellen		
	12,5	ml

Inkubation: 120-180 min bei 37°C, wobei grundsätzlich länger als beim Nachweis der Glykogenphosphorylase zu inkubieren ist.

Nachbehandlung:

Abgießen des Inkubationsmediums

Spülen in Aqua dest.

3 min einstellen in 96% Äthanol (Merck)

Einige min (bis zur Farbentwicklung) einstellen in verdünnte Lugolsche Lösung

(2 g Kaliumjodid, Merck, und 1 g Jod, Merck, in 300 ml Aqua dest. lösen und vor Gebrauch 1:9 verdünnen)

Spülen in Aqua dest.

5 min einstellen in 4% Formaldehyd

Spülen in Aqua dest.

Eindecken in Jod-Glycerin (1 Teil Lugolsche Lösung und 5 Teile Glycerin) oder nach Entwässerung mit tertiärem Butanol und Aufhellen in Xylol in Entellan (Merck) o.ä.

Das neusynthetisierte Glykogen kann auch durch die PAS-Reaktion dargestellt werden (s.S. 194)

Ergebnis: Mit Lugolscher Lösung färbt sich das von der Glykogensynthase neugebildete Glykogen mahagonibraun, beim Nachweis mit der PAS-Reaktion rotviolett an.

Spezifitätskontrollen: Inkubation ohne UDP-Glucose oder Entwicklung der nicht inkubierten Kontrollschnitte zur Erfassung des genuinen Glykogens; denn die Enzymaktivität ergibt sich aus der Differenz zwischen präexistentem und Gesamtglykogen. Die Kontrollen sind nur bei der PAS-Reaktion unbedingt nötig.

Bemerkungen: Bei Verwendung von Äthylendiamintetraessigsäure, Glykogen und Polyvinylpyrrolidon im Inkubationsmedium gilt das bei der Phosphorylase Erörterte; Fluorid soll das Enzym bei 37°C stabilisieren. Dextrane können nicht als Primer wirken. Dadurch erhält man in Zellen, die wenig oder kein endogenes Glykogen besitzen, trotz möglicherweise anwesender Glykogensynthase negative Resultate. Das zusätzlich im Medium vorhandene D-Glucose-6-phosphat dient als Aktivator. Die Konzentrationen von Substrat und Aktivator sind keineswegs optimal, sondern stellen einen Kompromiß zwischen den optimalen und minimalen Uridin-5'-diphosphatglucose- (UDP-Glucose-) und D-Glucose-6-phosphat-Konzentrationen dar. Beide bewegen sich in einer Größenordnung, bei der die histochemische Reaktion gerade noch in ausreichendem Maße ablaufen kann. Sie liegen auch deshalb relativ niedrig, weil UDP-Glucose und Glucose-6-phosphat teure Substanzen sind. Durch Medien ohne

Glucose-6-phosphat kann die abhängige von der unabhängigen Glykogensynthase unterschieden werden.

Der Nachweis des neusynthetisierten Glykogens mit Lugolscher Lösung hat den Nachteil, daß eine Jodreaktion erst dann auftritt, wenn das Glykogenmolekül eine bestimmte Größe erreicht hat. Dadurch entzieht sich wenig Glykogen dem Nachweis. Eine Unterscheidung von präexistenten und neusynthetisierten Glykogen durch Behandlung der Schnitte nach der Bebrütung mit 10% Schwefelsäure gelingt nicht reproduzierbar, da beide Glykogene herausgelöst werden können.

IV. Lyasen

Die Lyasen katalysieren die nicht-hydrolytische und nicht-oxidative Spaltung von Bindungen zwischen Kohlenstoffatomen (Carbon-Carbonlyasen, früher Desmolasen genannt, 4.1.), Kohlenstoff und Sauerstoff (Carbon-Oxygenlyasen, 4.2.), Kohlenstoff und Stickstoff (Carbon-Nitrogenlyasen, 4.3.), Kohlenstoff und Schwefel (Carbon-Sulfurlyasen, 4.4.), Kohlenstoff und Halogenen (Carbon-Halidlyasen, 4.5.) und zwischen Phosphor und Sauerstoff (Phosphor-Oxygenlyasen, 4.6.). Histochemisch ist diese Enzymgruppe bisher nur unvollkommen erfaßt. Zu den Enzymen, die die Bindung zwischen Kohlenstoffatomen spalten, zählen verschiedene Decarboxylasen (Carboxyllyasen, 4.1.1.), wobei in tierischen Geweben Decarboxylierungen allerdings überwiegend oxidativ in Gegenwart von Coenzymen ablaufen. Außerdem ist hier die Aldolase einzuordnen, die sich auch histochemisch nachweisen läßt. Unter den Carbon-Oxygenlyasen ist die Carboanhydrase in situ darstellbar.

1. Fructose-biphosphat-Aldolase

(D-Fructose-1,6-diphosphat-D-glyceraldehyd-3-phosphat-Lyase, 4.1.2.13)

Eigenschaften und Vorkommen: Das Enzym katalysiert die Reaktion:

D-Fructose-1,6-diphosphat $\rightleftharpoons$ D-Glyceraldehyd-3-phosphat + Dihydroxyacetonphosphat.

Ihre höchste Aktivität besitzt die Aldolase in Skeletmuskulatur, Myokard, Leber und Erythrozyten. Sie zählt zu den löslichen Zytoplasmaenzymen und findet sich nach Zentrifugation von Homogenaten daher größtenteils im Überstand. Die Aldolase gilt als eines der Schlüsselenzyme der Glykolyse, das Auskunft über die glykolytische Flußrate in Zellen geben kann. Das pH-Optimum liegt zwischen 7 und 8.

Formaldehyd inhibiert das Enzym wesentlich stärker als Aceton, das den größten Teil seiner Aktivität erhält. Insgesamt ist die Fructose-diphosphat-Aldolase unter die fixationsempfindlichen Enzyme einzureihen. Da außerdem die histochemische Nachweismethode keine intrazelluläre Lokalisation erlaubt, erfolgt die Darstellung der Aldolase in situ an frischen Schnitten.

Testorgane: Herz- und Skeletmuskel, Leber

Gewebevorbehandlung: uK

Nachweismethode: Mehrschrittreaktion

Indirektes Tetrazolium-Verfahren modifiziert nach LAKE (1965) und SIMON et al. (1966; Abb. 16 e)

Inkubationsmedium:

0,1 M Phosphatpuffer, pH 7,6	1	ml
nacheinander in der aufgeführten Reihenfolge zugeben		
0,4% wässrige Nitro BT-Lösung (Lachema, Serva; mit einigen Tropfen N,N-Dimethylformamid, Merck, als Lösungsvermittler)	1	ml

Nicotinamidadenindinucleotid (NAD; Boehringer)	4	mg
pH mit NaOH auf 7,6 bringen		
Glyceraldehyd-3-phosphat-Dehydrogenase (Boehringer)	15	U
0,65% Kaliumcyanid (Merck; pH mit 0,1 N HCl auf 7,6 einstellen)	0,4	ml
D-Fructose-1,6-diphosphat, Trinatriumsalz (Boehringer, Reanal, Serva)	30-40	mg
Phenazinmethosulfat (Lachema, Serva)	0,5	mg
gründlich mischen		
10% Polyvinylalkohol (Wacker Chemie) oder 1% Agar-Agar (Difco, Serva) oder Agarose (Behring, Serva) oder 10% Gelatine (Serva) in 0,1 M Phosphatpuffer, pH 7,6	2	ml
gründlich mischen		
Agar-Agar und Agarose werden im Wasserbad bei 80-90°C oder über Bunsenbrennerflamme unter mehrmaligem Aufkochen, die Gelatine bei 37-60°C gelöst. Agar-Agar-, Agarose- und Gelatine-Medien auf Deckgläschen gießen, bei Zimmertemperatur oder im Kühlschrank gelifizieren lassen und schnittragende Objektträger leicht auf Substratgele drücken; Medien mit Polyvinylalkohol auf ggf. mit Plastikringen versehene schnittragende Objektträger gießen		
	4	ml

Inkubation: Im Dunkeln; mit Polyvinylalkohol, Agar-Agar- und Agarose-Medien bei 37°C, mit Gelatine-Medium bei Zimmertemperatur bis zur Formazanentwicklung ohne Diffusion. Die Präparate mit echten Gelmedien können noch während der Inkubation unter dem Mikroskop bei 10facher Vergrößerung beurteilt und ggf. fotografiert werden.

Nachbehandlung:

Abspülen der Gelmedien in Küvetten mit 45-50°C warmen Aqua dest. oder mit warmen Leitungswasser

Spülen in Aqua dest.

Einstellen in 4% Formaldehyd für 5 min

Spülen in Aqua dest.
Eindecken in Glycerin-Gelatine (Merck) oder Apathy-Sirup

Ergebnis: Enzymaktive Stellen sind blau gefärbt.

Spezifitätskontrollen: Inkubation ohne Substrat.

Bemerkungen: Die Aldolase ist ein lösliches Enzym. Deshalb muß mit Diffusionsschutz gearbeitet werden. Da das Hilfsenzym Glyceraldehyd-3-phosphat-Dehydrogenase nicht durch semipermeable Membranen permeiert, können die Vorteile dieser Technik nicht genutzt werden. Daher wird mit Halbgel- oder Gelmedien gearbeitet. Eine vollständige Unterbindung der Aldolase-Diffusion ist damit aber nicht möglich. Je flüssiger das Gel, desto größer die Diffusionsgefahr. Lokalisation ist nur zellulär, nicht intrazellulär möglich. Um die Diffusion des Glyceraldehydphosphates zu unterbinden, ist für seine rasche Oxidation zu sorgen. Dies wird durch Zusatz von exogener Glyceraldehydphosphat-Dehydrogenase erreicht, da die endogene Glyceraldehydphosphat-Dehydrogenase für eine effektive Reaktionsgeschwindigkeit nicht ausreicht. Die Aktivität der Triosephosphat-Isomerase, die sonst D-Glyceraldehyd-3-phosphat in Dihydroxyacetonphosphat umwandelt, wird durch den im Inkubationsmedium benutzten Phosphatpuffer unterdrückt. Erfolgt der Nachweis der Aldolase ohne Phenazinmethosulfat, entsteht Formazan ausschließlich im Schnitt, doch kann dann die Tetrazoliumreductase u.U. limitierend wirken. Mit Phenazinmethosulfat entsteht Formazan zusätzlich außerhalb des Schnittes im darüber befindlichen Gel. Die Beurteilung der Gesamtaktivität soll deshalb vor der Entfernung der Gele erfolgen. Zusatz von Natriumhydrogenarsenat (5 mM Endkonzentration) erlaubt zwar eine Verkürzung der Reaktionszeit, ist aber nicht nötig. Paralleluntersuchungen zeigen, daß die histochemischen Resultate mit den biochemischen hinsichtlich der quantitativen Aussage weitgehend übereinstimmen.

Der Nachweis der "Aldolase" nach ALLEN und BOURNE (1943) setzt voraus, daß bei pH 9,0 die Phosphatgruppen der bei der Reaktion gebildeten Triosephosphate abgespalten werden. Die freigesetzten Phosphationen sollen anschließend als Magnesium-Ammoniumphosphat ausgefällt und in einem weiteren Reaktionsschritt durch Ammoniumsulfid in Kobaltsulfid überführt werden. Abgesehen davon, daß bei dieser Methode die Reaktion außerhalb des pH-Optimums der Aldolase abläuft, muß mit der Beteiligung der alkalischen Phosphatase an der Spaltung gerechnet werden. Das Verfahren ist heute unüblich.

Da die Fructose-1,6-diphosphat-Aldolase außerdem Fructose-1-phosphat umsetzen kann, mit dem die Reaktion aber beträchtlich langsamer abläuft, läßt sich auch dieses Substrat grundsätzlich im Ansatz verwenden. D-Fructose-6-phosphat wird von der Aldolase nicht gespalten.

2. Carbonat-Dehydratase

(Carbonat-Hydrolyase, Carboanhydrase, 4.2.1.1, CAH)

Eigenschaften und Vorkommen: Das Enzym katalysiert die Reaktion:

$$H_2CO_3 \text{ (oder } H^+ + HCO_3^-) \rightleftharpoons CO_2 + H_2O.$$

Die Carbonat-Dehydratase ist ein Metalloprotein, das im Molekül 2 Atome Zink enthält. Bei Vertebraten kommt das Enzym vor allem in Erythrozyten vor, in denen es die Aufnahme und Abgabe von Kohlendioxyd reguliert. Außerdem tritt die Carboanhydrase in relativ hoher Aktivität in den Belegzellen der Magenschleimhaut, in Nierentubuli und in den Schaltstücken des Pankreas auf. Die Carbonat-Dehydratase dürfte auch Esteraseaktivität besitzen und daher Substrate, die zur Darstellung der unspezifischen Esterase benutzt werden, spalten. Vorbehandlung in Aceton und Hydroxyadipinaldehyd verträgt es gut, Fixation in Form- und Glutaraldehyd nur bei hoher Aktivität

Testorgane: Magen (Fundus), Niere

Gewebevorbehandlung: uK

Nachweismethode: Metallsalzverfahren

Metallsalzreaktion modifiziert nach MEIJER und BLOEM (1966; Abb. 16 f)

Inkubationsmedium:

2,8% Kobaltsulfat · 7 H_2O (Merck)	1	ml
0,05 M Schwefelsäure (Merck)	6	ml
0,5% Agar-Agarlösung in Aqua dest. (Bactoagar, Special Agar-Noble; Difco; Lösung bei 80-90°C im Wasserbad oder unter wiederholtem Aufkochen über Bunsenbrennerflamme)	25	ml
gut mischen, mit direkt vor Gebrauch hergestellter Lösung aus		
Natriumbicarbonat (Merck)	1	g
in 2,8% Natriumsulfat (Merck)	25	ml
gründlich vermischen, in Petrischalen gießen, gelifizieren lassen, in den Kryostaten stellen und unmontierte Kryostatschnitte auf das Gel legen		
	57	ml

Inkubation: 30-60 min bei Zimmertemperatur oder 37°C

Nachbehandlung:

Schnitthaltige Agarblöcke mit nassem Skalpell herausschneiden

Auf Objektträger mit der Schnittseite nach unten legen

Gel mit warmem Leitungswasser abspülen, wobei die Schnitte meistens auf den Objektträgern haften bleiben

Spülen in Aqua dest.

Einstellen in 0,5-1% gelbes Ammoniumsulfid (Merck)

Spülen in Aqua dest.

Eindecken in Glycerin-Gelatine (Merck) oder Apathy-Sirup

Ergebnis: Enzymaktive Stellen sind schwarz gefärbt.

Spezifitätskontrollen: Inkubation ohne Natriumcarbonat; Zusatz von 0,0027% Acetazolamid, Natriumsalz (0,1 mM; 2-Acetylamino-1,3,4-thiodiazol-5-sulfonamid, Natriumsalz; Diamox^{R}; Lederle), das die Carboanhydrase selektiv inhibiert.

Bemerkungen: Kurze Fixation in 1% Glutaraldehyd in 0,1 M Phosphatpuffer, pH 7,4, oder 4% Formaldehyd, pH 7,4 (Einstellung mit NaOH) eignet sich nur zum Nachweis der Carboanhydrase in hochaktiven Organen und Geweben, ansonsten empfiehlt sich Fixierung für 10 min in Aceton. Am besten sollten jedoch frische Kryostatschnitte verwendet werden. - Die Kobaltsulfat-Schwefelsäure-Lösung kann als Vorratslösung angesetzt werden und ist unbegrenzt haltbar. - Entgegen der Originalmethode von MEIJER und BLOEM wird bei dem beschriebenen Rezept mit Agar-Agar gearbeitet, der auch bei 37°C fest bleibt. Die Konzentration des Agar-Agar ist so gewählt, daß gerade noch ein Gel vorliegt. Bei höheren Agar-Agarkonzentrationen haften die Schnitte so fest auf der Agar-Agarschicht, daß sie sich nicht mehr auf den Objektträger übertragen lassen. Objektträger sind wegen der leichteren Handhabung Deckgläschen vorzuziehen.

Sind höhere Agar-Agarkonzentrationen erwünscht, läßt sich der Nachweis der Carboanhydrase grundsätzlich auch mit semipermeablen Membranen durchführen. Hierzu wird 1 oder 2% Agar in Aqua dest. mit den übrigen Bestandteilen des Inkubationsmediums im oben angegebenem Volumenverhältnis gemischt und in die membranbespannten Inkubationsgefäße gegossen. Nach dem Gelifizieren werden die Schnitte montiert und so inkubiert, daß die Membran nach oben oder unten weist. Bessere Ergebnisse erhält man häufiger, wenn die Membran nach oben zeigt.

Das Gelverfahren ist der Methode von HÄUSLER (1958) und HANSON (1967) für Routinezwecke überlegen. Bei dem Verfahren von HÄUSLER und HANSON wird mit flottierenden frischen Schnitten gearbeitet, die die Prozedur kaum unbeschädigt überstehen. Dadurch können nur selten Übersichtspräparate gewonnen werden. Außerdem gelingt der

Nachweis nur dann, wenn die Schnitte an der Oberfläche des wäßrigen Inkubationsmediums schwimmen und nicht einsinken. Wird die Arbeitsvorschrift lege artis durchgeführt, liefert sie gute Resultate.

V. Oxidoreductasen

Die Oxidoreductasen bilden eine umfangreiche Gruppe von Enzymen, die die Oxidation verschiedener Substrate katalysieren. Die dabei gewonnene Energie wird für den Erhaltungs- und Betriebsstoffwechsel von Zellen und Geweben benötigt. Allgemein läßt sich die Reaktion, die die Oxidoreductasen katalysieren, folgendermaßen beschreiben:

$$AH_2 + B \rightleftharpoons A + BH_2.$$

In dieser Reaktionsgleichung entspricht AH_2 einem Substrat oder einem reduzierten Enzym (Wasserstoff- oder Elektronendonor); B ist ein Wasserstoffakzeptor, z.B. ein anderes Enzym, ein geeigneter Indikator oder Sauerstoff. A stellt die bei der Oxidation des Substrates entstehende Substanz und BH_2 den reduzierten Akzeptor dar. Intrazellulär sind die einzelnen Reaktionen, die von den Oxidoreductasen katalysiert werden, meistens zu Zyklen oder Ketten, z.B. dem Krebszyklus oder der Atmungskette zusammengefaßt. Hierdurch kann das jeweilige Substrat voll ausgenutzt werden

Systematisch heißen die Oxidoreductasen Donor:Akzeptor-Oxidoreductasen.Die empfohlenen Bezeichnungen lauten Dehydrogenase oder Akzeptorreductase, z.B. Lactat-Dehydrogenase; der systematische Name wäre L-Lactat:NAD^+-Oxidoreductase. Die Benennung Oxidase ist nur dann angebracht, wenn Sauerstoff als Akzeptor dient. Eine einwandfreie Klassifizierung der Oxidoreductasen ist schwierig, da in zahlreichen Fällen nur eine unzureichende Spezifität gegenüber dem Akzeptor existiert. Man unterscheidet Enzyme mit Hydroxyl- (-CH-OH; 1.1.), Aldehyd- oder Keto- (-CH=O; -C=O; 1.2.), Amino- ($-CH-NH_2$; 1.4.) und Iminogruppen (-C=NH; 1.5.) sowie mit NADH und NADPH (1.6.) als Donor. Ihm entspricht die 2. Zahl in der jeweiligen Nummer. Der Akzeptor wird durch die 3. Zahl gekennzeichnet. Beim Akzeptor NAD^+ oder $NADP^+$ handelt es sich um 1, beim Akzeptor Cytochrom um 2, und beim Akzeptor Sauerstoff um 3. Insgesamt gibt es wesentlich mehr Akzeptoren. Aus didaktischen Gründen werden die Oxidoreductasen hier nur in 2 Gruppen unterteilt: in Oxidasen, bei denen Sauerstoff oder eine Substanz als Akzeptor dient, die das gleiche Redoxpotential besitzt, und in Dehydrogenasen, deren direkter Akzeptor niemals Sauerstoff ist.

1. Oxidasen

a) Cytochrom-c-Oxidase

(Cytochromoxidase, Ferrocytochrom c:Oxygen-Oxidoreductase, 1.9.3.1)

Eigenschaften und Vorkommen: Das Enzym katalysiert die Reaktion:

$$4 \text{ Ferrocytochrom c} + O_2 \longrightarrow 4 \text{ Ferricytochrom c} + 2\, H_2O.$$

Cytochrome sind Hämoproteine, die in Redoxketten Elektronen übertragen. Nach ihrer chemischen Struktur und ihren Spektren unterscheidet man drei Hauptgruppen, und zwar die Cytochrome a, b und c. Innerhalb dieser Gruppen werden die einzelnen Vertreter mit Zahlenindices bezeichnet. In tierischen Zellen kommen die Cytochrome a, a_3, b, b_5, c und c_1 vor. Die Cytochrome a, a_3, b, c und c_1 sind in der Innenmembran der Mitochondrien verankert, wogegen das Cytochrom b_5 in der äußeren Mitochondrienmembran oder in den Membranen des endoplasmatischen Retikulums vorkommt. Cytochrom a und a_3 werden als Cytochromoxidase bezeichnet und enthalten Cytohämin als prosthetische Gruppe. Das Cytochrom a_3 bindet im Gegensatz zum Cytochrom a im neutralen pH-Bereich Cyanid und Kohlenmonoxid. Der Komplex aus beiden Cytochromen ist die Endooxidase, die mit dem Sauerstoff reagiert. Die oxidierte Cytochromoxidase wird vom Cytochrom c reduziert, das eigentlich nur als Hilfssubstrat in der Atmungskette fungiert. Seine Hämgruppe, die über Cysteinreste an das Protein gebunden ist, wird durch die Proteinketten geschützt, so daß sie nicht mit Kohlenmonoxyd oder Cyanid vergiftet werden kann. Das Cytochrom c_1 ist Bestandteil der Cytochrom c-Reductase. Das Cytochrom b besitzt dasselbe Häm wie Hämoglobin und wirkt mit der Succinat-Dehydrogenase und Ubihydrochinon-Cytochrom c-Reductase zusammen (Abb. 18).

Die Cytochromoxidase gilt als charakteristisches Enzym der Mitochondrienmembran, an die es relativ fest gebunden ist. Daher dient die Bestimmung der Cytochromoxidase-Aktivität zur Reinheitskontrolle von Fraktionen, die nach Ultrazentrifugation von Homogenaten anfallen. Die Cytochromoxidase besitzt in solchen Zellen hohe Aktivität, in denen viele Mitochondrien existieren bzw. zahlreiche energiebedürftige Prozesse ablaufen, d.h. das Enzym kann als zuverlässiger Parameter für die oxidative Stoffwechselgröße von Zellen gelten. Zu ihnen zählen u.a. die Arbeitsmuskulatur des Herzens, die proximalen und distalen Tubuli der Niere und die Belegzellen des Magens.

Die Cytochromoxidase wird durch Cyanid und Azid gehemmt. Das Enzym gehört zu den fixationsempfindlichen Oxidasen; bereits kurze Fixierung in Glutar-, Form- und Hydroxyadipinaldehyd sowie Äthanol führen bei der histochemischen Untersuchung zu weitgehend negativen Resultaten, wenn die G-NADI-Reaktion benutzt wird (s.u.). Vorbehandlung in Aceton empfiehlt sich höchstens für Schnitte, die reich an Neutralfetten sind. Ansonsten muß zur Darstellung der Cytochromoxidase immer frisches Material verwendet werden.

Testorgane: Herzmuskel, Niere

Gewebevorbehandlung: uK

Nachweismethode: Naphthol-Amin-Verfahren (oxidative Kupplung)

Oxidative Kupplung modifiziert nach BURSTONE (1959) als Methode der Wahl (Abb. 17 a)

Inkubationsmedium:

N-Phenyl-p-phenylendiamin (p-Aminodiphenylamin; British Drug House, Koch-Light)	10-15	mg
1-Hydroxy-2-naphthylsäure oder Naphthol-AS-LG (Koch-Light)	10-15	mg
lösen in N,N-Dimethylformamid (Merck) oder 100% Äthanol (Merck)	0,5	ml
0,05 M Phosphat- oder Tris-HCl-Puffer, pH 7,2-7,4, oder gleiches Volumen einer Lösung aus 1,48 g Dinatriumhydrogenphosphat (Na_2HPO_4; Merck) und 0,43 g Kaliumdihydrogenphosphat (KH_2PO_4; Merck) in 1 l 0,7% Natriumchlorid (pH auf 7,2 einstellen)	50	ml
gut mischen, filtrieren		
	ca. 50	ml

Inkubation: 30-120 min bei 37°C

Nachbehandlung:

Direkt (ohne Spülen in Aqua dest.) zur Chelation und Stabilisierung des Farbstoffes für 30-60 min in Küvetten mit 1% Kobaltnitrat oder -acetat (Merck) übertragen, das in 4% Formaldehyd gelöst ist

Spülen in Aqua dest.

Eindecken in Glycerin-Gelatine (Merck) oder Apathy-Sirup

Ergebnis: Enzymaktive Stellen sind bläulich-braun bis braunschwarz gefärbt.

Hemmreaktion: Bei hoher Aktivität überflüssig; sonst 5 min Präinkubation der Schnitte bei Zimmertemperatur in 0,0065-0,065% Kaliumcyanid (1-10 mM; Merck) in 0,1 M Phosphatpuffer (pH 7,4) und parallel dazu nur in Puffer. Anschließend Inkubation der mit KCN vorbehandelten Schnitte im Medium mit der gleichen KCN-Konzentration und der nur mit Puffer bebrüteten Schnitte in inhibitorfreien Ansätzen. Zur Hemmung der Cytochromoxidase kann auch 0,0065% Natriumazid (1 mM; Serva, Merck) dienen.

Bemerkungen zu einigen überholten, aber in der Literatur noch verwendeten Begriffen, die häufig mit der Cytochromoxidase verwechselt werden: In vitro entsteht durch Mischen von gelöstem 1-Naphthol mit aromatischem Diamin in Gegenwart von Sauerstoff der Farbstoff Indophenolblau, dessen zu langsame Bildung durch Zusatz von Oxidationsmitteln beschleunigt werden kann. Diese Reaktion wird Nadi-Reaktion genannt (*Na*phthol, *Di*amin). Die beschriebene Oxidation kann auch im Gewebsschnitt katalysiert werden, wofür vor allem zwei Ursachen in Frage kommen. Einmal kann Indolphenolblau in den Zellen der *m*yeloischen Reihe entstehen. Der Katalysator wurde früher deshalb als *M*-Nadi-Oxidase bezeichnet; heute wird er in der Regel Myeloperoxidase genannt. Es bleibt unentschieden, ob hierfür wirklich ein Enzym oder lediglich an Leukozytengranula gebundene Peroxide verantwortlich sind. Das "Enzym" ist äußerst stabil, d.h. es übersteht protrahierte Fixation in Formaldehyd und sogar anschließende Paraffineinbettung, vorausgesetzt, daß das Fixans durch gründliches fließendes Wässern (wenigstens 24 Std) entfernt wird. Praktisch wichtig ist der Nachweis der Myeloperoxidase in der pathologischen Histologie für die Differentialdiagnose von Hämoblastosen. Der andere Katalysator ist im Gegensatz zur Myeloperoxidase fixationsempfindlich, läßt sich daher nur in unfixiertem *G*ewebe darstellen und wurde *G*-Nadi-Oxidase oder Indophenoloxidase genannt. Tatsächlich katalysiert die Bildung von Indophenolblau aber Cytochrom c, daß in der Regel vom Luftsauerstoff nicht schnell genug oxidiert wird und daher zur Reoxidation Cytochromoxidase benötigt. Deshalb handelt es sich letztlich bei der sog. G-Nadi-Oxidase um einen indirekten Nachweis der Cytochromoxidase, dessen limitierender Faktor Cytochrom c sein kann.

Zu den histochemischen Methoden: Ursprünglich wurde zur Darstellung der Cytochromoxidase in situ 1-Naphthol und als aromatisches Diamin Dimethyl-p-phenylendiamin benutzt. Allerdings ist das dabei anfallende Indophenolblau lipidlöslich und instabil, so daß diese Substanzen zum Nachweis der Cytochromoxidase heute nicht mehr angewendet werden. Ein Schritt vorwärts war das anstelle von Dimethylphenylendiamin eingesetzte 4-Amino-N,N-dimethylnaphthylamin (ADN), aus dem letztlich Indonaphtholpurpur entsteht. Verglichen mit Indophenolblau hat es eine intensivere Farbe, ist stabiler und erlaubt vor allem in Zellen mit hoher Aktivität präzisere Lokalisation der Cytochromoxidase. Da der Farbstoff bei Kontakt mit Formaldehyd verblaßt, verbietet sich Nachfixierung damit; weiterhin ist Indonaphtholpurpur unzureichend substantiv. Insgesamt kann die Methode ebenfalls nicht mehr empfohlen werden.

Am besten eignet sich zum Cytochromoxidase-Nachweis für Routinezwecke das Verfahren von BURSTONE (1959). Unter den geprüften Aminen ist N-Phenyl-p-phenylendiamin oder seinem 2-Methoxyderivat der Vorzug als Substrat zu geben. 1-Naphthol sind folgende Substanzen zur oxidativen Kupplung überlegen: 1-Hydroxy-2-acetonaphthon, 1-Hydroxy-2 naphthylsäure, 1-Phenyl-3-(m-nitrobenzamido-pyrazolon), α,α'-Terephtaloyl-bis(5-chlor-2,4-dimethoxyacetanilid), Naphthol-AS-LG und Naphthol-AS-L3G. In der Regel verwendet man 1-Hydroxy-2-naphthylsäure; sie ist am leichtesten beschaffbar und liefert gute Resultate. Der entstandene Farbstoff kann durch Chelation mit Cadmium, Blei, Quecksilber oder Kobalt stabilisiert werden, unter denen Kobalt die besten Ergebnisse liefert. Allerdings kann der Farbstoff auch nach Chelation innerhalb kurzer Zeit an Intensität verlieren und neigt zur Rekristallisation, so daß die Schnitte sofort nach der Inkubation ausgewertet und ggf. photographiert werden sollen. Darüber hinaus setzt die Ablagerung von Farbstoff zwar die Anwesenheit von Mitochondrien voraus, doch lassen sich mit Hilfe der Farbstoffgranula diese Organellen nicht einwandfrei identifizieren. Schließlich ist der Farbstoff in hohem Maße lipidlöslich, wodurch an sich negative Neutralfette diffus gefärbt sein können. Die höchste enzymabhängige Farbstoffproduktion erfolgt zwischen pH 7,2-8,0. Der Reaktionsmechanismus gleicht dem der G-Nadi-Oxidase, so daß auch hier Cytochrom c die Reaktion limitierend beeinflussen kann. Durch Zusatz von Cytochrom c (Koch Light; 5-10 mg/50 ml) zum Inkubationsmedium läßt sich die Farbstoffbildung besonders an den Stellen steigern, an denen die Aktivität der Cytochromoxidase primär gering zu sein scheint. Bei längerer Inkubation entsteht der Farbstoff infolge von Wasserstoffperoxidbildung im Gewebe möglicherweise auch artefiziell. Dann empfiehlt es sich, dem Medium Katalase (Boehringer; 0,5 ml der wäßrigen Suspension auf 50 ml Medium) zum Abbau des Wasserstoffperoxids zuzugeben.

Neben Peroxidasen und Katalase können auch Cytochrome die Oxidation von Diaminobenzidin wie andere Pseudoperoxidasen durch Wasserstoffperoxid katalysieren. Hierdurch kommt es zur Ablagerung von Diaminobenzidinbraun in unfixierten und fixiertem Material. Zur Abgrenzung gegen die Peroxidasen sind pH des Inkubationsmediums und Wasserstoffperoxidkonzentration zu reduzieren; es resultiert dann eine bevorzugte Anfärbung der Mitochondrien.

Diaminobenzidinmethode modifiziert nach NOVIKOFF und GOLDFISCHER (1969) zum Nachweis der Cytochrome

Testorgane: Myokard, Niere

Gewebevorbehandlung: uK, GK, FK und GTC, unter denen FK und GTC besonders gute Resultate liefern

Nachweismethode: oxidative Polymerisation und Zyklisation

Inkubationsmedium:

3,3'-Diaminobenzidin-Tetrahydrochlorid	20	mg
(Koch-Light, Merck-Schuchardt, Serva, Sigma;		
ggf. unter Kochen oder mit Hilfe einiger Tropfen		
N,N-Dimethylformamid; Merck)		
lösen in 0,1 M Acetatpuffer, pH 5,5	9	ml
1% Manganchlorid (Merck)	1	ml
0,1% frisch hergestelltes Wasserstoffperoxid	0,1	ml
(Apotheke)		
filtrieren		
	ca. 10	ml

Inkubation: 1-4 Std bei 37°C; nach Stückfixierung auch flottierend

Nachbehandlung:

Inkubationsmedium abgießen

Spülen in Aqua dest.

Ggf. für 5 min in 0,2% Osmiumtetroxyd (Roth, Serva) bei Zimmertemperatur einstellen

Spülen in Aqua dest.

Eindecken in Glycerin-Gelatine (Merck) oder Apathy-Sirup oder nach Dehydrierung in Entellan (Merck) o.ä.

Ergebnis: Nach Behandlung mit Osmiumtetroxyd erscheint das Reaktionsprodukt braun-schwarz, ohne Behandlung braun.

Spezifitätskontrollen: Hemmung mit 0,0065-0,065% Kaliumcyanid (1-10 mM; Merck) im Inkubationsmedium

Bemerkungen: Der Farbstoff erscheint amorph, wobei die Lokalisation in fixiertem Material vorzüglich ist. Da Osmiumtetroxyd in der Lage ist, Diaminobenzidin, das an verschiedene Strukturen in der Zelle gebunden werden kann, zu oxidieren und in Osmiumschwarz umzuwandeln, müssen die Ergebnisse mit Schnitten nach Cyanid-Hemmung verglichen werden. Außerdem können zur Kontrolle auch Schnitte dienen, die nicht mit Osmiumsäure nachbehandelt worden sind. Die Annahme, daß für die Umwandlung von Diaminobenzidin nur die Cytochromoxidase verantwortlich ist (SELIGMAN et al., 1969), wird nicht allgemein akzeptiert.

b) Monophenolmonooxygenase

(Tyrosinase, Polyphenoloxidase, o- und p-Diphenoloxidase, Monophenol-Dihydroxyphenylalanin:Oxygen-Oxidoreductase, 1.14.18.1)

Eigenschaften und Vorkommen: Das Enzym katalysiert die Reaktion:

Tyrosin + Dihydroxyphenylalanin + O_2 $\longrightarrow$ Dihydroxyphenylalanin + Dioxophenylalanin + H_2O.

Bei den Polyphenoloxidasen handelt es sich um tierische und pflanzliche Enzyme, die die Oxidation von Monophenolen, z.B. Tyrosin, und die Dehydrierung von Diphenolen, wie o-Dihydroxyphenylalanin

(DOPA), katalysieren. Die Vermutung, daß die Oxidation der Mono- und Diphenole von verschiedenen selbständigen Enzymen katalysiert wird, die früher deshalb als Monophenoloxidase, Tyrosinase, Polyphenoloxidase und Dihydroxyphenylalaninoxidase (DOPA-Oxidase) bezeichnet wurden, hat sich nicht bestätigt. Tatsächlich katalysiert ein einziges Enzym die Oxidation der Mono- und Diphenole. Die Katalyse der Oxidation der Monophenole verläuft relativ langsam. Die Umsetzung läßt sich durch Zugabe kleiner Mengen des entsprechenden Diphenols oder von Ascorbinsäure zum Inkubationsmedium beschleunigen; die Oxidation der Diphenole läuft wesentlich schneller ab. Das Enzym enthält im Molekül Kupfer, so daß alle Substanzen, die mit Kupfer reagieren können, inhibieren, z.B. Cyanid, Diäthyldithiocarbamat, Cystein, Glutathion.

Bei Tieren ist die Polyphenoloxidase an der Synthese von Melanin, einem hochmolekularem braunschwarzen Pigment beteiligt, das in den Melanozyten der Epidermis, in einigen Ganglienzellen und in Melanomzellen vorkommt. Melanin entsteht aus Tyrosin über 3,4-Dihydroxyphenylalanin, das in DOPA-Chinon übergeht. Diese Reaktion wird von der Polyphenoloxidase katalysiert. An den folgenden Schritten (Ringschluß und Entstehung von Indol-5,6-chinon, Polymerisation) ist die Polyphenoloxidase nicht mehr beteiligt. Außerdem katalysiert das Enzym die Oxidation von Adrenalin zu rotem Adrenochrom.
Die Polyphenoloxidase toleriert Fixierung in Form- oder Glutaraldehyd; der Aktivitätsverlust ist unbekannt.

Testorgan: Epidermis

Gewebevorbehandlung: uK, KF, FK und GK

Nachweismethode: oxidative Polymerisation

Verfahren modifiziert nach BECKER et al. (1935)

Inkubationsmedium:

DL-β-(3,4-Dihydroxyphenyl)-alanin (DL-DOPA; British Drug House, Koch-Light, Roth)	25-50	mg
lösen in 0,1 M Phosphatpuffer, pH 7,4	50	ml
	50	ml

Inkubation: 1-einige Std bei 37°C; nach Stückfixation auch flottierend

Nachbehandlung:

Inkubationsmedium abgießen
Spülen in Aqua dest.
10 min Postfixation in 4% Formaldehyd bei Zimmertemperatur
Spülen in Aqua dest.
Ggf. Kernfärbung mit Kernechtrot oder Karmalaun
Eindecken in Glycerin-Gelatine (Merck) oder Apathy-Sirup oder nach Dehydrierung in Entellan (Merck) o.ä.

Ergebnis: Stellen mit Reaktionsprodukt sind schwarz-braun gefärbt.

Spezifitätskontrollen: Prähemmung für 15 min in gepufferter 0,0065% Kaliumcyanid-Lösung (1 mM; Merck; 3,25 mg KCN/50 ml 0,1 M Phosphatpuffer, pH 7,4, nach Cyanid-Zugabe erneut auf 7,4 einstellen); anschließend Inkubation mit Medien, die die gleiche Cyanid-Konzentration enthalten.

Bemerkungen: Wird länger als 2 Std inkubiert, muß das Medium während der Bebrütung erneuert werden. Die Lokalisation hängt von der Geschwindigkeit der oxidativen Polymerisation ab, die von der Polyphenoloxidase nicht mehr katalysiert wird. Die Polymerisationsprodukte werden durch Bindung an Proteine immobilisiert. Deshalb läßt das Verfahren nur eine Zuordnung der Reaktion zu Zellen als Ganzes zu. Außerdem neigt Dihydroxyphenylalanin zur Selbstoxidation und farbiges Reaktionsprodukt kann u.U. an solchen Stellen im Schnitt abgelagert werden, die an sich keine Polyphenoloxidase besitzen. Die Farbstoffbildung kann auch durch Peroxidase, z.B. Myeloperoxidase katalysiert werden. Genuine Pigmente können Aussagen über die Enzymaktivität mitunter erschweren oder sogar unmöglich machen.

c) Aminooxidase

(flavinhaltig) (Monoaminoxidase; Amin:Oxygen-Oxidoreductase (deaminierend) (flavinhaltig), 1.4.3.4)

Eigenschaften und Vorkommen: Das Enzym katalysiert schematisch die Reaktion:

$$R\text{-}CH_2\text{-}NH_2 + H_2O + O_2 \longrightarrow R\text{-}CHO + NH_3 + H_2O_2.$$

Die Monoaminoxidase (MAO) ist ein Enzym aus der Gruppe der Flavoproteine, das die Oxidation von primären, sekundären und tertiären Aminen und einigen Diaminen katalysiert. Die Oxidationsgeschwindigkeit für die verschiedenen Amine ist unterschiedlich. In tierischen Geweben werden Adrenalin, Tryptamin und Serotonin am schnellsten oxidiert; Histamin setzt dieses Enzym nicht um. Funktionell spielt die Monoaminoxidase eine wichtige Rolle bei der Entgiftung von Aminen; ihre gesamte physiologische Bedeutung ist bisher noch unbekannt. Die höchste Monoaminoxidase-Aktivität besitzen Leber, Darm, Niere und einige Areale des zentralen Nervensystems. Durch Ultrazentrifugation im Dichtegradienten läßt sich das Enzym in der Mitochondrienfraktion lokalisieren. Fixation in Form- und Glutaraldehyd verträgt die Monoaminoxidase schlecht, so daß der Nachweis mit frischen Kryostatschnitten durchgeführt werden muß.

Testorgane: Leber, Darm, Niere

Gewebevorbehandlung: uK

Nachweismethode: Tetrazoliumsalz-Reaktion

Tetrazolium-Verfahren modifiziert nach GLENNER et al. (1957; Abb. 17 b)

Inkubationsmedium:

Tryptamin-Hydrochlorid (Merck-Schuchardt, Serva)	20	mg
lösen in 0,1 M Phosphatpuffer, pH 7,4	15	ml
0,1%-0,2% wäßriges Nitro BT oder Tetranitro BT (Koch-Light, Lachema, Serva, Sigma; gelöst in einigen Tropfen N,N-Dimethylformamid; Merck)	5	ml
gut mischen, pH kontrollieren, ggf. auf 7,4 mit 0,1 N NaOH einstellen, filtrieren		
	ca. 20	ml

Inkubation: 20-30 min bei 37°C

Nachbehandlung:

Inkubationsmedium abgießen

Spülen in Aqua dest.

10 min Postfixation in 4% Formaldehyd bei Zimmertemperatur

Spülen in Aqua dest.

Eindecken in Glycerin-Gelatine (Merck) oder Apathy-Sirup

Ergebnis: Enzymaktive Stellen sind mit Nitro BT blau und mit Tetranitro BT braun-schwarz gefärbt.

Spezifitätskontrollen: Inkubation ohne Substrat, mit 10 mM Iproniazid (Marsilid, La Roche; da die Substanz das pH des Inkubationsmediums erniedrigt, muß es stets neu eingestellt werden) oder 0,0038% p-Chlormercuribenzoat (Endkonzentration 0,1 mM; Lachema, Roth; Lösung der Substanz in kleinem Volumen 0,1 N NaOH und Phosphatpuffer zugeben)

Bemerkungen: Bei dem hier genannten Verfahren wird vermutet, daß Tetrazoliumsalze durch Indol-3-acetaldehyd, der aus Tryptamin entsteht, reduziert werden. Diese Vorstellung blieb nicht unwidersprochen. Man nahm u.a. an, daß eine Reduktion des Tetrazoliumsalzes durch einen bislang unbekannten Akzeptor des Wasserstoffs erfolgt, der bei der Dehydrierung des Substrates freigesetzt wird;

dies blieb allerdings unbewiesen. Die Lokalisation ist mit der geschilderten Methode gut. Die Möglichkeit störender Einflüsse durch Gewebslipide und eine Rekristallisation des Formazans besteht ebenso wie bei den Dehydrogenasen-Nachweisen mit Tetrazoliumsalzen (s.u.). Diese negativen Effekte sind mit Tetranitro BT geringer als mit Nitro BT; allerdings ist Tetranitro BT teurer.

Der bei der Enzymreaktion anfallende und diffusible Aldehyd kann auch auf andere Weise zur Darstellung der Monoaminoxidase benutzt werden. Es ist möglich, ihn mit 2-Hydroxy-3-naphtholsäurehydrazid einzufangen (KOELLE und VALK, 1954); dadurch fällt Hydrazon aus, das durch Kupplung mit Fast Blue B als blauer Farbstoff sichtbar gemacht werden kann. Bei diesem Vorgehen ist höchstens Lokalisation auf Zellebene möglich; ferner interferieren Aldehyde, die nicht durch die Tätigkeit der Aminoxidase entstehen, z.B. Plasmal. Außerdem macht sich bei Verwendung des Hydrazids der Naphtholsäure nachteilig bemerkbar, daß das zur Diffusionseinschränkung benutzte Natriumsulfat das Enzym bis zu 60% hemmt. Daher kann diese Methode zur Monoaminoxidase-Darstellung nicht empfohlen werden.

Die Verwendung von Schiffschem Reagenz zum Nachweis des Aldehyds erlaubt infolge seiner hohen Diffusibilität nicht einmal annähernd eine Lokalisation des Enzyms. - Das bei der Reaktion entstehende Wasserstoffperoxid kann ebenfalls zum Nachweis der Aminoxidase dienen. Hierzu wird die gekoppelte Peroxidasereaktion verwendet, deren Prinzip darin besteht, daß exogene Peroxidase (meistens aus Merrettich) und Indikatoren, z.B. Diaminobenzidintetrahydrochlorid oder 3-Amino-9-äthylcarbazol dem Inkubationsmedium zugesetzt werden. Die Methode liefert reproduzierbare Ergebnisse; dennoch ist Lokalisation nur auf Zellebene möglich. Ferner ist die Peroxidase teuer, so daß sich das Verfahren nicht für Routinezwecke eignet.

d) D-Aminosäureoxidase und Lactat-2-Monooxigenase

(D-Aminosäure→O_2-Transhydrogenase, D-Aminosäure:Oxygen-Oxidoreductase (deaminierend); 1.4.3.3) und Lactat-2-Monooxygenase (Lactat→O_2-Transhydrogenase, L-Lactat:Oxigen-2-Oxidoreductase (decarboxylierend); 1.13.12.4)

Eigenschaften und Vorkommen: Die D-Aminosäureoxidase katalysiert die Reaktion:

D-Aminosäure + H_2O + O_2 ⟶ Oxosäure + NH_3 + H_2O_2,

und die Lactat-2-Monooxygenase die Reaktion:

L-Lactat + O_2 ⟶ Acetat + CO_2 + H_2O.

Bei beiden Enzymen handelt es sich um Flavoproteine, die besonders in der Niere vorkommen. Sie sind in den Peroxisomen lokalisiert; diese stellen aber wahrscheinlich nicht den einzigen Bindungsort dar. Normalerweise dient Sauerstoff als Akzeptor. Allerdings kann als künstlicher Wasserstoffakzeptor auch ein Tetrazoliumsalz oder Phenazinmethosulfat fungieren. Hierauf beruht die histochemische Nachweismethode für diese Enzyme.
Beide Enzyme sind diffusibel. Als Vorbehandlung zur Darstellung der Lactat-2-Monooxygenase eignet sich kurze Fixation in phosphat- oder kakodylat-gepuffertem Formaldehyd. Die D-Aminosäureoxidase ist fixationsempfindlicher als die Lactat-2-Monooxygenase.

Testorgane: Niere (Ratte)

Gewebevorbehandlung: FK (maximal 15 min bei 4°C; danach zur intrazellulären Lokalisation der Lactat-2-Monooxygenase 15 min bei 4°C in Puffer waschen), sonst KA oder uK

Nachweismethode: Tetrazoliumsalz-Verfahren

Tetranitro BT- oder Nitro BT-Methode modifiziert nach SHNITKA und TALIBI (1971; Abb. 17 c)

Inkubationsmedium:

0,1 M Phosphat-Puffer, pH 7,8	5	ml
0,3% wäßriges Nitro BT oder Tetranitro BT (Lachema, Serva; unter Vermittlung von einigen Tropfen N,N-Dimethylformamid, Merck, lösen)	5	ml
12,6% DL-2-Hydroxybutyrat oder L-2-Hydroxybutyrat, Natriumsalz (Koch-Light, Sigma) oder 11,2% L-Lactat, Natriumsalz (Serva) für Lactat-2-Monooxygenase; 8,9% D-Alanin (Serva) oder 16,5% D-Phenylalanin (Koch-Light) für D-Aminosäureoxidase	0,3	ml
Phenazinmethosulfat (Lachema, Serva)	10	mg
gut mischen, pH kontrollieren und ggf. korrigieren, filtrieren		
	ca. 10	ml

Inkubation: 10-30 min im Dunkeln bei 37°C

Nachbehandlung:

Inkubationsmedium abgießen
Spülen in Aqua dest.
Fixation in 4% Formaldehyd bei Zimmertemperatur für 5 min
Spülen in Aqua dest.
Eindecken in Glycerin-Gelatine (Merck) oder Apathy-Sirup

Ergebnis: Stellen mit Reaktionsprodukt sind blau (Nitro BT) oder braunschwarz (Tetranitro BT) gefärbt.

Spezifitätskontrollen: Inkubation ohne Substrat oder mit Medien, die statt des Substrates das gleiche Volumen der zugehörigen 1 M 2-Ketosäure (11,1% Pyruvat, Serva, anstelle von Lactat und Alanin oder 12,5% 2-Ketobuttersäure, Natriumsalz, Koch-Light) enthalten. Beim Nachweis der D-Aminosäureoxidase kann ferner die entsprechende L-Aminosäure angeboten werden.

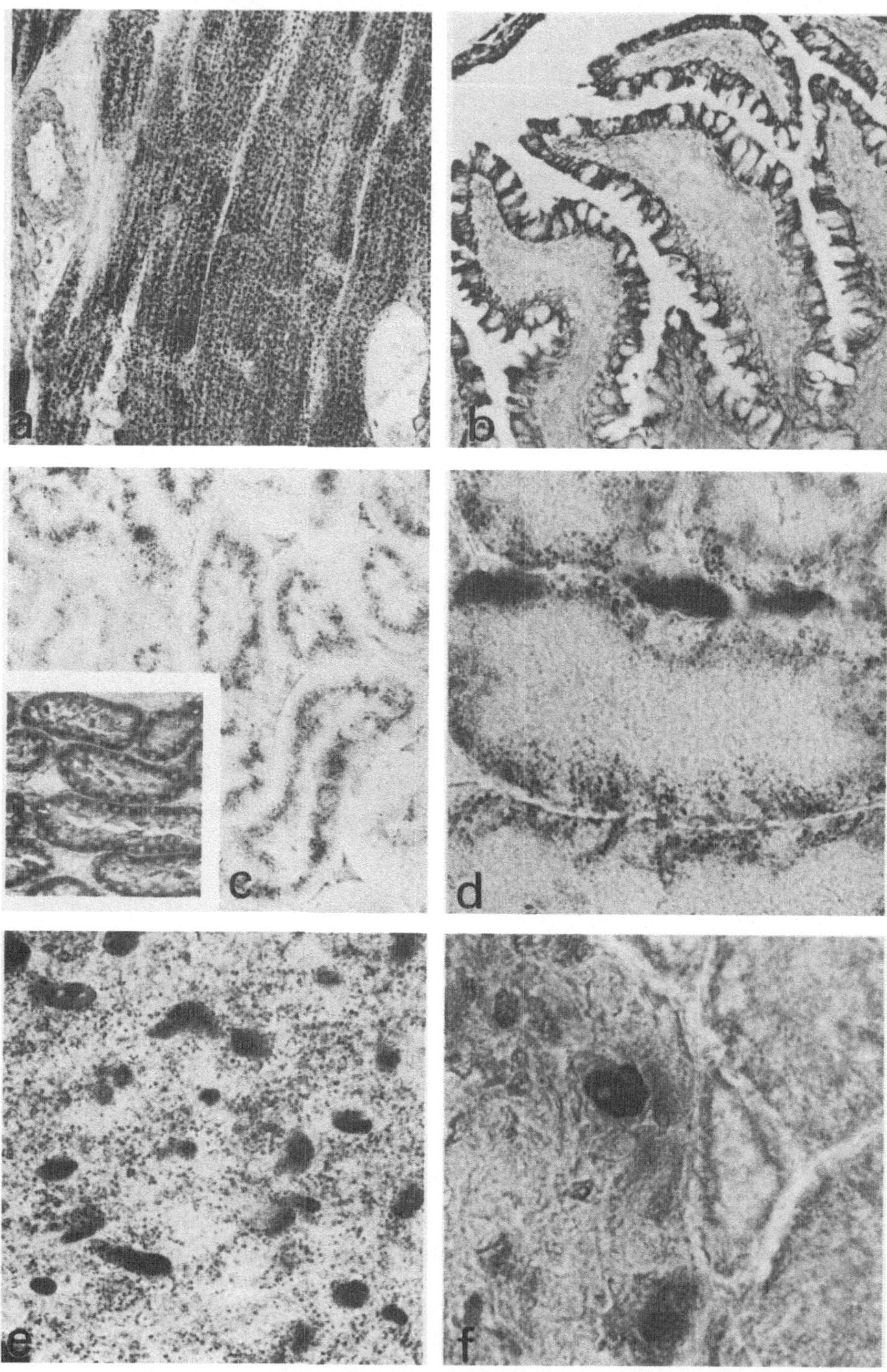
a
b
c
d
e
f

Bemerkungen: 10-15 min Fixation bei 0-4 $^\circ$C kleinster Gewebsstücke in gepuffertem 4% Formaldehyd toleriert die Lactat-2-Monooxygenase im Gegensatz zur D-Aminosäureoxidase relativ gut. Dies führt zu befriedigender Strukturerhaltung und - verglichen mit frischen Schnitten - wenigstens zur partiellen Immobilisierung des Enzyms. Anschließendes Spülen in kaltem Phosphat- oder Kakodylat-Puffer für 10 min verbessert die Resultate zusätzlich. Nach Formaldehydfixation beschränkt sich die Formazanablagerung besonders bei Verwendung von Tetranitro BT häufig auf die Peroxisomen; frische Schnitte sind hierzu ungeeignet. Die Postfixierung in Aceton verbessert zwar die Resultate; aber auch dann ist die Lokalisation in den Peroxisomen nur vereinzelt sichtbar. Eine präzise Darstellung der D-Aminosäureoxidase ist z.Zt. nicht möglich. Die Technik mit semipermeablen Membranen wurde zum Nachweis dieser Enzyme bisher nicht herangezogen.

Zur Darstellung der Lactat-2-Monooxygenase können neben L-Lactat auch andere L- oder DL-2-Hydroxysäuren als Substrate dienen, z.B. 2-Hydroxybuttersäure, die die besten Resultate liefert, oder 2-Hydroxyvaleriansäure, die langsamer als die anderen Verbindungen umgesetzt wird, aber trotzdem gute Ergebnisse ermöglicht. Deshalb sollte das Enzym besser als 2-Hydroxysäure-Monooxygenase bezeichnet werden.

◀ *Abb. 17 a-f. Oxidasen und Peroxidasen, Ratte, (a) Cytochromoxidase, Myokard, uK, Naphthol-AS-LG. 520x, (b) Aminoxidase, Dünndarm, uK, Tetranitro BT. Reaktion der Enterozyten. 130x, (c, Inset) Lactat-2-Monooxigenase, Niere, (c) FK, Tetranitro BT. Granuläre Reaktion im Tubulusepithel. 130x, (Inset) KA. Diffuse Reaktion, die aber stärker als in c ist. 130c, (d, e) Peroxidase, Diaminobenzidin, Osmiumsäure, (d) Niere, GTC. Lokalisation in Peroxisomen des Tubulusepithels, außerdem positive Reaktion von Blutzellen. 520x, (e) Leber, FK. Peroxisomen in Hepatozyten und Darstellung von Blutzellen. 520x, (f) Myeloperoxidase, Niere, FK. Positive Reaktion der Blutzellen im Glomerulum. 980x*

Das Tetrazoliumverfahren ist für lichtmikroskopische Zwecke der Ferricyanidmethode von SHNITKA und TALIBI (1971) überlegen. Verglichen untereinander eignet sich zur Darstellung der Peroxisomen der Katalase-Nachweis mit der Diaminobenzidin-Methode wesentlich besser als das Verfahren für die 2-Hydroxysäure-Monooxygenase. Die D-Aminosäureoxidase kann neben der angeführten Methode auch mit einer gekoppelten Peroxidase-Reaktion nachgewiesen werden (s. Monoaminoxidase).

e) Peroxidase

(Donor:Hydrogenperoxid-Oxidoreductase, 1.11.1.7)

Eigenschaften und Vorkommen: Das Enzym katalysiert die Reaktion:

$$\text{Donor} + H_2O_2 \longrightarrow \text{oxidierter Donor} + 2\,H_2O.$$

Die Peroxidasen, die zu den Hämoproteinen zu rechnen sind, katalysieren mit Hilfe von Wasserstoffperoxid (H_2O_2) die Oxidation verschiedener Stoffe. Diese Enzyme sind in zahlreichen tierischen und pflanzlichen Geweben anzutreffen. Bei Tieren kommt die Peroxidase vor allem in der Mamma vor (und gelangt auch in die Milch), ferner in Schilddrüse, großen Speicheldrüsen sowie Mastzellen. Außerdem gibt es die Myeloperoxidase in den Leukozyten. Unter den pflanzlichen Peroxidasen ist die aus Meerrettich am gründlichsten untersucht. Auch Proteine mit hämoprostethischer Gruppe besitzen Peroxidasewirkung, obwohl es sich dabei um keine echten Enzyme handeln muß; sie werden als Pseudoperoxidasen bezeichnet.

Bis vor kurzem wurde der Peroxidasenachweis nur zur Darstellung von Hämoglobin (Pseudoperoxidase) und für die Untersuchung der Myeloperoxidase zur Differentialdiagnose von Hämoblastosen benutzt. Neuerdings hat die Darstellung der Peroxidase erheblich an Bedeutung gewonnen. Peroxidase (z.B aus Meerrettich) wird nämlich als makromolekulare Modellsubstanz verwendet, deren Weg im Organismus nach Gaben einer geeigneten Menge licht- und elektronenmikroskopisch-histochemisch verfolgt werden kann. Darüber hinaus können Antikörper chemisch oder immunochemisch (Peroxidase-Antiperoxidase-Komplex) durch Peroxidase markiert und zum

Antigen-Nachweis verwendet werden. Im Vergleich zum klassischen Verfahren der Antikörpermarkierung mit Fluoreszeinisothiocyanat erlaubt die Peroxidasetechnik die Herstellung von Dauerpräparaten.

Da die Katalase (Hydrogenperoxid:Hydrogenperoxid-Oxidoreductase, 1.11.1.6) auch Peroxidase-Aktivität besitzt, kann der Nachweis der Peroxidase zur Untersuchung der Katalase benutzt werden, die in den Peroxisomen vorkommt, wodurch diese Organelle sichtbar zu machen ist. Die Peroxisomen (Microbodies) treten in Protozoen, pflanzlichen Zellen und in Zellen zahlreicher tierischer Organe auf. Am gründlichsten sind die Peroxisomen in den Hepatozyten und proximalen Nierentubuluszellen untersucht. Sie verfügen neben Katalase über D-Aminosäureoxidase sowie 2-Hydroxysäure-Monooxygenase (s.o.) und in den Leberzellen einiger Spezies über Uratoxidase, die vermutlich an die Mikrotubuli der Peroxisomen gebunden ist.

Gegenüber Fixantien sind die einzelnen Peroxidasen unterschiedlich stabil; z.B. wird die Peroxidase der Schilddrüse relativ schnell durch Fixation inaktiviert, wogegen Meerrettich-Peroxidase Fixierung mit Glutar- oder Formaldehyd gut übersteht; Katalase wird durch 24 Std Fixierung in Formaldehyd sogar aktiviert. Die Myeloperoxidase toleriert längere Fixation in Formaldehyd und nach gründlichem Wässern auch Paraffineinbettung. Unentschieden ist, inwieweit es sich bei der Myeloperoxidase um ein echtes Enzym handelt. - Unter den Substraten, die die Peroxidase angreift, sind nur einige für ihren enzymhistochemischen Nachweis brauchbar.

Testorgane: Niere, Leber, Schilddrüse, Darm

Nachweismethoden: oxidative Polymerisation, oxidative Kupplung u.a. Die Wahl der Methode hängt von der Fragestellung und vom Typ der nachzuweisenden Peroxidase ab. Das universellste Verfahren ist das nach GRAHAM und KARNOVSKY (1966).

Gewebevorbehandlung: uK, KF, FK, GK und GTC (in Abhängigkeit vom Typ des nachzuweisenden Enzyms)

Diaminobenzidin-Verfahren modifiziert nach GRAHAM und KARNOVSKY (1966)

Inkubationsmedium:

3,3'-Diaminobenzidin-Tetrahydrochlorid (DAB; Koch-Light, Merck-Schuchardt, Serva, Sigma; ggf. in einigen Tropfen N,N-Dimethylformamid, Merck, oder durch Erwärmen lösen)	10	mg
0,1 M Tris-HCl-Puffer, pH 7,2-7,8	10	ml
0,2% frisches Wasserstoffperoxid (Apotheke)	10	ml
gut mischen; pH-Kontrolle, filtrieren		
	20	ml

Inkubation: 3-30 min bei 37°C; nach Stückfixierung auch flottierend

Nachbehandlung:

Inkubationsmedium abgießen

Spülen in Aqua dest.

Ggf. übertragen in 0,1% Osmiumtetroxid (Roth, Serva) für 5 min

Spülen in Aqua dest.

Eindecken in Glycerin-Gelatine (Merck) oder Apathy-Sirup oder nach Entwässerung in Entellan (Merck) o.ä.

Ergebnis: Enzymaktive Stellen sind nach Osmierung braunschwarz, ohne Osmierung braun gefärbt.

Spezifitätskontrollen: Erhitzen inhibiert die Mehrzahl der echten Peroxidasen. Ferner Hemmversuche mit 0,065% Kaliumcyanid (Endkonzentration 10 mM, Merck). Cyanid hemmt die Peroxidasen und Pseudoperoxidasen, inhibiert die Katalase relativ wenig und läßt die Myeloperoxidase fast unbeeinflußt. (Letztere wird erst durch die 5fache Konzentration gehemmt.) 0,25% 3-Amino-1,2,4-triazol (Endkonzentration 30 mM; Sigma) inhibiert die Katalase, aber auch einige Peroxidasen und somit die Reaktion in den Peroxisomen.

Bemerkungen: Die beste Lokalisation erhält man nach Aldehydfixierung und in gefriergetrockneten Kryostatschnitten nach Celloidinmontage. Einige Peroxidasen werden durch Aldehyde inhibiert, Katalase wird aktiviert. - Auf Osmierung kann man verzichten; jedoch verblassen die Schnitte nach einiger Zeit. Das im Gewebe gebundene Diaminobenzidin fängt Osmiumtetroxid ab. Dadurch entstehen Umwandlungsprodukte, die den Schnitthintergrund bräunlich bis braun-schwarz färben. - Das Endprodukt der Reaktion (Diaminobenzidinbraun bzw. Osmiumschwarz) ist amorph und fettunlöslich. Deshalb kann in organischen Medien, z.B. Entellan, eingedeckt werden. - Zu Hämoproteiden, die zu den Peroxidasen und Pseudoperoxidasen gehören können, besitzen Diaminobenzidinbraun und seine Vorstufen hohe Affinität.

Verglichen mit den übrigen Verfahren erfaßt man mit der hier angegebenen Methode die meisten Peroxidasen einschließlich der Myeloperoxidasen und Pseudoperoxidasen (u.a. Hämo- und Myoglobin). Durch Änderung von pH, Wasserstoffperoxidkonzentration und Gewebevorbehandlung ist es möglich, das Verfahren so zu modifizieren, daß damit die einzelnen Peroxidasen besser abgrenzbar sind als mit dem Originalsatz nach GRAHAM und KARNOVSKY. Z.B. ist die Pseudoperoxidase-Aktivität der Cytochrome vorteilhaft bei pH 6 und niedriger Konzentrationen an Wasserstoffperoxid darstellbar (0,003%; s.S. 213). Dagegen sind die Peroxisomen gut erst bei pH-Werten oberhalb von 9 und vergleichsweise höherer Peroxidkonzentration zu erfassen (0,035-0,07%). Die höchste Wasserstoffperoxidkonzentration toleriert Hämoglobin (Pseudoperoxidase); es ist noch mit Konzentrationen nachweisbar, bei denen die Peroxidasen bereits gehemmt sind.

Weitere Verfahren zur Darstellung der Peroxidasen sind die Methode mit 3-Amino-9-äthylcarbazol von GRAHAM et al. (1965), die Benzidinreaktion von GOLDFISCHER und ESSNER (1969) sowie von LOJDA (1970 c) und die Methode mit 5,6-Dihydroxyindol (van der PLOEG und van DUIJN, 1964).

Mit 3-Amino-9-äthylcarbazol entsteht ein roter wasserunlöslicher, in Fett und Fettlösungsmitteln aber löslicher Farbstoff. Der Nachweis ist weniger empfindlich als der mit Diaminobenzidin. Er eignet sich zur Darstellung von experimentell verabfolgter Peroxidase sowie der Myeloperoxidase und Peroxidase in Mastzellen.

Die Benzidin-Reaktion beruht auf der Oxidation von Benzidin durch das Peroxid-Peroxidase-System zu instabilem Benzidinblau, das spontan in stabiles Benzidinbraun übergeht. Da der instabile blaue Farbstoff leichter als der braune zu erkennen ist, hat man versucht, den blauen Farbstoff auf verschiedene Weise zu stabilisieren, ohne dies vollständig zu erreichen. Ferner ist Benzidinblau nicht absolut wasserunlöslich und neigt zur Rekristallisation. Bessere Lokalisation liefern stets die Verfahren, bei denen Benzidinbraun als Endprodukt entsteht. Trotzdem ist die Lokalisation mit der Benzidin-Reaktion schlechter als mit dem Diaminobenzidin-Verfahren.

Mit 5,6-Dihydroxyindol lassen sich Peroxidasen licht- und elektronenmikroskopisch gut lokalisieren. Das Substrat ist allerdings nicht im Handel.

Alle übrigen Verfahren zum Peroxidasen-Nachweis haben nur noch historisches Interesse.

Nachweis der Peroxisomen modifiziert nach NOVIKOFF und GOLDFISCHER (1969; Abb. 17 d, e)

Gewebevorbehandlung: FK, GK und GTC

Inkubationsmedium:

3,3'-Diaminobenzidin-Tetrahydrochlorid	40	mg
(Koch-Light, Merck-Schuchardt, Serva, Sigma)		

lösen in N,N-Dimethylformamid (Merck)	0,5	ml
0,1 M Propan-diol- oder 0,1 M Tris-HCl-Puffer, pH 9,6	10	ml
0,05% frisches Wasserstoffperoxid (Apotheke)	10	ml
gut mischen, pH-Kontrolle, filtrieren		
	ca. 20	ml

Inkubation: 10-60 min bei 37°C; nach Stückfixation ggf. flottierend

Nachbehandlung:

Inkubationsmedium abgießen

Spülen in Aqua dest.

Ggf. übertragen in 0,1% Osmiumtetroxid (Roth, Serva) für 5 min

Spülen in Aqua dest.

Eindecken in Glycerin-Gelatine (Merck) oder Apathy-Sirup oder nach Entwässerung über Alkoholreihe in Entellan (Merck) o.ä.

Ergebnis: Peroxisomen sind nach Osmierung braunschwarz, ohne Osmierung braun gefärbt.

Spezifitätskontrollen: s. Diaminobenzidin-Verfahren nach GRAHAM und KARNOVSKY.

Bemerkungen: Propandiol puffert höhere Mengen Diaminobenzidin besser als Tris-Puffer ab und ist deswegen vorzuziehen. Sonst s. Diaminobenzidin-Methode nach GRAHAM und KARNOVSKY.

Myeloperoxidase: Das Enzym kommt in den Zellen der myeloischen Reihe vor (neutro- und eosinophile Leukozyten und ihre Vorstufen). Es ist zur Differentialdiagnose von Hämoblastosen wichtig und kann mit allen Peroxidase-Reaktionen nachgewiesen werden. Durch Cyanid und Aminotriazol in üblicher Konzentration (s.o.) wird die Myeloperoxidase nicht gehemmt. 50 mM Kaliumcyanid inhibiert das Enzym in den neutrophilen Leukozyten, in den eosinophilen nicht. Deshalb ermöglicht Zusatz von 50 mM Cyanid zum Inkubationsmedium die selektive Darstellung der an die eosinophilen Leukozyten gebundenen Myeloperoxidase in Blutausstrichen und fixiertem Material.

Nach Fixation in Formaldehyd ohne Auswaschen fällt der Nachweis der Myeloperoxidase bei schonender Paraffineinbettung negativ aus. Wird dagegen nach protrahierter Fixation (mehr als 24 Std) gründlich ausgewaschen und in Paraffin eingebettet, erfaßt man das Enzym selektiv, nach kurzer Fixation nahezu selektiv.

Nachweis der Myeloperoxidase nach LOJDA (1967; Abb. 17 f)

Gewebevorbehandlung: KF, FK, GK, GTC und FP

Inkubationsmedium:

0,1% N-Phenyl-p-phenylendiamin (p-Aminodiphenyldiamin; British Drug House, Koch-Light)	25	ml
0,1% 1-Naphthol (Koch-Light, Lachema, Merck-Schuchardt)	25	ml
0,3% frisches Wasserstoffperoxid (Apotheke)	1	ml
mischen, filtrieren		
	ca. 50	ml

Inkubation: 3-10 min bei Zimmertemperatur

Nachbehandlung:

Inkubationsmedium abgießen

Spülen in Aqua dest.

Ggf. Kernfärbung mit Kernechtrot

Eindecken in Glycerin-Gelatine (Merck) oder Apathy-Sirup

Bei der Darstellung der Myeloperoxidase entsteht ein instabiler Farbstoff, der spätestens innerhalb einer Woche verblaßt. Seine Stabilisierung ist nach Abgießen des Mediums und Spülen in Aqua dest. durch folgendes Vorgehen möglich:

Schnitte 2 min in 1:1 verdünnte Lugolsche Lösung (s.S.   ) einbringen

---

Spülen in Aqua dest.

Übertragen in gesättigtes Lithiumcarbonat (Merck) für ca. 30 min bis Blaufärbung auftritt

Spülen in Aqua dest.

Eindecken in Glycerin-Gelatine (Merck) oder Apathy-Sirup

Bemerkungen: Die p-Aminodiphenylamin- und 1-Naphthol-Lösung können monatelang aufbewahrt werden. Aus solchen Lösungen hergestellte Medien benötigen keinen Wasserstoffperoxid-Zusatz, da Wasserstoffperoxid möglicherweise in kleinen Mengen in den Ausgangslösungen während der Aufbewahrung entsteht.
Obwohl sich N-Phenyl-p-phenylendiamin (p-Aminodiphenylamin) wesentlich besser zum Nachweis der Myeloperoxidase als Dimethyl-p-phenylendiamin eignet, ist auch sein Farbstoff fettlöslich. Scharfe Lokalisation erhält man vor allem nach Formaldehydfixation, gründlichem Auswaschen und Einbetten in Paraffin.

2. Dehydrogenasen

Die histochemisch nachweisbaren Dehydrogenasen lassen sich einteilen in *coenzymunabhängige*, d.h. nicht an Nicotinamidadeninucleotid (NAD; früher DPN, Diphosphopyridinnucleotid) oder Nicotinamidadeninucleotidphosphat (NADP; früher TPN, Triphosphopyridinnucleotid) gebundene Dehydrogenasen und *coenzymabhängige*, die Wasserstoff auf die Coenzyme NAD^+ und $NADP^+$ übertragen (Abb. 18).

Eigenschaften und Vorkommen coenzymunabhängiger Dehydrogenasen

a) Succinat-Dehydrogenase

(Succinat:(Akzeptor)-Oxidoreductase, 1.3.99.1, SDH)

Das Enzym katalysiert die Reaktion:

Succinat + Akzeptor $\rightleftharpoons$ Fumarat + reduzierter Akzeptor.

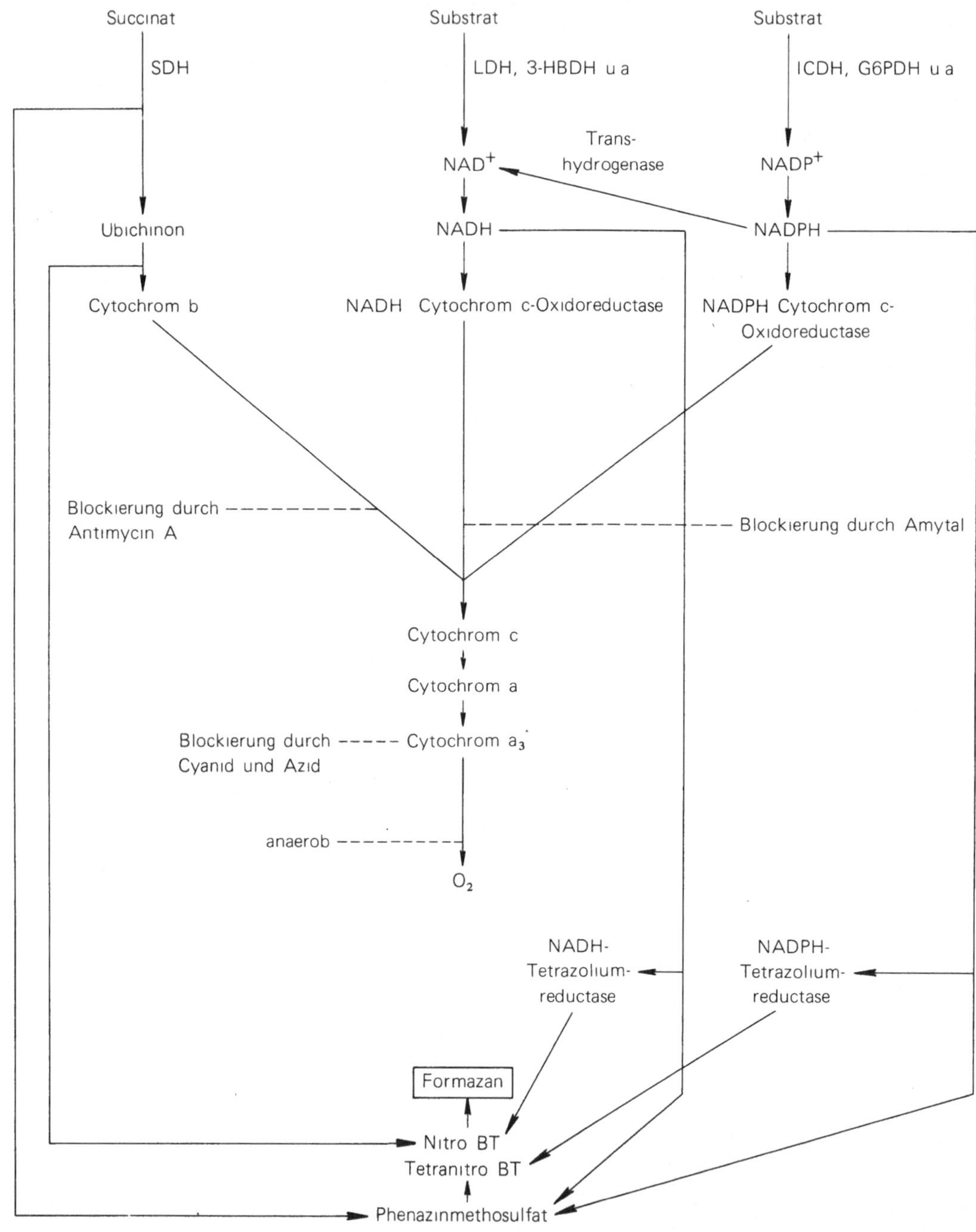

Abb. 18. Möglichkeiten der intrazellulären Wasserstoffübertragung

Die SDH gehört zur sog. Succinatoxidase, einem System von Einzelenzymen in den Mitochondrien. Die SDH ist das erste Enzym der Succinatoxidasekette, die mit der Cytochromoxidase endet. Bei der SDH handelt es sich um ein Flavoproteinenzym. Die Flavingruppe ist durch Hauptvalenzen an das Protein gebunden. Außerdem enthält das Enzym SH-Gruppen, von denen die Enzymaktivität abhängt, und je Flavingruppe 4 Eisenatome. Deshalb wirken SH-Gruppenblocker, z.B. Quecksilber, Selen, p-Chlormercuribenzoat, N-Äthylmaleinimid als nichtkompetitive Inhibitoren der SDH; die Salze dieser Substanzen hemmen schon in einer Größenordnung von 0,01-0,1 mM. Kompetitive Hemmer sind z.B. Malonsäure und Oxalessigsäure. Außerdem wird das Enzym auch durch Fumarsäure inhibiert, die bei der Reaktion entsteht. In cyanid-haltigen Inkubationsmedien kommt diese Hemmung nicht so stark zur Geltung. Das pH-Optimum der SDH bewegt sich zwischen 7,6 und 8,5. Das Enzym beteiligt sich am Citronensäurezyklus (Krebs-, Tricarbonsäurezyklus); ihr histochemischer Nachweis gibt wichtige Auskunft über die Aktivität dieses Zyklus. Hohe Aktivitäten an SDH finden sich u.a. im Myokard, in den Epithelzellen der proximalen Nierentubuli (Abb. 19 a) und in Hepatozyten.

Die SDH zählt zu den strukturgebundenen Enzymen und ist außerordentlich fixationsempfindlich. In verschiedenen Rattenorganen wird z.B. Fixation in Formaldehyd (Abb. 19 b) für 5-15 min gerade noch, in Glutaraldehyd dagegen praktisch nicht toleriert. In den Organen anderer Spezies, z.B. beim Meerschweinchen, verhält sich die SDH noch sensitiver. Bei Autolyseprozessen erweist sich das Enzym als relativ stabil. Daher kann ihre Darstellung auch in Autopsiematerial erfolgen, z.B. zur Diagnose ischämischer Veränderungen.

b) Glycerin-3-phosphat-Dehydrogenase

(mitochondriale GPDH, sn-Glycero-3-phosphat:(Akzeptor)-Oxidoreductase, 1.1.99.5)

Das Enzym katalysiert die Reaktion:

sn-Glycero-3-phosphat + Akzeptor $\rightleftharpoons$ Dihydroxyacetonphosphat + reduzierter Akzeptor.

Die GPDH ist wie die SDH ein intramitochondriales Flavoprotein, dessen natürlicher Akzeptor Ubichinon ist. Seine Aktivität läßt sich durch Vitamin K_3 (Menadion) steigern. Das pH-Optimum liegt bei 7,6. Durch hohe Aktivitäten an GPDH zeichnen sich u.a. Enterozyten, einige Abschnitte der proximalen Tubuli contorti der Niere und Nervenzellen aus. Relativ stark reagieren außerdem Kapillarendothelien, Makrophagen, Kupffersche Sternzellen, die Epithelien der Gallengänge und Mittelstücke der Spermien (Abb. 19 c). Neben der mitochondrialen existiert eine lösliche extramitochondriale NAD-abhängige GPDH (s.u.). Beide Enzyme arbeiten im sog. Glycero-3-phosphat-Shuttle eng zusammen, über den Wasserstoff in die Mitochondrien eingeschleust wird, da reduziertes NAD nicht aus dem Zytoplasma durch intakte Mitochondrienmembranen permeieren kann.
- Weiterhin ist die GPDH deshalb von Bedeutung, weil Glycero-3-phosphat bzw. aktives Glycerin eine Schlüsselsubstanz für die Triglycerid- und Phospholipidsynthese darstellt.
Das Verhalten der GPDH, die relativ fest strukturgebunden ist, gegenüber Fixantien entspricht dem der SDH.

Eigenschaften und Vorkommen coenzymabhängiger Dehydrogenasen

c) Glycerin-3-phosphat-Dehydrogenase (NAD^+)

(sn-Glycero-3-phosphat:NAD^+-Oxidoreductase, 1.1.1.8, GPDH)

Abb. 19 a-f. Dehydrogenasen, Ratte, (a, b) Succinat-Dehydrogenase, Niere, Nitro BT, (a) uK. Lokalisation im Gebiet der Mitochondrien des Tubulusepithels. 520x, (b) FK. Verglichen mit a schwächere Reaktion, die z.T. an Mitochondrien gebunden ist. 520x, (c) Mitochondriale Glycero-3-phosphat-Dehydrogenase, Hoden, uK, Nitro BT. Reaktion der Spermienmittelstücke. 520x, (d,e) Lactat-Dehydrogenase, M. biceps femoris, uK, Nitro BT, (d) Wäßriges Medium ohne Phenazinmethosulfat (PMS). Starke Reaktion der roten, schwache in weißen Fasern. 150x, (e) Gelmedium aus Gelatine mit PMS. Nahezu gleiche Reaktion in roten und weißen Fasern. 150x, (f) 3-Hydroxybutyrat-Dehydrogenase, Niere, uK, Nitro BT. Lokalisation im Mitochondriengebiet der Tubulusepithelzellen. 520x

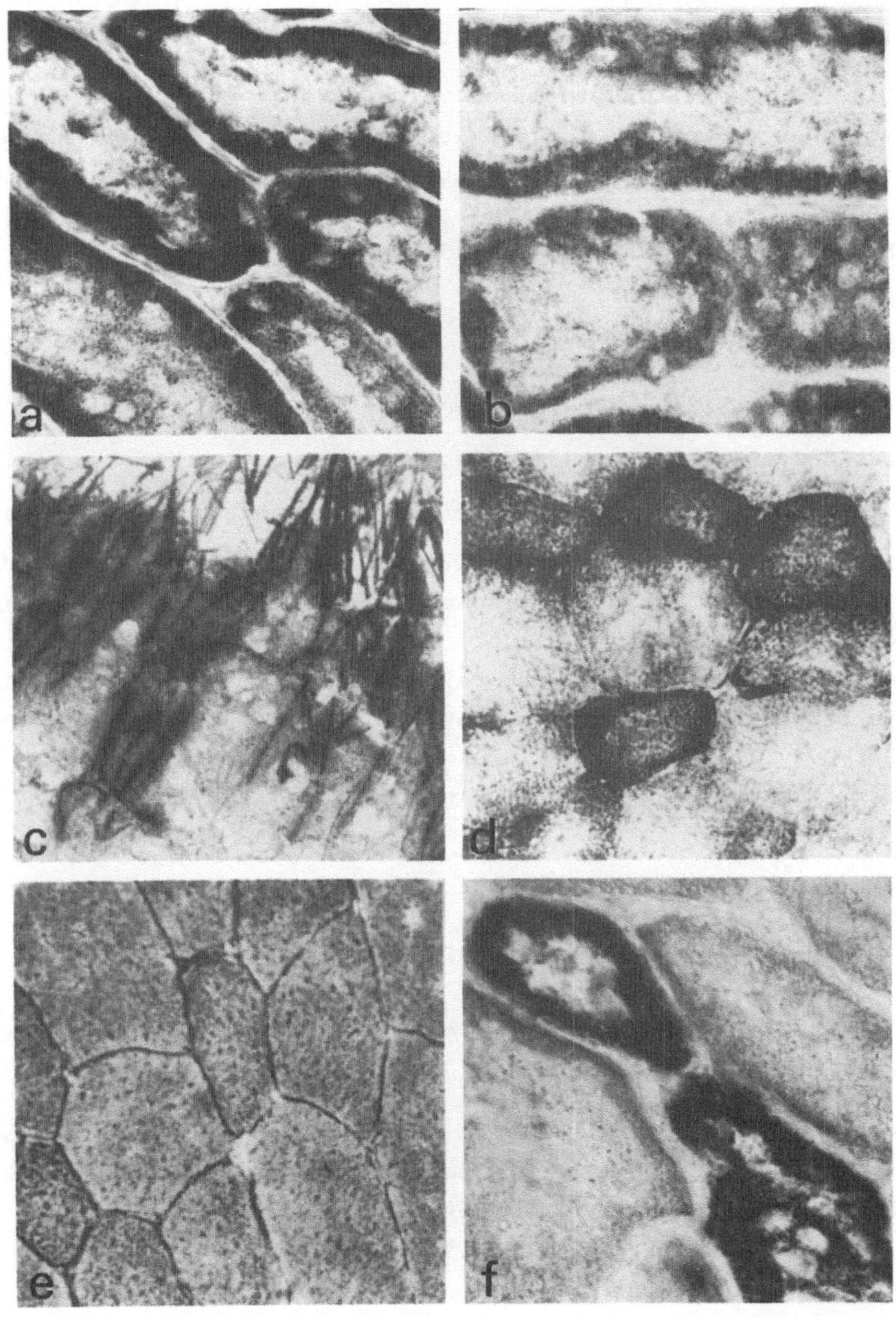
a
b
c
d
e
f

Das Enzym katalysiert die Reaktion:

sn-Glycero-3-phosphat + $NAD^+ \rightleftharpoons$ Dihydroxyacetonphosphat + NADH + H^+.

Die GPDH kommt im Zytoplasma vor und zählt zu den löslichen Enzymen. Das pH-Optimum liegt zwischen 7,0 und 9,3. Über die Bedeutung des Enzyms im Intermediärstoffwechsel s. mitochondriale GPDH.
Das Enzym ist fixationsempfindlich.

d) UDPG-Dehydrogenase

(UDP-Glucose:NAD^+-6-Oxidoreductase, 1.1.1.22, UDPGDH)

Das Enzym katalysiert die Reaktion:

UDP-Glucose + 2 NAD^+ + $H_2O \rightarrow$ UDP-Glucuronat + 2 NADH + 2 H^+.

Die Reaktion ist irreversibel. Bei der UPDGDH handelt es sich um ein lösliches zytoplasmatisches Enzym mit starker Diffusionsneigung. Es nimmt an der Bildung von Glucuroniden und an der Synthese von Mukopolysacchariden teil. Besonders aktiv ist die UDPGDH in Leber und Niere. Ihr pH-Optimum liegt zwischen 7,5 und 8,5; UDP-D-Xylulose und UDP-Glucuronat können das Enzym hemmen. Fixation verträgt die UDPGDH nicht.

e) Lactat-Dehydrogenase

(L-Lactat:NAD^+-Oxidoreductase, 1.1.1.27, LDH)

Das Enzym katalysiert die Reaktion:

L-Lactat + $NAD^+ \rightleftharpoons$ Pyruvat + NADH + H^+.

Während bei der biochemischen Untersuchung der LDH meistens der Reaktionsverlauf von rechts nach links gemessen wird, muß beim histochemischen Nachweis umgekehrt vorgegangen werden, da zur Indikatorreaktion mit Tetrazoliumsalzen reduziertes Coenzym benötigt wird. Obwohl das Enzym Pyruvat und Lactat am schnellsten umsetzt, greift es auch andere Verbindungen, z.B. 2-Keto- sowie 2,4-Diketo-monocarbonsäuren und weitere L-2-Hydroxymonocarbonsäuren an, wobei die Reduktions- bzw. Oxidationsgeschwindigkeit mit wachsender Kettenlänge der betreffenden Säuren abnimmt. Das

LDH-Molekül ist inhomogen gebaut, so daß 5 Isoenzyme vorkommen. Hierbei handelt es sich prinzipiell um eine Kombination zweier Grundtypen, die als H und M bezeichnet werden. H entspricht Herz und M Muskel, d.h. den Organen, in denen sie am stärksten vertreten sind. Isoenzym 1 enthält 4 H-, Isoenzym 2 3 H- und 1 M-, Isoenzym 3 2 H- und 2 M-, Isoenzym 4 1 H- und 3 M- und Isoenzym 5 4 M-Untereinheiten. Die H- und M-Grundtypen unterscheiden sich voneinander u.a. durch Antigenität und Empfindlichkeit gegenüber Inhibitoren. Die M-Form der LDH wird z.B. durch Harnstoff und 50% Aceton, die H-Form dagegen bevorzugt durch Pyruvat inhibiert. Hierdurch können beide Grundtypen auch histochemisch dargestellt werden (s. z.B. LOJDA und FRIC, 1970). Die verschiedenen Isoenzyme lassen sich elektrophoretisch auftrennen.

Die LDH kommt praktisch ubiquitär vor und läßt sich u.a. aus Skeletmuskulatur (Abb. 19 d, e), Leber und Myokard gut isolieren. Das pH-Optimum des Enzyms bewegt sich zwischen 6,0 und 7,5. Im Isoenzymmuster weichen die einzelnen Organe voneinander ab.

Die LDH bevorzugt zwar NAD als Coenzym, doch kann grundsätzlich auch NADP diese Funktion übernehmen. Mit der LDH endet die Glykolyse, wobei unter anaeroben Bedingungen Pyruvat zu Lactat reduziert und NAD^+ wieder zur Verfügung gestellt wird. Der größte Teil des Enzyms liegt locker gebunden bzw. in löslicher Form im Zytoplasma vor und tritt daher bei wäßriger Inkubation ins Medium über; der kleinere Teil ist die fester gebundene mitochondriale LDH.

Die LDH toleriert Fixation in Form- und Glutaraldehyd relativ gut.

f) 3-Hydroxybutyrat-Dehydrogenase

(3-Hydroxybutyrat→NAD-Transhydrogenase, D-3-Hydroxybutyrat:NAD-Oxidoreductase, 1.1.1.30, 3-HBDH)

Das Enzym katalysiert die Reaktion:

$$\text{D-3-Hydroxybutyrat} + NAD^+ \rightleftharpoons \text{Acetoacetat} + NADH + H^+.$$

Die 3-HBDH setzt vor allem 3-Hydroxybutyrat, aber auch einige andere 3-Hydroxymonocarbonsäuren um und ist in den Mitochondrien lokalisiert. Das pH-Optimum des Enzyms liegt bei 8,0. In hoher

Aktivität kommt das Enzym immer dort vor, wo intensiv Fettsäuren oxidiert werden, z.B. in Leber, Myokard und Niere (Abb. 19 f). Dadurch kann die Aktivität der 3-HBDH in etwa als Indikator für die β-Oxidation der Fettsäuren gelten. Das Enzym gehört zu den fester gebundenen Dehydrogenasen.
Fixation übersteht die 3-HBDH schlecht. Maximal wird von Rattenorganen Fixierung für 10-15 min in Formaldehyd toleriert.

g) Malat-Dehydrogenase

(L-Malat:NAD^+-Oxidoreductase, 1.1.1.37; MDH)

Das Enzym katalysiert die Reaktion:

$$\text{L-Malat} + NAD^+ \rightleftharpoons \text{Oxalacetat} + NADH + H^+.$$

Außer Malat können auch Tartrat, Oxalglykolat und 2-Hydroxyglutarat als Substrate dienen. Intrazellulär ist das Enzym im Zytoplasma und in den Mitochondrien lokalisiert, wobei es sich um Isoenzyme handelt. Die MDH ist das letzte Glied im Krebszyklus, so daß auch mit diesem Enzym der Zyklus untersucht werden kann. Infolge der teilweise lockeren Bindung geht das Enzym bei wäßriger Inkubation partiell in Lösung.
Gegenüber Fixantien ist die MDH empfindlicher als die LDH; lediglich Vorbehandlung in Formaldehyd für 1 Std übersteht das Enzym in verschiedenen Rattengeweben.

h) Malat-Dehydrogenase ($NADP^+$)

("malic enzyme", L-Malat:$NADP^+$-Oxidoreductase (Oxalacetat decarboxylierend), 1.1.1.40, MDHd)

Das Enzym katalysiert die Reaktion:

$$\text{L-Malat} + NADP^+ \rightleftharpoons \text{Pyruvat} + CO_2 + NADPH + H^+.$$

Diese MDH beteiligt sich im Gegensatz zur NAD-abhängigen nicht am Citronensäurezyklus. Das Enzym wird durch Magnesium- sowie Manganionen aktiviert und zeichnet sich besonders in Hepatozyten durch hohe Aktivität aus, kommt aber auch in anderen Zellen vor.

Die MDHd ist nicht fest strukturgebunden und findet sich bei Zentrifugation von Homogenaten quantitativ im Überstand. Ihre Aktivität ist an SH-Gruppen im Enzymmolekül gebunden. Die Bedeutung dieses Enzyms für den Intermediärstoffwechsel besteht darin, daß durch Überführung von Pyruvat in Malat Kohlendioxyd gebunden und an den Krebszyklus abgegeben wird. Mit Malat liegt das pH-Optimum des Enzyms zwischen 7,2 und 7,5.
Gegenüber Fixation ist das Enzym in Rattengeweben wesentlich empfindlicher als die NAD-abhängige MDH.

i) Isocitrat-Dehydrogenase

(threo-Ds-Isocitrat:NADP$^+$-Oxidoreductase (decarboxylierend), 1.1.1.42, ICDH)

Das Enzym katalysiert die Reaktion:

threo-Ds-Isocitrat + NADP$^+$ $\rightleftharpoons$ 2-Ketoglutarat + NADPH + CO_2 + H^+.

Im Myokard decarboxyliert die ICDH auch Oxalsuccinat. Zur Aktivierung des Enzyms werden Magnesium- oder Manganionen benötigt. Außer der NADP$^+$-abhängigen ICDH existiert eine NAD$^+$-abhängige Form (1.1.1.41), die Isocitrat, nicht aber Oxalsuccinat decarboxyliert. Beide Enzyme unterscheiden sich weiterhin voneinander durch die Festigkeit ihrer intrazellulären Bindung: Die NAD$^+$-abhängige ICDH ist ein mitochondriales Enzym und relativ fest strukturgebunden, die NADP$^+$-abhängige kommt dagegen im Zytoplasma vor und gilt als lösliche Dehydrogenase. Die ICDH beteiligt sich am Krebszyklus; die an NADP$^+$ gebundene ist auch für die Bereitstellung von NADPH für reduktive Synthesen, z.B. die von Cholesterin und Fettsäuren, wichtig. Das pH-Optimum liegt bei 7,3. Die NAD-abhängige ICDH besitzt ihr pH-Optimum zwischen 6,4 und 7,6.
Die ICDH kann in Rattenorganen nach 10-15 min Blockfixation in Formaldehyd nachgewiesen werden.

j) Glucose-6-phosphat-Dehydrogenase

(Zwischenferment, D-Glucose-6-phosphat:NADP$^+$-Oxidoreductase, 1.1.1.49, G6PDH)

Das Enzym katalysiert die Reaktion:

D-Glucose-6-phosphat + $NADP^+$ $\rightleftharpoons$ D-Glucono-δ-lacton-6-phosphat + NADPH + H^+.

Es gehört zu den Enzymen des Hexosemonophosphat-Shunts.

k) Phosphogluconat-Dehydrogenase

(6-Phospho-D-gluconat:$NAPD^+$-2-Oxidoreductase (decarboxylierend), 1.1.1.44, 6PGDH)

Die 6PGDH katalysiert folgende Reaktion:

6-Phospho-D-gluconat + $NADP^+$ $\rightleftharpoons$ D-Ribulose-5-phosphat + CO_2 + NADPH + H^+.

Die 6PGDH zählt ebenfalls zu den Enzymen des Hexosemonophosphat-Shunts (Pentose-Shunt).
Das pH-Optimum der G6PDH liegt zwischen 7,2 und 8,0 und das der 6PGDH zwischen 7,5 und 9,0. Beide Enzyme werden durch Magnesiumionen aktiviert; die G6PDH wird u.a. durch anorganisches Phosphat und D-Glucosamin-6-phosphat gehemmt.
Die G6PDH und 6PGDH sind in tierischen und pflanzlichen Zellen weit verbreitet. Im tierischen Organismus verfügen Hepato- und Lipozyten, steroidhormon-produzierende Drüsen und das Drüsenepithel der laktierenden Mamma über die höchste G6PDH- und 6PGDH-Aktivität. Relativ starke Aktivitäten besitzen außerdem Erythrozyten. Die Enzyme sind äußerst locker strukturgebunden und diffundieren bei wäßriger Inkubation ins Medium.
Der G6PDH kommt eine wichtige Rolle bei der Regulation des Zuckerstoffwechsels zu. Von diesem Enzym hängt ab, ob die Glucose die Glykolyse oder den Pentose-Shunt durchläuft. Letzterer hat folgende physiologische Bedeutung: Als Reaktionsprodukte fallen Pentosen an, die für die Synthese von Ribonucleinsäuren benötigt werden, so daß die Aktivität der G6PDH und auch der 6PGDH in wachsenden bzw. proliferierenden Zellen besonders hoch ist. Ferner resultiert durch die direkte Oxidation der Glucose NADPH, das u.a. bei der Steroid- und Fettsäuresynthese sowie zur Reduktion von Folsäure zu Di- und Tetrahydrofolsäure verwendet wird. Daher sind G6PDH und 6PGDH z.B. in der Nebenniere, den Leydigschen

Zwischenzellen sowie der Theca interna der Graafschen Follikel (Abb. 20 a) stark vertreten.
Die G6PDH übersteht in Rattenorganen 10 min Fixation in 1% Formaldehyd.

l) Hydroxysteroid-Dehydrogenasen

Die Dehydrierung der Steroide erfolgt entweder am Cyclopentanoperhydrophenanthrenkern, wobei Doppelbindungen entstehen - diese Dehydrogenasen kommen hauptsächlich in Bakterien vor - oder am Kohlenstoff mit einer Hydroxylgruppe; aus ihr entsteht dann eine Ketogruppe. Bei der Bezeichnung der Dehydrogenasen, die die Dehydrierung der Hydroxylgruppe katalysieren, erscheint die Zahl des Kohlenstoffs, an den die betreffende Hydroxylgruppe gebunden ist. In Abhängigkeit davon, ob diese Gruppe über oder unter der Ebene des Steroidmoleküls liegt, wird von α- bzw. β-Hydroxysteroid-Dehydrogenasen gesprochen. Als Akzeptor für den anfallenden Wasserstoff dienen NAD^+ oder $NADP^+$.

Am häufigsten untersucht sind:
3α-Hydroxysteroid-Dehydrogenase (3α-Hydroxysteroid:$NAD(P)^+$-Oxidoreductase, 1.1.1.50). Sie greift spezifisch an der 3α-Hydroxylgruppe der 5α- und 5β-Steroide an und kommt bevorzugt in Leber, proximalen und distalen Tubulusepithelien der Niere, Leydig-Zellen und im Corpus luteum vor. Als Substrat fungiert u.a. Androsteron (3α-Hydroxy-5α-androstan-17-on). Das pH-Optimum liegt bei 9,0.

β-Hydroxysteroid-Dehydrogenasen (3(oder 17)β-Hydroxysteroid: $NAD(P)^+$-Oxidoreductase, 1.1.1.51). In diese Gruppe gehören wenigstens 4 verschiedene Enzyme. Zu ihnen zählt die Δ-3β-Hydroxysteroid-Dehydrogenase, die bei der Steroidsynthese mitwirkt und in Hoden, Ovar, Nebenniere (Abb. 20 b) und Plazenta nachgewiesen werden kann. Als Substrate dienen u.a. Dehydroepiandrosteron (DHA, 3-Hydroxy-5-androsten-17-on) und 5-Pregnenolon. Das pH-Optimum beträgt 9,0.

11β-Hydroxysteroid-Dehydrogenase (11β-Hydroxysteroid:$NADP^+$-11-Oxidoreductase, 1.1.1.146). Sie findet sich in Leber, Niere, Hoden, Plazenta und in den Ausführungsgängen der großen Speicheldrüsen. Als Substrat ist 11β-Hydroxyandrosten-dion am besten geeignet. Das pH-Optimum bewegt sich um 8,5.
Alle aufgeführten Steroid-Dehydrogenasen sind ausgesprochen fixationsempfindlich und größtenteils löslich, so daß bei wäßriger Inkubation mit Diffusion gerechnet werden muß.

m) Glyceraldehydphosphat-Dehydrogenase

(D-Glyceraldehyd-3-phosphat:NAD^+-Oxidoreductase (phosphorylierend), 1.2.1.12, GAPDH)

Das Enzym katalysiert die Reaktion:

D-Glyceraldehyd-3-phosphat + P_i + NAD^+ $\rightleftharpoons$ 3-Phospho-D-glycero-phosphat + NADH + H^+.

Die GAPDH ist ein typisches und ubiquitär anzutreffendes Glykolyseenzym, im Zytoplasma lokalisiert und löslich. Daher diffundiert es in hohem Maße bei wäßriger Inkubation ins Medium. Das pH-Optimum liegt zwischen 7,0 und 8,6. Als Enzym mit SH-Gruppen wird die GAPDH durch SH-Inhibitoren gehemmt. Sie kann nicht nur als Dehydrogenase sondern auch als Transacylase, Phosphatase und Esterase wirken.
Fixation in Aldehyden wird praktisch nicht überstanden.

n) Glutamat-Dehydrogenase

(L-Glutamat:$NAD(P)^+$-Oxidoreductase (deaminierend), 1.4.1.3, GDH)

Das Enzym katalysiert die Reaktion:

L-Glutamat + H_2O + $NAD(P)^+$ $\rightleftharpoons$ 2-Ketoglutarat + NH_3 + NAD(P)H + H^+.

Bei Pflanzen wird diese Reaktion (oxidative Desaminierung) durch eine GDH katalysiert, die als Coenzym allein NAD^+ benutzt (1.4.1.2), in Hefezellen von einer GDH, die ausschließlich $NADP^+$-abhängig ist (1.4.1.4). Das Enzym, das die Umsetzung von L-Glutamat oder Ketoglutarat mit beiden Coenzymen katalysiert, kommt in den

Mitochondrien der verschiedensten tierischen und pflanzlichen Zellen vor und ist relativ fest strukturgebunden. Dabei handelt es sich um ein Metallprotein, das Zink enthält. Hohe Aktivitäten findet man in den Hepatozyten und Tubuluszellen der Niere (Abb. 20 c). Als Substrate können außer Glutamat Leucin und Norvalin oxidativ von der GDH desaminiert werden, doch ist die damit nachweisbare Aktivität immer beträchtlich geringer als bei Verwendung von Glutamat. Das pH-Optimum des Enzyms beträgt 8,0; die Oxidation von L-Glutamat wird durch Guanosintriphosphat und Adenosindiphosphat gehemmt.
Das Enzym spielt im Intermediärstoffwechsel eine wichtige Rolle, da die Aminogruppe der meisten Aminosäuren auf 2-Ketoglutarat übertragen wird. Dadurch entsteht Glutamat, das die GDH in 2-Ketoglutarat zurückverwandelt. Das Ammoniak wird in Harnstoff überführt und ausgeschieden. In der entgegengesetzten Richtung kann aus Ammoniak und Ketoglutarat Glutaminsäure entstehen. Die GDH kontrolliert die intrazelluläre Ammoniakkonzentration. Außerdem ist das Enzym als Bindeglied zwischen Aminosäurestoffwechsel und Citronensäurezyklus anzusehen.

Wie die meisten Dehydrogenasen wird auch die GDH durch Form- und Glutaraldehyd inaktiviert.

o) Tetrazoliumreductasen

Zellen verfügen über mehrere Systeme zur Reoxidation der Coenzyme NADH und NADPH (Abb. 18). Für NADH sind die Atmungskette (Innenmembran der Mitochondrien; NADH-Dehydrogenase bzw. Cytochrom-Reductase, 1.6.99.3) und das Cytochrom b_5 (äußere Mitochondrienmembran und endoplasmatisches Retikulum) am bekanntesten, für NADPH vor allem das Cytochrom P_{450}-System (endoplasmatisches Retikulum und Mitochondrien; Atmungskette mit Transhydrogenase, 1.6.1.1, oder NADPH-Cytochrom c_2-Oxidoreductase, 1.6.2.5). Histochemisch lassen sich diese Redoxsysteme z. Zt. nicht direkt nachweisen.
Die Oxidation von NADH oder NADPH kann aber auch von Flavinenzymen katalysiert werden, die früher als Diaphorasen bezeichnet wurden (DPN-Diaphorase oder Diaphorase I, TPN-Diaphorase oder Diaphorase

II). Sie nehmen reversibel Wasserstoff auf, bzw. geben ihn an verschiedene u.a. künstliche Akzeptoren ab, z.B. Methylenblau, Ferricyanid und Tetrazoliumsalze. Die Vermittlungsfunktion zwischen Wasserstoffdonor und -akzeptor üben mehrere Flavinenzyme aus. Die Flavinenzyme, die für die Reduktion von Tetrazoliumsalzen verantwortlich sind, heißen Tetrazoliumreductasen (Abb. 18). Wird mit NADH gearbeitet, handelt es sich um die NADH-Tetrazoliumreductase und bei NADPH um die NADPH-Tetrazoliumreductase (Abb. 20 d). Beide Tetrazoliumreductasen sorgen für eine außerordentlich effektive Oxidation der reduzierten Coenzyme, die zwischen pH 7,2 und 7,4 - dem Nachweisbereich für die meisten Dehydrogenasen - außerstande sind, Tetrazoliumsalze unmittelbar und wirksam zu reduzieren. Erst bei pH 8 ist eine langsame Reduktion empfindlicher Tetrazoliumsalze, die sich nach 20-30 min bemerkbar macht, direkt durch NADH oder NADPH möglich; die bei pH 7,2-7,4 noch ablaufende Reduktion der Tetrazoliumsalze kann bei den histochemischen Dehydrogenasennachweisen praktisch vernachlässigt werden.

Die Tetrazoliumreductasen kommen in den Mitochondrien (NADH-Tetrazoliumreductase) und im endoplasmatischen Retikulum (NADH- und NADPH-Tetrazoliumreductase) vor und sind relativ fest strukturgebunden. Sie überstehen Fixation in kalten Aldehydlösungen, wobei die NADH-Tetrazoliumreductase resistenter als die NADPH-Tetra-

---

Abb. 20 a-f. Dehydrogenasen, Ratte, (a) Glucose-6-phosphat-Dehydrogenase, Ovar, uK, Nitro BT, Gelatine, PMS. Reaktion in Zellen der Theca interna. 40x, (b) Hydroxysteroid-Dehydrogenase, Ovar, uK, Tetranitro BT, Dehydroepiandrosteron, NAD^+. Lokalisation in Thekazellen. 325x, (c) Glutamat-Dehydrogenase, Niere, uK, Nitro BT. Starke Reaktion im Mitochondriengebiet der Tubuli und nahezu negatives Glomerulum. 520x, (d) NADPH-Tetrazoliumreductase, Leber, FK, Nitro BT. Kräftige Reaktion im Zytoplasma der Hepatozyten. 520x, (e, f) NADH-Tetrazoliumreductase, Nebennierenrinde, Nitro BT, (e) uK ohne Acetonextraktion. Grobe Formazangranula an Grenze zwischen Wasser- und Lipidphase. 520x, (f) uK mit Acetonextraktion. Verglichen mit e bessere Lokalisation des Formazans. 520x ▶

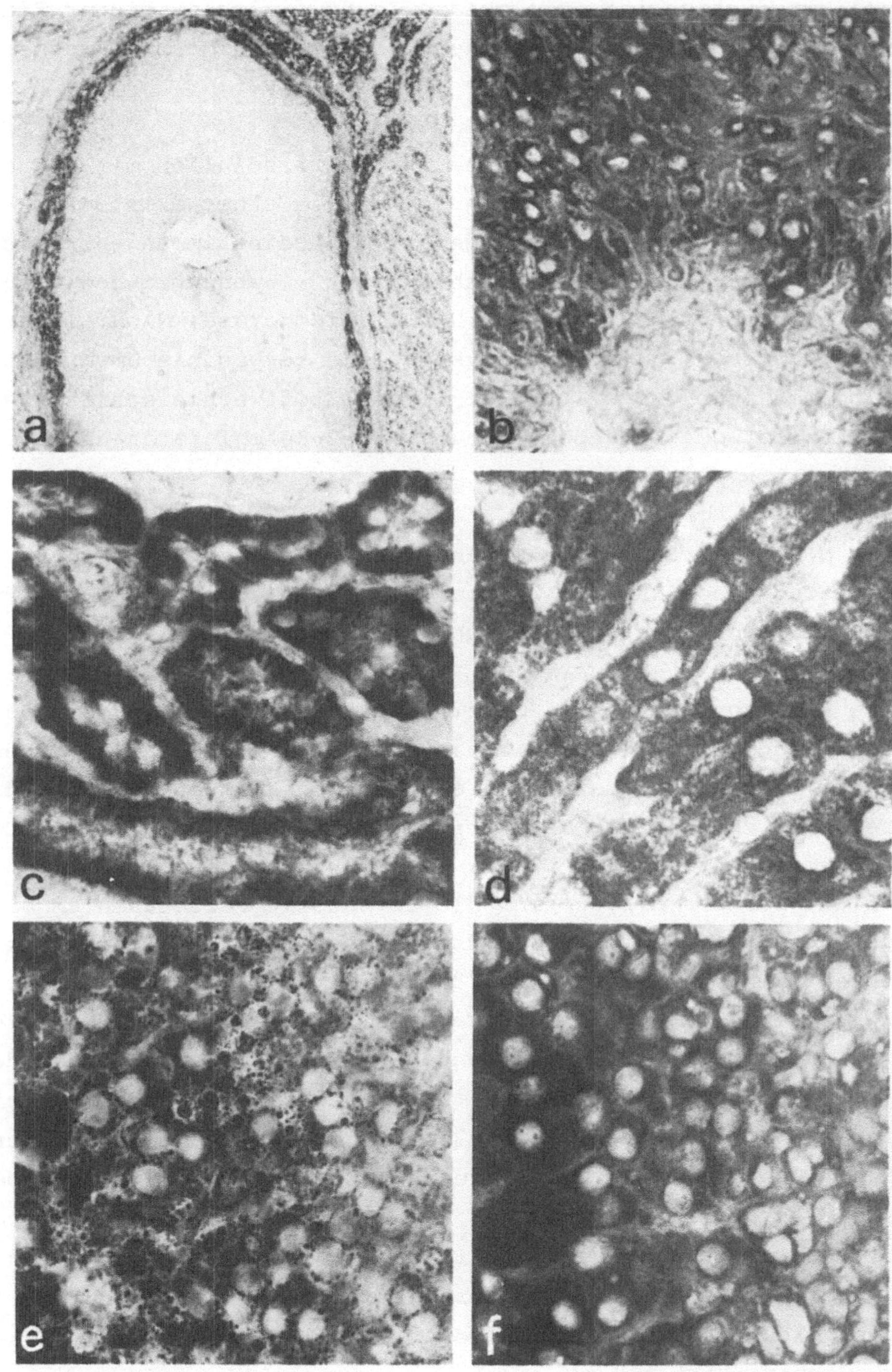

a
b
c
d
e
f

zoliumreductase ist. Die genaue Identifizierung dieser Flavinenzyme und ihre Zuordnung zu den bekannten Oxidoreductasen steht noch aus.

Die NADH-Tetrazoliumreductase ist wahrscheinlich mit der NADH-Dehydrogenase (1.6.99.3) eng verwandt. Ferner existieren Beziehungen zur Lipoamid-Dehydrogenase; Übereinstimmungen zwischen beiden wurden allerdings bisher nicht einwandfrei bewiesen. - Die Lipoamid-Dehydrogenase (NADH) (Diaphorase, NADH:Lipoamid-Oxidoreductase, 1.6.4.3) katalysiert die reversible Umwandlung von Lipoamid in Dihydrolipoamid. Dieser Stoffwechselschritt ist bei der oxidativen Decarboxylierung von 2-Ketoglutarat und Pyruvat bedeutungsvoll.

Die NADPH-Tetrazoliumreductase hat vermutlich Beziehung zur NADPH-Dehydrogenase (NADPH:(Akzeptor)-Oxidoreductase, 1.6.99.1) und NADPH:Cytochrom c_2-Oxidoreductase (1.6.2.5).

Die Bedeutung der Tetrazoliumreductasen in der Enzymhistochemie läßt sich folgendermaßen zusammenfassen: Diese Enzyme geben Auskunft über die intrazelluläre Oxidationskapazität, durch die die reduzierten Coenzyme regeneriert werden können. Die NADH-Tetrazoliumreductase dient häufig als Markierungsenzym von Mitochondrien. Darüber hinaus sind die Tetrazoliumreductasen am Nachweis der coenzym-abhängigen Dehydrogenasen ohne künstliche Elektronenakzeptoren beteiligt (Abb. 18). Dies macht sich auf zweierlei Weise bemerkbar: 1. Die Tetrazoliumreductasen bestimmen die Lokalisation der zu untersuchenden Dehydrogenase, d.h. bei der Darstellung der Dehydrogenasen mit den klassischen Methoden wird immer die zugehörige Tetrazoliumreductase und nicht die betreffende Dehydrogenase lokalisiert, z.B. beim Nachweis der LDH die NADH-Tetrazoliumreductase. 2. Die Tetrazoliumreductasen können die Dehydrogenase-Reaktion limitieren, da sie zwischen dem reduzierten Coenzym und dem Akzeptor, z.B. Nitro BT vermitteln; denn die direkte Reduktion der Tetrazoliumsalze durch reduzierte Coenzyme ist bei pH 7,2-7,6 nicht effektiv und deswegen bedeutungslos. Daher lassen sich mit den konventionellen Verfahren Dehydrogenasen an Stellen, an denen geringe Tetrazoliumreductase-Aktivitäten vorliegen, nur ungenügend darstellen. Hieraus resultieren Artefakte. Die LDH-Aktivität erscheint z.B. in den weißen Fasern der quergestreiften Muskulatur artefiziell niedrig (Abb. 19 d), weil die an der Reaktion beteiligte NADH-Tetrazoliumreductase hier schwach aktiv ist. Zur Vermeidung derart falscher Ergebnisse wird dem Medium ein künstlicher Vermittler, z.B. Phenazinmethosulfat (PMS), zugesetzt. Dies kann bei korrekter Anwendung den limitierenden Einfluß der Tetrazoliumreductasen beseitigen (Abb. 19 e); allerdings ist der Einsatz solcher Substanzen nicht problemlos (s.u.).

Dehydrogenasen-Nachweise

Testorgane: Myokard, Skeletmuskulatur, Niere, Leber, Ovar, Hoden, Nebenniere (je nach zu untersuchender Dehydrogenase; weitere Organe s. Eigenschaften und Vorkommen)

Gewebevorbehandlung: uK, KA, GT; ggf. KF, GTA, GSA

Nachweismethode: Tetrazoliumsalz-Reaktion

Tetrazoliumverfahren nach LOJDA (1965 b)

Um die Herstellung der Inkubationslösungen zu vereinfachen, werden zum Dehydrogenasen-Nachweis für Routinezwecke Stamm- und Substratlösungen folgender Zusammensetzung benutzt:

Stammlösung für wäßrige Inkubation:

0,1 M Phosphat- oder Tris-HCl-Puffer, pH 7,2-7,4	10	ml
0,1-0,4% Nitro BT oder Tetranitro BT (Koch-Light, Lachema, Serva; Festsubstanzen lösen in 0,5 ml N,N-Dimethylformamid, Merck, und 9,5 ml Aqua dest. zugeben)	10	ml
0,05% Natrium- oder 0,065% Kaliumcyanid (0,1 M, Merck, pH mit HCl auf 7,2 bringen;	4	ml

Vorsicht: Blausäurebildung!)		
0,47% wasserfreies oder 1% krist. Magnesiumchlorid (0,05 M, Merck; bei Verwendung von Tris-HCl-Puffer kann auch 0,6% Magnesiumsulfat, Merck, verwendet werden)	4	ml
Aqua dest.	8	ml
	36	ml

Stammlösung für Gelmedien bzw. Membraninkubation:

0,2 M Phosphat- oder Tris-HCl-Puffer, pH 7,2-7,4	10	ml
0,2-0,8% Nitro BT oder Tetranitro BT (Koch-Light, Lachema, Serva; Festsubstanzen lösen in 0,5 ml N,N-Dimethylformamid, Merck, und 9,5 ml Aqua dest. zugeben)	10	ml
0,1% Natrium- oder 0,13% Kaliumcyanid (0,2 M, Merck; pH mit HCl auf 7,2 bringen; Vorsicht: Bildung von Blausäure!)	4	ml
0,94% wasserfreies oder 2% krist. Magnesiumchlorid (0,1 M, Merck; bei Benutzung von Tris-HCl-Puffer auch 1,2% Magnesiumsulfat, Merck)	4	ml
Aqua dest.	8	ml
	36	ml

Die Stammlösungen sind immer im Kühlschrank aufzubewahren; noch vorteilhafter ist es, sie in der Tiefkühltruhe in gefrorenem Zustand vorrätig zu halten.

1 M Substratlösungen (Boehringer, Koch-Light, Reanal, Serva):

D-Glucose-6-phosphat, Dinatriumsalz	304 mg/1 ml
L-Glutamat, Natriumsalz (Monohydrat)	187 mg/1 ml
D-Glycero-3-phosphat, Dinatriumsalz (Hexahydrat)	324 mg/1 ml
D-3-Hydroxybutyrat, Natriumsalz	127 mg/1 ml
DL-Isocitrat, Trinatriumsalz (Dihydrat)	294 mg/1 ml
DL-Lactat, Natriumsalz	112 mg/1 ml
L-Malat, Natriumsalz	187 mg/1 ml
D-6-Phosphogluconat, Trinatriumsalz ($\frac{11}{2}$ Hydrat)	369 mg/1 ml
Succinat, Dinatriumsalz (Hexahydrat)	270 mg/1 ml

Die Substratlösungen sind tief gefroren aufzubewahren. Sie reagieren alle (Ausnahme: Malat) alkalisch; die pH-Korrektur kann im Inkubationsmedium vorgenommen werden.

D-Glyceraldehyd-3-phosphat muß überwiegend selbst aus D-Glyceroaldehyd-3-phosphat-diäthylacetat (Boehringer, Serva) nach den Angaben des Produzenten hergestellt werden.

Die zum Nachweis der Hydroxysteroid-Dehydrogenasen verwendeten *Steroide* (Androsteron, Dehydroepiandrosteron, 5-Pregnenolon und 11β-Hydroxyandrosten; Serva) werden in einer Menge von 2-3 mg in 1 ml N,N-Dimethylformamid (Merck) als Stammlösung vorbereitet.

Uridin-5'-diphosphatglucose (UDP-Glucose; Boehringer, Serva) wird in einer Menge von 30 mg/ml Aqua dest. als Stammlösung tiefgefroren vorrätig gehalten. Die Konzentration der Stammlösungen der Steroide sowie von UDP-Glucose liegt unter 1 M.

Inkubationsmedium:

Coenzymunabhängige Dehydrogenasen: Succinat-Dehydrogenase und mitochondriale Glycero-3-phosphat-Dehydrogenase

Stammlösung für wäßrige Inkubation (s.o.)	2 ml
1 M Succinat oder D-Glycero-3-phosphat	0,1-0,2 ml
0,5% Menadion (2-Methyl-1,4-naphthochinon, Menaphthon, Vitamin K_3; Koch-Light, Serva; gelöst in Aceton, Merck)	2-3 Tropfen
mischen; pH, das 7,2-7,6 betragen soll, kontrollieren, filtrieren	
	ca. 2 ml

Zum Nachweis der SDH kann statt Menadion ggf. 0,1-0,2 mg Phenazinmethosulfat (Lachema, Serva) zugesetzt werden.

Relativ fest strukturgebundene coenzymabhängige Dehydrogenasen: 3-Hydroxybutyrat-Dehydrogenase (3-HBDH), Glutamat-Dehydrogenase (GDH), NAD^+-

abhängige Isocitrat-Dehydrogenase (ICDH)		
Stammlösung für wäßrige Inkubation (s.o.)	2	ml
je nach nachzuweisender Dehydrogenase		
NAD^+, Natriumsalz (Boehringer, Koch-Light, Reanal, Serva; zur Untersuchung der 3-HBDH, GDH und ICDH)	2-4	mg
oder $NADP^+$ (Boehringer, Koch-Light, Reanal, Serva; zur Darstellung der GDH)		
betreffende 1 M Substratlösung (s.o.)	0,1-0,2	ml
mischen; pH kontrollieren, ggf. auf 7,2-7,6 einstellen, filtrieren		
	ca. 2	ml

Locker gebundene coenzymabhängige Dehydrogenasen: Glucose-6-phosphat- (G6PDH), Glyceraldehyd-3-phosphat- (GAPDH), Glycero-3-phosphat- (GPDH), Isocitrat- ($NADP^+$-abhängig, ICDH), Lactat- (LDH), Malat- (MDH, MDHd) und 6-Phosphogluconat-Dehydrogenase (6PGDH)

Stammlösung für Gelinkubation (s.o.)	2	ml
je nach nachzuweisender Dehydrogenase		
NAD^+ (Boehringer, Koch-Light, Reanal, Serva; zur Untersuchung der GAPDH, GPDH, LDH und MDH)	2-4	mg
oder $NADP^+$ (Boehringer, Koch-Light, Reanal, Serva; zur Darstellung der G6PDH, ICDH, MDHd und 6PGDH)		
betreffende 1 M Substratlösung (s.o.)	0,08-0,4	ml
mischen; pH kontrollieren, ggf. auf 7,2-7,6 einstellen		
Phenazinmethosulfat (Koch-Light, Lachema, Serva)	0,1-1	mg
filtrieren		
	ca. 2	ml

sorgfältig mischen entweder mit		
22% Polyvinylalkohol (Wacker-Chemie; Lösung in Aqua dest. im Wasserbad unter ständigem Rühren bei 60-70°C)	2	ml
Inkubationslösungen auf Objektträger gießen, die ggf. mit Plastikringen versehen sind,		
oder mit 10% Gelatine (Serva; Lösung in Aqua dest. bei 37-50°C, pH auf 7,2-7,6 einstellen)	2	ml

oder mit 2% Agar-Agar (Bactoagar, Special Agar-Noble; Difco)	2	ml
oder mit 2% Agarose (Behring, Serva; Lösung von Agar-Agar bzw. Agarose in Aqua dest. im Wasserbad bei 80-90°C oder über Bunsenbrennerflamme unter vorsichtigem wiederholten Aufkochen, pH auf 7,2-7,6 einstellen) auf Deckgläschen gießen, gelifizieren lassen und schnittragende Objektträger auf die Gele drücken oder Gelmedien in membranbespannte Inkubationsgefäße gießen und ebenfalls gelifizieren lassen	2	ml

Steroid-Dehydrogenasen und Uridindiphosphatglucose-Dehydrogenase:

Stammlösung für wäßrige Inkubation (s.o.)	2	ml
NAD^+ (beim Nachweis der Steroid-Dehydrogenasen auch $NADP^+$; Boehringer, Koch-Light, Reanal, Serva)	2	mg
betreffende Substratlösung (s.o.)	0,2	ml
mischen; pH, das 7,2-7,6 betragen soll, kontrollieren, filtrieren		
	ca. 2	ml

Tetrazoliumreductasen:

Stammlösung für wäßrige Inkubation (s.o.)	2	ml
in Abhängigkeit von der nachzuweisenden Tetrazoliumreductase		
NADH oder NADPH (Boehringer, Koch-Light, Serva); pH, das zwischen 7,2-7,6 liegen soll, kontrollieren, filtrieren	2-4	mg
	ca. 2	ml

Inkubation: Frische Kryostatschnitte mit wäßrigen Medien 5-45 min bei Zimmertemperatur oder 37°C; in Formaldehyd oder Glutaraldehyd fixiertes Material flottierend oder aufgezogen 15-120 min bei Zimmertemperatur oder 37°C; bei Verwendung von Medien mit Polyvinylalkohol 5-30 min bei Zimmertemperatur oder 37°C im Dunkeln; mit Agar-Agar oder Agarose 15-60 min bei 37°C im Dunkeln und mit Gelatine 30-90 min bei Zimmertemperatur im Dunkeln

Nachbehandlung:

Wäßrige Medien abgießen, Gelmedien mit warmem Leitungswasser vorsichtig abspülen und Membranen mit gebogener Schere abschneiden und mit spitzer Pinzette abheben

5-10 min Postfixation in Formaldehyd bei Zimmertemperatur

Spülen in Aqua dest.

Eindecken in Glycerin-Gelatine (Merck) oder Apathy-Sirup, ggf. auch nach Dehydrierung über Alkoholreihe in Entellan (Merck) o.ä.; die Membranen werden auf Objektträger gelegt und mit Glycerin-Gelatine oder Apathy-Sirup eingedeckt

---

Ergebnis: Enzymaktive Stellen sind mit Nitro BT als Tetrazoliumsalz rotblau bis blau, mit Tetranitro BT blau-schwarz gefärbt.

Spezifitätskontrollen: Bei den meisten Dehydrogenasen Inkubation mit Medien, die statt der Substratlösung gleiches Volumen Aqua dest., bei den Steroid-Dehydrogenasen gleiches Volumen N,N-Dimethylformamid enthalten, bei den Tetrazoliumreductasen mit Ansätzen ohne Coenzyme. Gute Kontrollen sind außerdem Schnitte, die für 10 min bei 80-90°C im Wasserbad erhitzt wurden, und für die Dehydrogenasen Parallelnachweis der zugehörigen Tetrazoliumreductase.

Bemerkungen: Ursprünglich erfolgte der histochemische Dehydrogenasen-Nachweis mit Methylenblau, das durch Reduktion in seine Leukoform überführt wird. Die Lokalisation war aber ungenau. Auch zu Tellur reduziertes Tellurit hat sich infolge seines niedrigen Redoxpotentials als Indikator von Dehydrogenase-Aktivitäten kaum bewährt, obwohl damit wenigstens zelluläre Lokalisation von Dehydrogenasen möglich ist. Daher wird das Tellurit-Verfahren nur noch in Ausnahmefällen benutzt. Als künstliche Wasserstoffakzeptoren der Wahl haben die Tetrazoliumsalze zu gelten. Hierbei handelt es sich um Substanzen (quarternäre Ammoniumsalze), die in gelöster Form nur wenig oder gar nicht gefärbt sind, und leicht zu farbigen wasserunlöslichen Formazanen reduziert werden können. Diese Reduktion ist unter biologischen Bedingungen irreversibel, da sich Formazane nur durch starke Oxidationsmittel reoxidieren lassen.

Bei der Auswahl der Tetrazoliumsalze sind u.a. Reduktionsbereitschaft, Toxizität, molarer Extinktionskoeffizient der Formazane, Größe der Formazangranula, Substantivität und Stabilität gegenüber Licht zu berücksichtigen. Wenig bewährt haben sich die älteren Tetrazoliumsalze Triphenyltetrazoliumchlorid (TTC), Jodonitrotetrazolium (INT), Tetrazoliumblau (BT) und Tetrazoliumrot (Neotetrazolium, NT). Lediglich INT wird noch bei der Entwicklung von Zymogrammen zur Untersuchung von Isoenzymen nach elektrophoretischer Auftrennung mit Vorteil verwendet, da es zu den sensitivsten kommerziellen Tetrazoliumsalzen zählt. Unter den neueren Tetrazoliumsalzen Methylthiazolyltetrazolium (MTT), Nitroneotetrazolium (Nitro Neo T), Nitrotetrazoliumblau (Nitro BT, NBT) und Tetranitrotetrazoliumblau (Tetra Nitro BT, TNBT) eignen sich vor allem NBT und TNBT.

MTT permeiert zwar relativ leicht durch die Mitochondrienmembran, erfordert aber zur Stabilisierung seines Formazans simultane Chealation mit Kobaltionen (Zusatz von Kobaltchlorid zum Inkubationsmedium). Das Formazan eignet sich trotz des feingranulären Aussehens und Ablagerung in den Mitochondrien nicht zur lichtmikroskopischen Identifizierung dieser Organellen. Ferner sind MTT und sein Formazan lipidlöslich; letzteres neigt zusätzlich zur Rekristallisation. Die fehlende Substantivität (u.a. Affinität zu Proteinen) ist selten vorteilhaft. Insgesamt ist das Tetrazoliumsalz für die Routine wenig zu empfehlen.

NBT und TNBT sind substantiv und haben deshalb meistens Vorteile. Als Ditetrazoliumsalze mit größerem Molekül permeieren sie schwerer als MTT. Die Formazane aus NBT und TNBT sind lipidunlöslich und praktisch amorph, so daß Mitochondrien ausgemacht werden können. NBT haftet der Nachteil an, daß sein Formazan an Grenzflächen zwischen Lipid- und Wasserphase relativ grobe Granula bildet. Daher ist für lipidreiche Gewebe entweder TNBT vorzuziehen oder die Lipide sind vor dem jeweiligen Enzymnachweis mit Aceton (5-10 min, 4°C) aus den Schnitten zu extrahieren (Abb. 20 e, f). NBT ist jedoch billiger als TNBT und hat deshalb heute trotz Einschränkungen für die meisten Untersuchungen als Tetrazoliumsalz der Wahl zu gelten.

Obwohl NBT und TNBT grundsätzlich wasserlöslich sind, erfolgt ihre Lösung nur langsam, so daß sich N,N-Dimethylformamid als Lösungsvermittler stets empfiehlt. Die meistens ausreichende Ausgangskonzentration beträgt 1 mg/ml. Bessere Resultate liefert manchmal die vierfache Menge. In der Stammlösung zeigen NBT und besonders TNBT nach einiger Zeit gelegentlich Spontanreduktion. Sie kann dadurch umgangen werden, daß man 0,1-0,8% Lösungen derartiger Chargen in adäquater Menge erst unmittelbar vor Inkubationsbeginn der gepufferten Stammlösung aus Cyanid- und Magnesiumsalz zusetzt.

Cyanid wird Inkubationsmedien, die NBT oder TNBT enthalten, zugegeben, um die bei der Dehydrierung der Hydroxysäuren anfallenden Ketosäuren abzubinden , die die Reaktion bremsen können. Cyanid ist dafür besser geeignet als das in manchen Rezepten angegebene Azid. Bei Verwendung anderer Tetrazoliumsalze (NT, BT) dienen Cyanid oder Azid außerdem der Ausschaltung der Cytochromoxidase. Die Cyanid(Azid)-Hemmung ist bei diesen Salzen erforderlich, da sie eine vergleichsweise geringe Affinität zu den durch die Oxidation der Coenzyme freigesetzten H^+-Ionen haben. Die H^+-Ionen werden dadurch partiell auf die Atmungskette gelenkt; sie fehlen dann bei der Reduktion der Tetrazoliumsalze. - Bei Verwendung von Phenazinmethosulfat (PMS) ist die Ausschaltung der Cytochromoxidase durch Cyanid wichtig, weil sonst falsche Resultate entstehen können (s.u.).

Grundsätzlich kommen verschiedene Puffer in Frage. Am besten haben sich 0,1 M Phosphat- oder Tris-HCl-Puffer mit einem pH von 7,2-7,4 bewährt. Mit Phosphat-Puffer ist die Formazanmenge bei den meisten Dehydrogenase-Nachweisen größer und mit Tris-HCl-Puffer die Stammlösung länger haltbar. Normalerweise können die Stammlösungen mit beiden Puffern bei Aufbewahrung im Kühlschrank (4 $^{\circ}$C) wenigstens einige Wochen benutzt werden. Danach kann speziell bei Verwendung von Phosphat-Puffer Schimmel auftreten. Eingefroren sind die Stammlösungen noch stabiler als im Kühlschrank.

Die aufgeführten pH-Werte müssen auch dann eingehalten werden, wenn die nachzuweisenden Dehydrogenasen an sich bei einem höheren pH arbeiten als im Inkubationsmedium vorliegt; denn bei weiterer Steigerung des pH resultiert zunehmend eine nicht-enzymatische Reduktion des Tetrazoliumsalzes, die zum "nothing dehydrogenase"-Effekt beiträgt. Deshalb sind Kontrollschnitte nötig, die mit Medien inkubiert werden, in denen die Substratlösungen durch gleiche Volumina Aqua dest. ersetzt sind.

Die Substratkonzentration im wäßrigen Inkubationsmedium beträgt meistens 0,05-0,1 M, wobei die Substrate entweder als Lösungen tiefgefroren vorrätig gehalten oder als Festsubstanzen benutzt werden können. Die unkorrigierten Substratstammlösungen reagieren überwiegend alkalisch, so daß pH-Kontrollen nötig sind. Da die Coenzyme im Medium für ein saures pH sorgen, ist die erforderliche Korrektur vergleichsweise gering, manchmal sogar überflüssig. - Stehen keine Natriumsalze als Substrate zur Verfügung, kann mit den neutralisierten 1 M Lösungen der betreffenden Säuren gearbeitet werden. - Im Gegensatz zu den anderen Dehydrogenasen benötigen die Substrate zum Nachweis der Steroid-Dehydrogenasen zusätzlich N,N-Dimethylformamid als Lösungsvermittler. Daher bewegen sich die Substratkonzentrationen unterhalb 0,1 M. Die Medien zur Darstellung dieser Dehydrogenasen müssen immer filtriert werden.

Beim Nachweis löslicher Dehydrogenasen mit Gelmedien oder mit der Membrantechnik ist es häufig angebracht, die Substratkonzentration zu erniedrigen (bis auf 0,02 M Endkonzentration). Hierdurch werden die Voraussetzungen für eine gute Lokalisation verbessert. Bei höherer Substratkonzentration entsteht u.U. so viel reduziertes Coenzym, daß es nicht in der nächsten Umgebung des Enzyms oxidiert werden kann; dadurch können Diffusionsartefakte auftreten. Diese Gefahr ist bei Verwendung von Phenazinmethosulfat - meistens unentbehrlich - besonders groß; denn damit entsteht Formazan auch im Gelmedium oder im Medium oberhalt der semipermeablen Membran (s.u.).

Bei der Darstellung der coenzymunabhängigen Succinat-Dehydrogenase und vor allem der mitochondrialen Glycero-3-phosphat-Dehydrogenase, läßt sich die Formazanmenge durch Zusatz von Coenzym

Q 10 (Ubichinon) oder Menadion (2-Methyl-1,4-naphthochinon, Vitamin K_3) beträchtlich steigern. Menadion ist billiger als Ubichinon. Am besten bewährt hat sich 0,5% in Aceton gelöstes und im Kühlschrank bei 4°C aufbewahrtes Menadion; Menadion-haltige Inkubationsmedium sind immer zu filtrieren. Da mit Menadion die Reaktion auch bei Abwesenheit des Substrates stärker ausfällt als ohne Menadion, sind Kontrollinkubationen ohne Substrat wichtig, und zwar vor allem zur richtigen Beurteilung schwacher Enzymaktivitäten.

Da die Coenzyme NAD^+ und $NADP^+$ bei pH 7,4 relativ instabil sind, werden sie in der Regel als Festsubstanz dem Inkubationsmedium zugesetzt und liegen in einer Endkonzentration von 0,5-1 mg/ml vor. Diese Menge reicht in situ für einen befriedigenden Ablauf der Enzymreaktion vollständig aus, d.h. die Coenzyme wirken auf die Reaktion nicht limitierend. Auch in der Literatur ist bislang kein Fall bekannt geworden, wonach bei der angegebenen Coenzymkonzentration zu geringe Formazanmengen resultieren. Deshalb erübrigt sich auch die Zugabe von Nicotinamid zum Inkubationsmedium, das gelegentlich als Nucleotidphosphatase-Hemmer mit der Vorstellung benutzt wurde, im Schnitt vorhandene aktive Phosphatasen können NAD^+ oder $NADP^+$ umsetzen und so die aktuelle Coenzymkonzentration laufend vermindern. Beim Nachweis der löslichen Dehydrogenasen ist es manchmal sogar ratsam, die Coenzymkonzentration niedrig zu halten.

Zur Darstellung der Tetrazoliumreductasen haben sich die reduzierten Coenzyme NADH und NADPH in einer Konzentration von 1-2 mg/ml bewährt. Stehen sie nicht zur Verfügung, lassen sich die Tetrazoliumreductasen auch mit den wäßrigen Medien (Ansätze s. Inkubationsmedium für die relativ fest gebundenen coenzymabhängigen Dehydrogenasen) zum Nachweis der Lactat- (LDH), Glucose-6-phosphat- (G6PDH) oder Isocitrat-Dehydrogenase (ICDH) darstellen, denen ausreichende Mengen exogener LDH, G6PDH oder ICDH (Boehringer) zugesetzt werden.

Bei zahlreichen histochemischen Dehydrogenase-Untersuchungen bleibt immer noch unberücksichtigt, daß die Mehrzahl der coenzymabhängigen Dehydrogenasen (Ausnahmen: 3-HBDH, GDH und NAD^+-abhängige ICDH) nicht fest strukturgebunden ist und deshalb bei wäßriger Inkubation ins Medium übertritt, d.h. dem Nachweis im Schnitt entgeht oder Lokalisationsartefakte hervorruft. Der Enzymverlust läßt sich durch visköse Inkubationsmedien (Polyvinylalkohol, Polyvinylpyrrolidon) oder Gele (Gelatine, Agar-Agar, Agarose) einschränken. Gelatine unterdrückt die Diffusion stärker als Agar-Agar, Agarose oder die Polyvinylverbindungen. Semipermeable Membranen verhindern die Diffusion nahezu total. Eine völlige Erhaltung des Enzyms an dem von ihm ursprünglich in der Zelle eingenommenen Platz wird aber auch mit Diffusionsschutz nicht erreicht, so daß die meisten coenzymabhängigen Dehydrogenasen nur auf Zellebene, nicht aber exakt intrazellulär lokalisiert werden können. Vergleicht man die einzelnen Verfahren mit Diffusionsschutz, liefert die Polyvinyl-Technik die höchste Farbintensität. Der Nachteil besteht darin, daß auch die von ALTMAN (1971) empfohlene Charge BO5/140 (Wacker Chemie) als 22% Lösung zu zäh ist. Medien mit der halben Konzentration Polyvinylalkohol sind leichter herzustellen; die Gefahr des Übertrittes der Enzyme ins Inkubationsmedium, die auch bei einer Konzentration von 22% nicht völlig ausgeschlossen werden kann, ist jedoch größer.

Die Agar-Agar oder Agarose-Medien sind einfacher herzustellen als die Polyvinyl-Medien, haben aber den Nachteil, daß es relativ schnell zur Diffusion ins Gel kommt. Daher ist baldige Unterbrechung der Inkubation nötig, wodurch unzureichende Farbintensität resultieren kann.

Die Inkubationsmedien mit Gelatine sind leicht herzustellen. Allerdings läuft damit die Entwicklung von Formazan am lansamsten ab. Gut werden Zellen mit hoher Aktivität erfaßt.

Die Membrantechnik sollte theoretisch den besten Diffusionsschutz bieten. Tatsächlich liefert sie aber nur beim Nachweis der löslichen Hydrolasen regelmäßig gute Resultate. Demgegenüber entstehen beim Nachweis der löslichen Dehydrogenasen mit semipermeablen Membranen oft Artefakte, und zwar durch Bildung von Formazan auf der Oberseite der Membran und/oder im Gel. Ursache dafür ist hauptsächlich die Diffusion reduzierter Coenzyme. Hierzu kommt es allerdings nur in Medien mit PMS. Um derartige Diffusionsartefakte zu verhindern, müssen die Inkubationsmedien für jede Dehydrogenase und manchmal sogar für jedes Gewebe mühsam modifiziert werden, so daß kein universell geltendes Rezept zur Herstellung der Medien existiert. Offenbar spielt bei der Dehydrogenasen-Untersuchung mit Membranen der Membrantyp eine wichtigere Rolle als beim Nachweis der Hydrolasen. Die besten Resultate werden mit der Membrantechnik erzielt, wenn statt des Agar-Agar-Gels eine 15% Gelatine-Lösung benutzt wird.

Der limitierende Einfluß der Tetrazoliumreductasen auf die Lokalisation und Aktivität aller coenzymabhängigen Dehydrogenasen läßt sich durch Verwendung von PMS ausschalten, das an die Stelle der Tetrazoliumreductasen tritt und zwischen reduziertem Coenzym und dem Tetrazoliumsalz vermittelt. Mit einer Konzentration von 0,1 mg/ml erhält man in der Regel unter den beschreibenen Bedingungen die besten Resultate. Allerdings kann die Zugabe von PMS zum Inkubationsmedium auch zu Artefakten führen. Weitgehend ungeklärt ist, ob und in welchem Ausmaß PMS die nachzuweisende Dehydrogenase inhibiert. Existiert aktive Cytochromoxidase und wird die Inkubation aerob durchgeführt, kann das Enzym reduziertes PMS gleichfalls oxidieren und dadurch die Formazanmenge vermindern (Medien mit PMS ist deshalb immer Cyanid zuzusetzen). Sogar umgekehrte Bilder lassen sich produzieren; im Darm erscheint z.B. mit PMS im Inkubationsmedium artefiziell eine höhere LDH-Aktivität in den Zellen der Lamina propria als in den Enterozyten. Ferner kann PMS durch endogene Verbindungen reduziert werden, so daß immer Kontrollschnitte ohne Substrat mitgeführt werden müssen. Da es sich bei PMS um eine photosensible Substanz handelt, ist die Inkubation stets im Dunkeln durchzuführen. Bei Untersuchung der diffusiblen Dehdydrogenasen mit PMS und wäßrigen Medien entsteht Formazan überall dort in Medium und Schnitt, wo reduziertes PMS mit dem Tetrazoliumsalz zusammentrifft. Daher soll PMS zum Nachweis löslicher Dehydrogenasen *ausschließlich* in Verbindung mit Gelmedien benutzt werden. Lediglich beim Nachweis der festgebundenen und coenzymunabhängigen SDH kann man PMS u.U. zur Steigerung der Formazanproduktion auch in wäßrigen Ansätzen benutzen.

Erfolgt der Nachweis der löslichen Dehydrogenasen mit wäßrigen Medien ohne PMS, resultieren regelmäßig schöne Bilder. Obwohl sie präzis erscheinen, sind die Befunde oft falsch. Um eine korrekte Vorstellung von der Lokalisation der löslichen Dehydrogenasen zu bekommen, muß mit Diffusionsschutz und PMS gearbeitet werden. Nur zur Darstellung der Steroid- und Uridindiphosphoglucose-Dehydrogenase werden in der Regel wäßrige Medien benutzt, da die Menge Reaktionsprodukt sonst sehr gering ist.

Wenn zur Herstellung der Ansätze mit PMS Substratkonzentrationen von 0,1 M und Coenzymmengen von 1 mg/ml verwendet werden, besteht die Gefahr, daß reduziertes Coenzym diffundiert und via PMS die Tetrazoliumsalze überall dort reduziert, wo letztere auf reduziertes PMS treffen. Ist dies der Fall, muß die Substrat- und Coenzymkonzentration herabgesetzt werden. - Bei zu geringen Mengen an Substrat und Coenzym besteht die Gefahr, daß man keine Auskunft über die Gesamtaktivität des Enzyms erhält, sondern nur über einige Isoenzyme, z.B. bei der Untersuchung der LDH.

E. Lösungen und Puffer

Die *Konzentration* einer Lösung wird entweder als Menge gelöster Substanz in 100 g oder in 100 ml fertiger Lösung angegeben und in % ausgedrückt. Im ersten Fall handelt es sich um eine Grammprozentlösung, im zweiten um eine Grammvolumenlösung.

Bei *Grammprozentlösungen* entspricht die Prozentzahl den Grammen Substanz in 100 g Lösung. Eine 10% Natriumchloridlösung enthält z.B. in 100 g Lösung 10 g Natriumchlorid. Zur Herstellung werden 10 g Natriumchlorid zu 90 g Aqua dest. gegeben. Sind Lösungen nicht näher bezeichnet, handelt es sich in der Regel um Grammprozentlösungen.

Grammvolumenlösungen (g/vol), die immer mit diesen Abkürzungen bezeichnet werden sollten, enthalten in 100 ml Lösung soviel Gramm Substanz wie die Prozentzahl angibt. Zur Herstellung einer 10% (g/vol) Natriumchloridlösung werden 10 g Natriumchlorid in einen Meßzylinder gegeben, der ca. 80 ml Aqua dest. enthält; anschließend wird mit Aqua dest. auf 100 ml aufgefüllt. Beim Auffüllen muß die Temperatur von Lösung und Lösungsmittel mit der auf dem Meßgefäß angegebenen übereinstimmen. Beträgt die Dichte der Lösung etwa 1, kann man auch Grammprozentlösungen ähnlich wie Grammvolumenlösungen herstellen. Dieses Vorgehen ist bis zu etwa 2% korrekt.

Volumprozentlösungen: Die Konzentration von flüssigen Verbindungen wird überwiegend als relative Volumenmenge angegeben. 50% Aceton enthält z.B. in 100 ml 50 ml Aceton und 50 ml Aqua dest.

Lösungen aus konzentrierten anorganischen Säuren: Konzentrierte anorganische Säuren werden vom Hersteller nicht als 100% (Grammprozent) Lösung geliefert. Konzentrierte Salzsäure (HCl) ist z.B. 35-37% und konzentrierte Schwefelsäure (H_2SO_4) 80-98%. 100 g konzentrierter Säure enthalten soviel g Säure, wie in % angegeben ist. Dies ist bei ihrer Verdünnung zu beachten. Wird eine 5% HCl benötigt, ist folgendermaßen vorzugehen, wenn die Ausgangssäure eine Konzentration von 37% hat:

100 g 37% HCl enthalten 37 g HCl
x g " " " 5 g "

$$x = \frac{5 \cdot 100}{37} = 13,5$$

D.h. 13,5 g 37% HCl sind mit 86,5 ml Aqua dest. zu mischen. Allerdings werden konzentrierte Säuren praktisch nicht gewogen, sondern die Angaben in g unter Berücksichtigung der jeweiligen Dichte auf ml umgerechnet. Die Dichte von 37% HCl beträgt 1,18. Daraus resultiert: 13,5 : 1,18 = 11,45, d.h. man gibt 11,45 ml 37% HCl zu 86,5 ml Aqua dest.

Starke anorganische Säuren sind stets so zu verdünnen, daß die Säure zum Aqua dest. gegeben wird. Niemals umgekehrt verfahren!

Molare Lösungen (M) enthalten in 1 l (1000 ml) fertiger Lösung 1 Grammolekül gelösten Stoff. Außer 1 M Lösungen werden noch andere, z.B. 2, 0,5, 0,1, 0,01 und 0,001 M verwendet. Zur Herstellung einer 0,1 M KH_2PO_4-Lösung (MG 136,09) werden 13,609 g KH_2PO_4 in weniger als 1 l Aqua dest. gelöst und mit Aqua dest. auf 1000 ml aufgefüllt. Eine 0,05 M H_2SO_4 (MG 98,08) enthält in 1 l Lösung 4,904 g H_2SO_4. Herstellung, wenn eine 96% H_2SO_4 zur Verfügung steht:

96 g H_2SO_4 sind enthalten in 100 g 96% H_2SO_4
4,904 g " " " " x g " "

$$x = \frac{4{,}904 \cdot 100}{96} = 5{,}108$$

D.h. man benötigt 5,108 g 96% H_2SO_4. Bei Umrechnung auf ml (spez. Dichte von H_2SO_4 ist 1,83) ergibt sich 5,108 : 1,83 = 2,79. Praktisch werden vorsichtig 2,79 ml 96% H_2SO_4 zu 500-900 ml Aqua dest. gegeben, bis zum Abkühlen gewartet und mit Aqua dest. auf 1 l aufgefüllt.

Bei Stoffen, die Kristallwasser enthalten, ist darauf zu achten, daß es im Molekulargewicht berücksichtigt wird. Zum Ansetzen von 0,1 M Phosphat-Puffer kann z.B. $Na_2HPO_4 \cdot 2\ H_2O$ mit einem MG von 177,99 dienen, d.h. 1 l enthält 17,799 g, oder $Na_2HPO_4 \cdot 12\ H_2O$ mit einem MG von 358,14. Dann sind in 1 l 35,814 g gelöst.

Normale Lösungen (N) enthalten in 1 l fertiger Lösung 1 Grammäquivalent gelösten Stoff. 1 Grammäquivalent eines Stoffes entspricht dem Molekulargewicht ausgedrückt in g dividiert durch die Wertigkeit. 1 N NaOH enthält z.B. in 1 l 40 g NaOH, d.h. die gleiche Menge Substanz wie die 1 M Lösung. Zur Herstellung werden 40 g NaOH in weniger als 1000 ml Aqua dest. gelöst und nach Temperaturausgleich mit Aqua dest. auf 1 l aufgefüllt. 1 N HCl enthält 36,465 g HCl in 1 l (identisch mit 1 M HCl). Ist eine 37% HCl vorhanden, wird zur Herstellung einer 1 N HCl folgendermaßen vorgegangen:

100 g 37% HCl enthalten 37 g HCl
x g " " " 36,465 g HCl

$$x = \frac{36{,}465 \cdot 100}{37} = 98{,}554$$

D.h. es werden 98,554 g gebraucht. Mit Hilfe der Dichte von 37% HCl (1.18) wird auf ml umgerechnet: 98,554 : 1,18 = 83,52. 83,52 ml werden zu weniger als 1 l Aqua dest. gegeben und auf 1 l aufgefüllt.

Ist eine 1 N $CaCl_2$-Lösung herzustellen, werden 55 g eingesetzt, d.h. das MG 110:2, da Ca 2-wertig ist, in Aqua dest. gelöst und auf 1 l aufgefüllt.

Zur Lösung von Festsubstanzen oder zur Verdünnung von Lösungen ist *immer* Aqua dest. zu verwenden, da im Leitungswasser beträchtliche Mengen Ionen vorkommen, die die Bildung der Reaktionsprodukte und möglicherweise auch die Enzymaktivität beeinflussen können.

Faktoren bei normalen und molaren Lösungen von Säuren und Basen

Exakt 1 M und N Lösungen sind aus den entsprechenden konzentrierten anorganischen Säuren oder Basen praktisch nicht herstellbar. Ursache dafür ist, daß die %-Werte der konzentrierten Säuren nur in etwa angegeben werden können, bei HCl z.B. 35-37%. Bei den Basen, z.B. KOH- und NaOH-Plätzchen bildet das Kohlendioxyd der Luft eine Carbonatschicht auf den Substanzen und verhindert ein korrektes Wägen. Deshalb müssen die aus konzentrierten Säuren oder Basen selbst angesetzten normalen und molaren Lösungen titriert werden, um einen Faktor F zu ermitteln. Er dient zur Berechnung der tatsächlichen Molarität oder Normalität (theoretische M oder N · F = tatsächliche M oder N). Damit die gewünschte Menge Grammolekül oder Grammäquivalent in der Lösung enthalten ist, muß das theoretisch erforderliche Volumen durch den Faktor F dividiert werden. Zur Bestimmung des Faktors F werden die selbst hergestellten molaren und normalen Säuren azidimetriert und die Basen alkalimetriert.

Zur *Azidimetrie* kann z.B. Natriumcarbonat oder -bicarbonat benutzt werden: Wasserfreies Natriumcarbonat (MG 106,004, Äquivalentgewicht 53,002) bei 270-300°C für 30 min in Trockenschrank einstellen (um evtl. vorhandenes Kristallwasser oder Feuchtigkeit zu entfernen), im Exsikkator abkühlen und in geschlossenem Behälter wiegen (um Kontakt mit der Luftfeuchtigkeit möglichst gering zu halten). Gleich gut eignet sich Natriumbicarbonat (MG ≙ Äquivalentgewicht von 84,015).

Aus diesen Substanzen hergestellte normale und molare Standardlö-

sungen sind ausreichend stabil, so daß mit Hilfe der Formel $V_1 \cdot F_1 = V_2 \cdot F_2$ der Faktor F berechnet werden kann, und zwar auf 3 Dezimalstellen genau. Z.B. ist der Faktor (F_2) einer im Labor hergestellten 0,1 N HCl zu ermitteln: Bei der Titration wurden für 10 ml (V_1) 0,1 N Natriumbicarbonat-Standardlösung (F_1 = 1) 9,7 ml (V_2) HCl verbraucht. Der Endpunkt der Titration wird durch Farbumschlag eines Indikators bestimmt (RAPOPORT und RADERECHT, 1967; RICK, 1973). Durch Einsetzen in obige Formel erhält man $10 \cdot 1 = 9{,}7 \cdot F_2$. F_2 ist 10 : 9,7 = 1,031, d.h. der Faktor F (= F_2) der selbst angesetzten HCl beträgt 1,031. Sie ist stärker als 0,1 N, da 1 ml dieser HCl 1,031 ml einer exakt 0,1 N HCl entsprechen. Soll mit der im Labor hergestellten Säure z.B. Tris-HCl-Puffer, pH 9,1, angesetzt werden, sind statt 5 ml nur 4,85 ml (5 : F) zu verwenden.
In der *Alkalimetrie* werden als Standard meistens Oxalsäure (MG 126,08, Äquivalentgewicht 63,034) und Kaliumbioxalat (MG ≙ Äquivalentgewicht von 128,12) benutzt.

pH-Kontrolle: Exakt kann sie nur mit einem pH-Meter erfolgen. In manchen Fällen, z.B. beim Ansetzen der Medien zum Hydrolasen- und Dehydrogenasen-Nachweis, können notfalls für Routineuntersuchungen zur pH-Messung auch geeichte, d.h. mit pH-Metern geprüfte Indikatorpapiere eingesetzt werden. Sie erlauben eine Meßgenauigkeit zwischen 0,2 und 0,3. Die pH-Meter-Kontrolle der Indikatorpapiere ist nötig, weil der auf ihnen angegebene pH-Wert nicht unbedingt dem tatsächlichen pH entsprechen muß.

Nachstehende *Puffer* sind für histochemische Enzymnachweise wichtig und können mit den aufgeführten Tabellen hergestellt werden. Die in den Tabellen genannten Volumina sind Richtdaten; die Pufferherstellung muß deshalb unter pH-Kontrolle erfolgen. Sind Puffer mit anderer Konzentration als der angegebenen nötig, hat man die zugehörigen Stammlösungen zu ändern. Unabhängig von den Tabellen kann beim Ansetzen von Puffern meistens so vorgegangen werden, daß man eine der beiden Pufferkomponenten (A oder B) vorlegt und mit der 2. unter pH-Kontrolle auffüllt, bis das gewünschte pH erreicht ist.

1. Acetat-Puffer, pH 3,6-5,6
2. Citronensäure-Citrat-Puffer, pH 3,0-6,2
3. Citronensäure-Phosphat-Puffer, pH 2,6-7,0
4. Kakodylat-Puffer, pH 5,0-7,4
5. Phosphat-Puffer, pH 5,3-8,0
6. Propandiol-HCl-Puffer, pH 7,7-9,6
7. Tris-HCl-Puffer, pH 7,2-9,1
8. Tris-Maleat-Puffer, pH 5,2-8,6
9. Veronal-Acetat-Puffer, pH 2,6-9,2
10. Veronal-HCl-Puffer, pH 6,8-9,2

1. Acetat-Puffer, pH 3,6-5,6

A. 0,2 M Natriumacetat (wasserfrei, 16,40 g/l, MG 82,03; Merck)

B. 0,2 M Essigsäure (12 ml/l, MG 60,05; Merck)

ml A	ml B	pH
15	185	3,6
24	176	3,8
36	164	4,0
53	147	4,2
74	126	4,4
98	102	4,6
120	80	4,8
141	59	5,0
158	42	5,2
171	29	5,4
181	19	5,6

2. Citronensäure-Citrat-Puffer, pH 3,0-6,2

A. 0,1 M Citronensäure (wasserfrei, 19,21 g/l, MG 192,13; Merck)
oder
0,1 M Citronensäure (· H_2O, 21,01 g/l, MG 210,14; Merck)

B. 0,1 M Natriumcitrat (· 2 H_2O, 29,41 g/l, MG 294,10; Merck)

ml A	ml B	pH	ml A	ml B	pH
46,5	3,5	3,0	23,0	27,0	4,8
43,7	6,3	3,2	20,5	29,5	5,0
40,0	10,0	3,4	18,0	32,0	5,2
37,0	13,0	3,6	16,0	34,0	5,4
35,0	15,0	3,8	13,7	36,3	5,6
33,0	17,0	4,0	11,8	38,2	5,8
31,5	18,5	4,2	9,5	41,5	6,0
28,0	22,0	4,4	7,2	42,8	6,2
25,5	24,5	4,6			

3. Citronensäure-Phosphat-Puffer, pH 2,6-7,0

A. 0,1 M Citronensäure (wasserfrei, 19,21 g/l, MG 192,13; Merck) oder
0,1 M Citronensäure (· H_2O, 21,01 g/l, MG 210,14; Merck)

B. 0,2 M Dinatriumhydrogenphosphat (Na_2HPO_4 · 2 H_2O, 35,60 g/l, MG 177,99 oder · 12 H_2O, 71,63 g/l, MG 358,14; Merck)

ml A	ml B	pH	ml A	ml B	pH
44,6	5,4	2,6	24,3	25,7	5,0
42,2	7,8	2,8	23,3	26,7	5,2
39,8	10,2	3,0	22,2	27,8	5,4
37,7	12,3	3,2	21,0	29,0	5,6
35,9	14,1	3,4	19,7	30,3	5,8
33,9	16,1	3,6	17,9	32,1	6,0
32,3	17,7	3,8	16,9	33,1	6,2
30,7	19,3	4,0	15,4	34,6	6,4
29,4	20,6	4,2	13,6	36,4	6,6
27,8	22,2	4,4	9,1	40,9	6,8
26,7	23,3	4,6	6,5	43,5	7,0
25,2	24,8	4,8			

4. Kakodylat-Puffer, pH 5,0-7,4

A. 0,2 M Kakodylsäure, Natriumsalz (· 3 H_2O, 42,81 g/l, MG 214,03; Roth)

B. 0,2 N HCl

50 ml A + x ml B auf 200 ml auffüllen

x ml B	pH
2,7	7,4
4,2	7,2
6,3	7,0
9,3	6,8
13,3	6,6
18,3	6,4
23,8	6,2
29,6	6,0
34,8	5,8
39,2	5,6
43,0	5,4
45,0	5,2
47,0	5,0

5. Phosphat-Puffer, pH 5,3-8,0

A. 0,1 M Kaliumdihydrogenphosphat (KH_2PO_4, 13,61 g/l, MG 136,09; Merck)

B. 0,1 M Dinatriumhydrogenphosphat ($Na_2HPO_4 \cdot 2\,H_2O$, 17,80 g/l, MG 177,99 oder · 12 H_2O, 35,81 g/l, MG 358,14; Merck)

ml A	ml B	pH
9,75	0,25	5,3
9,5	0,5	5,6
9,0	1,0	5,91
8,0	2,0	6,24
7,0	3,0	6,47
6,0	4,0	6,64
5,0	5,0	6,81
4,0	6,0	6,98
3,0	7,0	7,17
2,0	8,0	7,38
1,0	9,0	7,73
0,5	9,5	8,04

6. 2-Amino-2-methyl-1,3-propandiol-HCl-Puffer (Propandiol-Puffer), pH 7,7-9,6

A. 0,2 M 2-Amino-2-methyl-1,3-propandiol (21,03 g/l, MG 105,14; Roth)

B. 0,2 N HCl

25 ml A + x ml B auf 100 ml mit Aqua dest. auffüllen

x ml B	pH
2,5	9,6
3,75	9,4
5,0	9,3
6,25	9,1
7,5	9,0
8,75	8,9
10,0	8,8
11,25	8,8
12,5	8,7
13,75	8,6
15,0	8,5
16,25	8,4
17,5	8,3
18,75	8,2
20,0	8,1
21,25	7,9
22,5	7,7

7. Tris-HCl, pH 7,19-9,1

A. 0,2 M Tris-(hydroxymethyl)-aminomethan (Tris, 24,23 g/l, MG 121,14; Merck)

B. 0,1 N HCl

Zu 25 ml A x ml B geben und mit Aqua dest. auf 100 ml auffüllen

x ml B	pH	x ml B	pH
45,0	7,19	22,5	8,23
42,5	7,36	20,0	8,32
40,0	7,54	17,5	8,41
37,5	7,66	15,0	8,51
35,0	7,77	12,5	8,62
32,5	7,87	10,0	8,74
30,0	7,96	7,5	8,92
27,5	8,05	5,0	9,10
25,0	8,14		

8. Tris-Maleat-Puffer, pH 5,2-8,6

A. 0,2 M Tris-Maleat (24,2 g Tris-(hydroxymethyl)-aminomethan, Merck, und 23,2 g Maleinsäure oder 19,6 g Maleinsäureanhydrid, Merck, in Aqua dest. lösen und auf 1 l auffüllen)

B. 0,2 N NaOH (8,0 g/l, MG 40,0)

50 ml A + x ml B und auf 200 ml mit Aqua dest. auffüllen

x ml B	pH	x ml B	pH
7,0	5,2	48,0	7,0
10,8	5,4	51,0	7,2
15,5	5,6	54,0	7,4
20,5	5,8	58,0	7,6
26,0	6,0	63,5	7,8
31,5	6,2	69,0	8,0
37,0	6,4	75,0	8,2
42,5	6,6	81,0	8,4
45,0	6,8	86,5	8,6

9. Veronal(Barbital)-Acetat-Puffer, pH 2,62-9,16

9,71 g Natriumacetat ($CH_3COONa \cdot 3\ H_2O$; Merck) und 14,71 g Diäthylbarbitursäure, Natriumsalz (Merck), in Aqua dest. lösen und auf 500 ml auffüllen

5 ml dieser Lösung 2 ml 8,5% NaCl, x ml 0,1 N HCl und (18-x) ml Aqua dest. zufügen (Die Lösung ist Blut-isoton.)

ml HCl	pH	ml HCl	pH
0,25	9,16	7,0	6,12
0,50	8,90	8,0	5,32
0,75	8,68	9,0	4,93
1,0	8,55	10,0	4,66
2,0	8,18	11,0	4,33
3,0	7,90	12,0	4,13
4,0	7,66	13,0	3,88
5,0	7,42	14,0	3,62
5,5	7,25	15,0	3,20
6,0	6,9	16,0	2,62

10. Veronal(Barbital)-HCl-Puffer, pH 6,8-9,2

A. 0,2 M Diäthylbarbitursäure, Natriumsalz (41,2 g/l; Merck)

B. 0,2 N HCl

50 ml A + x ml B und auf 200 ml auffüllen

ml B	pH	ml B	pH
45,0	6,8	12,7	8,2
43,0	7,0	9,0	8,4
39,0	7,2	6,0	8,6
32,5	7,4	4,0	8,8
27,5	7,6	2,5	9,0
22,5	7,8	1,5	9,2
17,5	8,0		

F. Firmenverzeichnis

Nachstehend sind die Anschriften der Firmen aufgeführt, deren Produkte in diesem Buch verwendet wurden. Qualitätsaussagen sind damit nicht verbunden; die Liste erhebt keinen Anspruch auf Vollständigkeit.

Bachem
4077 Glencoe Avenue
Marina-Del-Ray
California 90291/USA

Bayerwerke
5090 Leverkusen/BRD

Behringwerke AG
3550 Marburg/BRD

Boehringer Mannheim GmbH
Biochemica
Postfach 51
6800 Mannheim 31/BRD

British Drug Houses Ltd.
Poole, Dorset BH12 ANN
England

Calbiochem AG
Loewengraben 14
6000 Luzern/Schweiz

Cenco Deutschland GmbH
Postfach 1167
5657 Haan/BRD

Chroma-Gesellschaft
Schmid u. Co
Hindelanger-Str. 19
7000 Stuttgart-Untertürkheim/BRD

Cyclo Chemicals
Division of Travenol
Laboratories Inc.
1922 East 64th Street
Los Angeles
California 90001/USA

Difco Laboratories
3328 P.O. Box 1058 A
Detroit, Michigan 48232/USA

Dittes
Bergstraße 117
6900 Heidelberg/BRD

EGA-Chemie KG
Keppler u. Reif
7924 Steinheim/Albuch/BRD

Filmfabrik
4440 Wolffen/DDR

Fluka Feinchemikalien GmbH
Lilienthal-Str. 8
7910 Neu-Ulm/BRD

Gurr
High Wycombe HP12 4HL
Buckinghamshire/England

Hoechst Aktiengesellschaft
Postfach 710510
6000 Frankfurt 71/BRD

Hoffman-La Roche AG
Emil-Barell-Str. 1
7887 Grenzach/BRD

Janssen Pharmazeutica
2340 Beerse/Belgien

Koch-Light Laboratories Ltd.
Colnbrook SL3 OBZ
Buckinghamshire/England

Lachema
Brno/CSSR
zu beziehen über:
Chemapol
Kodanská 46
Praha 10-Vrsovice/CSSR

Lederle Arzneimittel
Abtlg. der Cyanamid GmbH
Fritz-Berne-Str. 47
8000 München 60/BRD

Merck
Postfach 4119
6100 Darmstadt 2/BRD

Merck-Schuchardt
Schuchardt GmbH u. Co
Postfach 801549
8000 München 80/BRD

Nutritional Biochemicals
Corporation
Cleveland, Ohio 44128/USA

Reanal
Postfach 54
Budapest 70/Ungarn

Roth
Postfach 210980
7500 Karlsruhe/BRD

Senn Chemicals
8157 Dielsdorf/Schweiz

Serva Feinbiochemica GmbH u. Co
Postfach 105260
6900 Heidelberg/BRD

Sigma Chemical Company
3500 DeKalb Street
St. Louis, Missouri 63118/USA

The Borden Chemical Company
Dajac Laboratories
5000 Langdon Street
Philadelphia
Pennsylvania 19124/USA

Wacker-Chemie GmbH
Postfach 1
8000 München 22/BRD

Wellcome Reagents Ltd.
Wellcome Research Laboratories
Beckenham, Kent BR3 2BS/England

WFK
Gesellschaft für Elektrophysikalischen Apparatebau
6101 Brandau/BRD

G. Literatur

I. Originalarbeiten zu den Methoden

ABÉ, M., KRAMER, S.P., SELIGMAN, A.M.: The histochemical demonstration of pancreatic-like lipase and comparison with the distribution of esterase. J. Histochem. Cytochem. 12, 364-383 (1964).

ALLEN, R.J.L., BOURNE, G.H.: Some experiments on the microscopical demonstration of zymohexase in animal tissues. J. exp. Biol. 20, 61-64 (1943).

ALLEN, J.M., SLATER, J.J.: A cytochemical study of Golgi associated thiamine pyrophosphatase in the epididymis of the mouse. J. Histochem. Cytochem. 9, 418-423 (1961).

ALTMAN, F.P.: The use of a new grade of polyvinyl alcohol for stabilising tissue sections during histochemical incubation. Histochemie 28, 236-242 (1971).

ARBORGH, B., ERICSSON, J.L.E., HELMINEN, H.: Inhibition of renal acid phosphatase and aryl sulfatase activity by glutaraldehyde fixation. J. Histochem. Cytochem. 19, 449-451 (1971).

BARKA, T., ANDERSON, P.J.: Histochemical methods for acid phosphatase using hexazonium pararosanilin as coupler. J. Histochem. Cytochem. 10, 741-753 (1962).

BARTONÍCEK, V., LOJDA, Z.: Incubation chambers made of plastic. Acta histochem. (Jena) 15, 389-391 (1963).

BECKER, S.W., PRAVER, L.L., THATCHER, H.: Improved (paraffin section) method for dopa reaction: with considerations of dopa-positive cell, as studied by this method. Arch. Derm. Syph. (Berl.) 31, 190 (1935).

BENES, K., LOJDA, Z., HORAVKA, B.: A contribution to the histochemical demonstration of some hydrolytic and oxidative enzymes in plants. Histochemie 2, 313-321 (1961).

BURSTONE, M.S.: New histochemical techniques for the demonstration of tissue oxidase (cytochrome oxidase). J. Histochem. Cytochem. 7, 112-122 (1959).

CHANG, J.B., HORI, S.H.: The section freeze-substitution technique. I. Method. J. Histochem. Cytochem. 9, 292-300 (1961).

CHIQUOINE, A.D.: The distribution of glucose-6-phosphatase in liver and kidney. J. Histochem. Cytochem. 1, 429-435 (1953).

CHIQUOINE, A.D.: Further studies on the histochemistry of glucose-6-phosphatase. J. Histochem. Cytochem. 3, 471-478 (1955).

CREVIER, M., BÉLANGER, L.F.: Simple method for histochemical detection of esterase activity. Science 122, 556 (1955).

DAVIS, B.J., ORNSTEIN, L.: High resolution enzyme localization with a new diazo reagent, "hexazonium pararosaniline". J. Histochem. Cytochem. 7, 297-298 (1959).

DELELLIS, R., FISHMAN, W.H.: The variable of pH in the bromindoxyl acetate method for the demonstration of esterase. J. Histochem. Cytochem. 13, 297 (1965).

DEIMLING, O.v.: Histochemische Darstellung der A-Esterase mit einer Schwermetallmethode. Histochemie 5, 141-144 (1965).

DUIJN, P. van, PLOEG, M. van der: Potentialities of cellulose and polyacrylamide films as vehicles in quantitative cytochemical investigations on model substances. In: Introduction to quantitative cytochemistry (G.L. WIED, G.F. BAHR, Eds.), Vol. 2, p. 223-262. New York-London: Academic Press 1970.

ERÄNKÖ, O., PALKAMA, A.: Improved localization of phosphorylase by the use of polyvinyl pyrrolidone and high substrate concentration. J. Histochem. Cytochem. 9, 585 (1961).

FINDLAY, J., LEVVY, G.A., MARCH, C.A.: Inhibition of glycosidases by aldonolactones of corresponding configuration. 2. Inhibitors of N-acetyl-β-glucosaminidase. Biochem. J. 69, 467-476 (1958).

GEREBTZOFF, M.A.: Recherches histochimiques sur les acetylcholine et choline esterases. 1. Introduction et technique. Acta anat. (Basel) 19, 366-379 (1953).

GLENNER, G.G., BURTNER, H.J., BROWN, G.W.: The histochemical demonstration of monoamine oxidase activity by tetrazolium salts. J. Histochem. Cytochem. 5, 591-600 (1957).

GODLEWSKI, H.G.: Are active and inactive phosphorylase histochemically distinguishable? J. Histochem. Cytochem. 11, 108-112 (1963).

GOLDFISCHER, S.: The cytochemical demonstration of lysosomal aryl sulfatase activity by light and electron microscopy. J. Histochem. Cytochem. 13, 520-523 (1965).

GOLDFISCHER, S., ESSNER, R.: Further observations on the peroxidase activities of microbodies (peroxisomes). J. Histochem. Cytochem. 17, 681-685 (1969).

GOMORI, G.: Microtechnical demonstration of phosphatase in tissue sections. Proc. Soc. exp. Biol. (N.Y.) 42, 23-29 (1939).

GOMORI, G.: Histochemical demonstration of sites of choline esterase activity. Proc. Soc. exp. Biol. (N.Y.) 68, 354-358 (1948).

GOMORI, G.: An improved histochemical technic for acid phosphatase. Stain Technol. 25, 81-85 (1950).

GOSSRAU, R.: Histochemische, fluoreszenzmikroskopische und experimentelle Untersuchungen am Reizleitungssystem von Goldhamster, Maus und Ratte. Histochemie 26, 44-60 (1971).

GOSSRAU, R.: Verwendung der Gefriertrocknung nach Lowry in der Histochemie. Histochemie 29, 185-188 (1972 a).

GOSSRAU, R.: On the histochemical demonstration of N-acetyl-β-galactosaminidase. Histochemie 29, 315-324 (1972 b).

GOSSRAU, R.: Über den histochemischen Nachweis der β-Glucosidase mit 1-Naphthyl-β-glucopyranosid. Histochemie 34, 163-176 (1973 a).

GOSSRAU, R.: Über die β-Glucosidase und Lactase im Darm von Vertebraten. Histochemie 35, 143-151 (1973 b).

GOSSRAU, R.: Über den histochemischen und mikrochemischen Nachweis der β-Galactosidase mit 1-Naphthyl-β-galactopyranosid. Histochemie 35, 199-218 (1973 c).

GOSSRAU, R.: Über den histochemischen Nachweis der β-Glucuronidase, α-Mannosidase und α-Galactosidase mit 1-Naphthylglykosiden. Histochemie 36, 367-381 (1973 d).

GOSSRAU, R.: Splitting of naphthol AS-BI β-galactoside by acid β-galactosidase. Histochemie 37, 89-91 (1973 e).

GOSSRAU, R.: Untersuchung der N-Acetyl-β-glucosaminidase mit 1-Naphthyl-N-acetyl-β-glucosaminid. Histochemie 37, 169-185 (1973 f).

GOSSRAU, R.: Zur Histochemie der Aminosäure-Naphthylamidasen. Acta histochem. (Jena) (1974, im Druck).

GOSSRAU, R.: Fehlermöglichkeiten bei Enzymnachweisen mit Naphthylderivaten. Acta histochem. (Jena) Suppl. 19, 153-158 (1975 a).

GOSSRAU, R.: Die Lysosomen des Darmepithels. Eine entwicklungsgeschichtliche Untersuchung. Advanc. Anat. 51, Heft 5 (1975 b).

GOSSRAU, R.: Spezifitätsprobleme bei histochemischen Enzymnachweisen. Acta histochem. (Jena) (1975 c, im Druck).

GOSSRAU, R.: Freeze-drying of cryostat sections for histochemical enzyme studies. Drug Res. 25, 449-458 (1975 d).

GOSSRAU, R.: Localization of glycosidases with naphthyl substrates. Histochem. J. (1976, im Druck).

GRAHAM, R.C., KARNOVSKY, M.J.: The early stages of absorption of injected horseradish peroxidase in the proximal tubules of mouse kidney: ultrastuctural cytochemistry by a new technique. J. Histochem. Cytochem. 14, 291-302 (1966).

GRAHAM, R.C., LUNDHOLM, U., KARNOVSKY, M.J.: Cytochemical demonstration of peroxidase activity with 3-amino-9-ethyl carbazole. J. Histochem. Cytochem. 13, 150-152 (1965).

HANKER, J.S., KUSYK, C.J., BLOOM, F.E., PEARSE, A.G.E.: The demonstration of dehydrogenases and monoamine oxidase by the formation of osmium blacks at the sites of Hatchett's Brown. Histochemie 33, 205-230 (1973).

HANKER, J.S., YATES, P.E., CLAPP, D.H., ANDERSON, W.A.: New methods for the demonstration of lysosomal hydrolases by the formation of osmium blacks. Histochemie 30, 201-214 (1972).

HANSON, H.P.-J.: Histochemical demonstration of carbonic anhydrase activity. Histochemie 11, 112-128 (1967).

HÄUSLER, G.: Zur Technik und Spezifität des histochemischen Carboanhydrasenachweises im Modellversuch und in Gewebsschnitten von Rattennieren. Histochemie 1, 29-47 (1958).

HAYASHI, M.: Histochemical demonstration of N-acetyl-β-glucosaminidase employing N-acetyl-β-glucosaminide as substrate. J. Histochem. Cytochem. 13, 355-360 (1965).

HAYASHI, M., NAKAJIMA, Y., FISHMAN, W.H.: The cytologic demonstration of β-glucuronidase employing naphthol AS-BI glucuronide and hexazonium pararosanilin; a preliminary report. J. Histochem. Cytochem. 12, 293-297 (1964).

HEENE, R.: Histochemischer Nachweis von Katecholaminen und 5-Hydroxytryptamin am Kryostatschnitt. Histochemie 14, 324-327 (1968).

HOLT, S.J.: Indigogenic methods for esterases. In: General cytochemical methods (I.F. DANIELLI, Ed.), Vol. I, p. 375-398. New York: Academic Press 1958.

HOLT, S.J.: Factors governing the validity of staining methods for enzymes, and their bearing upon the Gomori acid phosphatase technique. Exp. Cell Res. Suppl. 7, 1-27 (1959).

HOPSU-HAVU, V.K., ARSTILA, A.U., HELMINEN, H.J., KALIMO, H.O., GLENNER, G.G.: Improvements in the method for the electron microscopic localization of arylsulfatase activity. Histochemie 8, 54-64 (1967).

HORI, S.H.: Cytological phosphorylase locations in rat liver and muscle as shown by a lead precipitation method. Stain Technol. 39, 275-278 (1964).

KAISER, E.: Verfahren zur Herstellung einer tadellosen Glyceringelatine. Biol. Zbl. 1, 25 (1880).

KARNOVSKY, M.J., ROOTS, L.: A "direct-coloring" thiocholine method for choline esterase. J. Histochem. Cytochem. 12, 219-221 (1964).

KOELLE, G.B., FRIEDENWALD, J.S.: A histochemical method for localizing choline esterase activity. Proc. Soc. exp. Biol. (N.Y.) 70, 617-622 (1949).

KOELLE, G.B., VALK, A. de: Physiological implications of the histochemical localization of monoamine oxidase. J. Physiol. (Lond.) 126, 434-447 (1954).

LAKE, B.D.: The histochemical demonstration of fructose-1-phosphate aldolase and fructose-1,6-diphosphate aldolase, and application of the method to a case of fructose intolerance. J. roy. micr. Soc. 84, 489-498 (1965).

LINDBERG, L.-A.: Histochemical demonstration of rat liver glycogen phosphorylase activity with iron (Fe^{++}). Histochemie 36, 355-365 (1973).

LOJDA, Z.: Detection of acid phosphatase (czech.). Paper delivered at the 1st conference of Czechoslovac Histochemical Comittee on 28th September 1962.

LOJDA, Z.: Some remarks concerning the histochemical detection of disaccharidases and glucosidases. Histochemie 5, 339-360 (1965 a).

LOJDA, Z.: Remarks on histochemical detection of dehydrogenases. II. Intracellular localization. Folia morph. (Prague) 13, 84-96 (1965 b).

LOJDA, Z.: Fixation in histochemistry. Folia morph. (Prague) 13, 65-84 (1965 c).

LOJDA, Z.: The demonstration of myeloperoxidase in paraffin sections with a new method. Cs. Path. 3, 31-33 (1967).

LOJDA, Z.: Indigogenic methods for glycosidases. I. An improved method for β-D-glucosidase and its application to localization studies of intestinal and renal enzymes. Histochemie 22, 347-361 (1970 a).

LOJDA, Z.: Indigogenic methods for glycosidases. II. An improved method for β-D-galactosidase and its application to localization studies of the enzymes in the intestine and in other tissues. Histochemie 23, 266-288 (1970 b).

LOJDA, Z.: (1970 c).

LOJDA, Z.: Diskussion zur Materialfixation. Acta histochem. (Jena) Suppl. 9, 239-241 (1971 a).

LOJDA, Z.: Indigogenic methods for glycosidases. IV. An improved method for β-glucuronidase. Histochemie 27, 182-192 (1971 b).

LOJDA, Z.: Aktuelle Probleme der Cytochemie der lysosomalen Hydrolasen. Acta morph. Acad. Sci. hung. 20, 269-293 (1972 a).

LOJDA, Z.: An improved histochemical method for the demonstration of disaccharidases with natural substrates. Histochemie 30, 277-280 (1972 b).

LOJDA, Z.: Histochemical methods for acid β-galactosidase. Technics for semipermeable membranes. Histochemie 37, 375-378 (1973).

LOJDA, Z.: Topochemistry of β-glycosidases in the aortae and coronary arteries of rats, guinea-pigs and rabbits under normal conditions and after cholesterol feeding. Cs. Path. 10, 1-9 (1974) (in Czech).

LOJDA, Z.: Suitability of the azocoupling reaction with 1-naphthyl-β-D-glucoside for the histochemical demonstration of lactase (lactase-β-glucosidase complex) in human enterobiopsies.

Histochemistry 43, 349-353 (1975 a).

LOJDA, Z.: The use of hexazonium-p-rosanilin in the histochemical demonstration of peptidases. Histochemistry 44, 323-335 (1975 b).

LOJDA, Z.: Diskussionsbemerkung. Acta histochem. (Jena) Suppl. 19, 157 (1975 c).

LOJDA, Z., FRIC, P.: Enzymes of the jejunal enterochromaffine cells in man. Histochemie 3, 455-461 (1964).

LOJDA, Z., FRIC, P.: Detection of basic forms of lactate dehydrogenase in situ. FEBS Symp. 18, 185-194 (1970).

LOJDA, Z., HAVRÁNKOVÁ, E.: The histochemical demonstration of aminopeptidase with bromoindolyl leucinamide. Histochemistry 43, 355-366 (1975 a).

LOJDA, Z., HAVRÁNKOVÁ, E.: Indigogenic methods for glycosidases. V. The method for β-N-acetyl glucosaminidase. Histochemistry (1975 b, im Druck).

LOJDA, Z., HAVRÁNKOVÁ, E., SLABÝ, J.: Histochemical demonstration of intestinal hetero-β-galactosidase (glucosidase). Histochemistry 42, 271-286 (1974).

LOJDA, Z., KRAML, J.: Indigogenic methods for glycosidases. III. An improved method with 4-Cl-5-Br-3-indolyl-β-D-fucoside and its application in studies of enzymes in the intestine, kidney and other tissues. Histochemie 25, 195-207 (1971).

LOJDA, Z., MALIS, F.: Histochemical demonstration of enterokinase. Histochemie 32, 23-29 (1972).

LOJDA, Z., PLOEG, M. van der, DUIJN, P. van: Phosphates of the naphthol AS series in the quantitative determination of alkaline and acid phosphatase activities "in situ" studied in polyacrylamide membrane model system and by cytospectrophotometry. Histochemie 11, 13-32 (1967).

LOJDA, Z., SLABÝ, J., KRAML, J., KOLÍNSKÁ, J.: Synthetic substrates in the histochemical demonstration of intestinal disaccharidases. Histochemie 34, 361-369 (1973).

LOJDA, Z., VECEREK, B., PELICHOVÁ, H.: Some remarks concerning the histochemical detection of acid phosphatase by azo-coupling reactions. Histochemie 3, 428-454 (1964).

McGADEY, J.: A tetrazolium method for nonspecific alkaline phosphatase. Histochemie 23, 180-184 (1970).

McMILLAN, P.J.: Differential demonstration of muscle and heart type lactic dehydrogenase of rat muscle and kidney. J. Histochem. Cytochem. 15, 21-31 (1967).

MEIJER, A.E.F.H.: Improved histochemical method for the demonstration of the activity of α-glucan phosphorylase. I. The use of glucosyl acceptor dextran. Histochemie 12, 244-252 (1968 a).

MEIJER, A.E.F.H.: Improved histochemical method for the demonstration of the activity of α-glucan phosphorylase. II. Relation of molecular weight of glucosyl acceptor dextran to activation of phosphorylase. Histochemie 16, 134-143 (1968 b).

MEIJER, A.E.F.H.: Semipermeable membranes for improving the histochemical demonstration of enzyme activities in tissue sections. I. Acid phosphatase. Histochemie 30, 31-39 (1972).

MEIJER, A.E.F.H.: Semipermeable membranes for improving the histochemical demonstration of enzyme activities in tissue sections. III. Lactate dehydrogenase. Histochemie 35, 165-172 (1973).

MEIJER, A.E.F.H., BLOEM, J.H.: Improved histochemical demonstration of carbonate dehydratase. Acta histochem. (Jena) 25, 239-241 (1966).

MEIJER, A.E.F.H., VLOEDMAN, A.H.T.: Semipermeable membranes for improving the histochemical demonstration of enzyme activities in tissue sections. II. Nonspecific esterase and β-glucuronidase. Histochemie 34, 127-134 (1973).

MEIJER, A.E.F.H., VRIES, G.P. de: Semipermeable membranes for improving the histochemical demonstration of enzyme activities in tissue sections. IV. Glucose-6-phosphate dehydrogenase and 6-phosphogluconate dehydrogenase (decarboxylating). Histochemistry 40, 349-359 (1974).

MONIS, B., TSOU, K.C., SELIGMAN, A.M.: Development of a histochemical method for α-D-galactosidase and its distribution in the rat. J. Histochem. Cytochem. 11, 653-664 (1963).

NACHLAS, M.M., MONIS, B., ROSENBLATT, D., SELIGMAN, A.M.: Improvement in the histochemical localization of leucine aminopeptidase with a new substrate, L-leucyl-4-methoxy-2-naphthylamide. J. biophys. biochem. Cytol. 7, 261-264 (1960).

NOVIKOFF, A.B., GOLDFISCHER, S.: Nucleoside diphosphatase activity in the Golgi apparatus and its usefullness for cytologic studies. Proc. nat. Acad. Sci. (Wash.) 47, 802-810 (1961).

NOVIKOFF, A.B., GOLDFISCHER, S.: Visualisation of peroxisomes (microbodies) and mitochondria with diaminobenzidine. J. Histochem. Cytochem. 17, 675-680 (1969).

PADYKULA, H.A., HERMAN, E.: Factors affecting the activity of adenosine triphosphatase and other phosphatases as measured by histochemical techniques. J. Histochem. Cytochem. 3, 161-169 (1955).

PATRICK, A.D., LAKE, B.D.: Deficiency of an acid lipase in Wolman's disease. Nature (Lond.) 222, 1067-1068 (1969).

PEARSE, A.G.E., REISS, J.L.: The histochemical demonstration of a specific phosphatase (5-nucleotidase). Biochem. J. 50, 534-536 (1952).

PLOEG, M. van der, DUIJN, P. van: 5,6-dihydroxyindol as a substrate in a histochemical peroxidase reaction. J. roy. micr. Soc. 83, 415-423 (1964).

PUGH, D.: The fine structural localization of N-acetyl-β-glucosaminidase using an indoxyl substrate. Ann. Histochim. 17, 55-64 (1972).

RAVIN, H.A., TSOU, K.-C., SELIGMAN, A.M.: Colorimetric estimation and histochemical demonstration of serum cholinesterase. J. biol. Chem. 191, 843-857 (1951).

ROSENTHAL, A.S., MOSES, H.L., BEAVER, D.L., SCHUFFMAN, S.S.: Lead ion and phosphatase histochemistry. I. Nonenzymatic hydrolysis of nucleoside phosphates by lead ion. J. Histochem. Cytochem. 14, 698-701 (1966).

SELIGMAN, A.M., PLAPINGER, R.E., WASSERKRUG, H.L.: Specific electron microscopic demonstration of terminal cytochroms with Bis (phenylene diamine) reagents, BAXD, BED and DAB. J. Histochem. Cytochem. 17, 192 (1969).

SHNITKA, T.K., TALIBI, G.G.: Cytochemical localization by ferricyanide reduction of α-hydroxy acid oxidase activity in peroxisomes of rat kidney. Histochemie 27, 137-158 (1971).

SIE, H.-S., SAWYER, D., FISHMAN, W.H.: Enzymorphologic demonstration of glucose 6-phosphate-dependent glycogen synthetase in mouse liver. J. Histochem. Cytochem. 14, 247-253 (1966).

SIMON, H., ARNOLD, F., RINDFLEISCH, B.: Indirekter Aldolase-Nachweis. Acta histochem. (Jena) 23, 322-325 (1966).

TAKAMATSU, H.: Histochemische Untersuchungen der Phosphatase und deren Verteilung in verschiedenen Organen und Geweben. Trans. Soc. Path. Jap. 29, 492-498 (1939).

TAKEUCHI, T.: Histochemical demonstration of branching enzyme (amylo-1,4-1,6-transglucosidase). J. Histochem. Cytochem. 6, 208-215 (1958).

TAKEUCHI, T., GLENNER, G.G.: Histochemical demonstration of a pathway for polysaccharide synthesis from uridine diphosphoglucose. J. Histochem. Cytochem. 8, 227-230 (1960).

TAKEUCHI, T., GLENNER, G.G.: Histochemical demonstration of uridine diphosphate glucose-glycogen transferase in animal tissues J. Histochem. Cytochem. 9, 304-316 (1961).

TAKEUCHI, T., KURIAKI, H.: Histochemical detection of phosphorylase in animal tissues. J. Histochem. Cytochem. 3, 153-160 (1955).

WACHSTEIN, M., MEISEL, E.: On the histochemical demonstration of glucose-6-phosphatase. J. Histochem. Cytochem. 4, 592 (1956).

WACHSTEIN, M., MEISEL, E.: Histochemistry of hepatic phosphatases at a physiologic pH with special reference to the demonstration of bile canaliculi. Amer. J. clin. Path. 27, 13-23 (1957).

WACHSTEIN, M., MEISEL, E., FALCON, C.: Histochemistry of thiolacetic acid esterase: a comparison with nonspecific esterase with special regard to the effect of fixatives and inhibitors on intracellular localization. J. Histochem. Cytochem. 9, 325-339 (1961).

WINCKLER, J.: Kontrollierte Gefriertrocknung von Kryostatschnitten. Histochemie 22, 234-240 (1970 a).

WINCKLER, J.: Zum Einfrieren von Gewebe in stickstoff-gekühltem Propan. Histochemie 23, 44-50 (1970 b).

WINCKLER, J.: Verwendung gefriergetrockneter Kryostatschnitte für histologische und histochemische Untersuchungen. Histochemie 24, 168-186 (1970 c).

WINCKLER, J.: Herstellung und Verwendungsmöglichkeiten semidünner Kryostatschnitte unfixierten Gewebes. Histochemie 32, 143-152 (1972).

II. Bücher

ARNOLD, M.: Histochemie. Einführung in Grundlagen und Prinzipien der Methoden. Berlin-Heidelberg-New York: Springer 1968.

BARKA, T., ANDERSON, P.J.: Histochemistry. Theory, practice, and bibliography. New York-Evanston-London: Harper und Row 1963.

BARMAN, Th. E.: Enzyme handbook, Vol. I, II. Berlin-Heidelberg-New York: Springer 1969.

BARMAN, Th. E.: Enzyme handbook, Suppl. I. Berlin-Heidelberg-New York: Springer 1974.

BERGMEYER, H.U.: Methoden der enzymatischen Analyse. Bd. I. Weinheim: Chemie 1970.

BURSTONE, M.S.: Enzyme histochemistry and its application in the study of neoplasms. New York-London: Academic Press 1962.

CHAYEN, J., BITENSKY, L., BUTCHER, R.G.: Histochemie. Grundlagen und Methoden. Weinheim: Chemie 1975.

Enzyme Nomenclature. Recommendations of the international union of biochemistry on the nomenclature and classification of enzymes. New York: Elsevier 1972.

GOMORI, G.: Microscopic histochemistry. Principles and practice. Chicago: The University of Chicago Press 1952.

HACK, M.H., HELMY, F.M.: An introduction to comparative, correlative histochemical principles. Jena: VEB Fischer 1974.

GRAUMANN, W., NEUMANN, K.H. (Hrsg.): Handbuch der Histochemie, Bd. VII, Enzyme (seit 1960). Stuttgart: Fischer.

LILLIE, R.D.: Histopathologic technic and practical histochemistry. New York-Toronto-Sydney-London: McGraw-Hill 1965.

LISON, L.: Histochimie et cytochimie animales. Principes et methodes. Paris: Gauthier-Villar 1960.

PEARSE, A.G.E.: Histochemistry. Theoretical and applied. London: Churchill 1953.

PEARSE, A.G.E.: Histochemistry. Theoretical and applied, Vol. I. London: Churchill 1968.

PEARSE, A.G.E.: Histochemistry. Theoretical and applied, Vol. II. London: Churchill 1972.

RAPPOPORT, S.M., RADEBRECHT, H.J.: Physiologisch-chemisches Praktikum. Berlin-Jena: VEB Volk und Gesundheit 1967.

RICK, W.: Klinische Chemie und Mikroskopie. Berlin-Heidelberg-New York: Springer 1973.

ROMEIS, B.: Mikroskopische Technik. München: Oldenbourg 1968.

SPANNHOF, L.: Einführung in die Praxis der Histochemie. Jena: VEB Fischer 1967.

THOMPSON, S.W.: Selected histochemical and histopathological techniques. Springfield: Thomas 1974.

III. Zeitschriften

Acta histochemica (seit 1954). Jena: VEB Fischer.

Acta histochemica cytochemica (seit 1968). Kyoto: Nakanichi Printing Co.

Annales d'Histochimie (seit 1956). Paris: Gauthier-Villars.

Experimental Cell Research (seit 1950). New York-London: Academic Press.

Folia Histochemica et Cytochemica (seit 1963). Krakow: Polish Scientific Publishers.

Histochemie (seit 1958; 1974 Umbenennung in Histochemistry). Berlin-Heidelberg-New York: Springer.

Journal of Biophysical and Biochemical Cytology (seit 1955; 1962 Umbenennung in Journal of Cell Biology). New York: Rockefeller University Press.

Journal of Histochemistry and Cytochemistry (seit 1953). Baltimore: Williams and Wilkins.

Rivista di Istochimica (seit 1955). Mailand: Industria Poligrafica Lombarda.

The Histochemical Journal (seit 1958). London: Chapman and Hall.

H. Sachverzeichnis

Biochemisches Taschenbuch
2 Teilbände. Herausgeber: H. M. Rauen. Mit einem Geleitwort von R. Kuhn. 2. Auflage 1964. 1. Teil: 151 Abb. XII, 1060 Seiten. 2. Teil: 166 Abb. VIII, 1084 Seiten. Die beiden Teile werden nur zusammen abgegeben. Gebunden DM 192,–; US $ 78.80
ISBN 3-540-03102-2

Th.E. Barman
Enzyme Handbook
2 Volumes, not sold separately.
1969. XI and III, 928 pages. Cloth DM 100,–; US $ 41.00
ISBN 3-540-04423-X

Supplement 1: 1974. 1 fig. IV, 517 pages.
Cloth DM 60,–; US $ 24.60
ISBN 3-540-06761-2

Distribution rights for Japan: Maruzen Co., Ltd. Tokyo

Fluorescence Techniques in Cell Biology
Proceedings of the Conference on "Quantitative Fluorescence Techniques as Applied to Cell Biology" held at Battelle Seattle Research Center. Editors: A. A. Thaer, M. Sernetz. 1973. 303 figs. VIII, 420 pages. Cloth DM 48,–; US $ 19.70
ISBN 3-540-06421-4

L. Orci, A. Perrelet
Freeze-Etch Histology
A Comparison between Thin Sections and Freeze-Etch Replicas.
1975. 82 figs. VII, 168 pages. Cloth DM 145,–; US $ 59.50
ISBN 3-540-07043-5

Intracellular Staining in Neurobiology
Editors: S. B. Kater, C. Nicholson.
1973. 132 figs. (some in color). XIII, 332 pages. Cloth DM 75,60; US $ 31.00
ISBN 3-540-06261-0

D. F. H. Wallach, H. Knüfermann
Plasmamembranen
Chemie, Biologie und Pathologie.
1973. 31 Abb. XIV, 240 Seiten. (Heidelberger Taschenbücher, 132. Band) DM 19,80; US $ 8.20
ISBN 3-540-06360-9

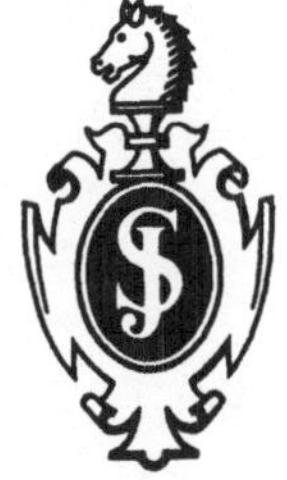

Springer-Verlag Berlin Heidelberg New York

G. Schimmel
Elektronenmikroskopische Methodik
1969. 134 Abb. in 249 Einzeldarstellungen.
VIII, 243 Seiten. Gebunden DM 88,–; US $ 36.10
ISBN 3-540-04699-2

Advanced Techniques in Biological Electron Microscopy
Editor: J. K. Koehler. With Contributions by S. Bullivant, J. Frank, K. Hama, T. L. Hayes, J. H. Luft, F. A. McHenry, D. C. Pease, M. M. Salpeter
1973. 108 figs. XII, 304 pages. Cloth DM 50,–; US $ 20.50
ISBN 3-540-06049-9

Microautoradiography and Electron Probe Analysis
Their Application to Plant Physiology. Editor: U. Lüttge
1972. 78 figs. III, 242 pages. DM 46,–; US $ 18.90
ISBN 3-540-05950-4

A. Nowotny
Basic Exercises in Immunochemistry
A Laboratory Manual.
1969. 50 figs. VIII, 197 pages. Cloth DM 46,–; US $ 18.90
ISBN 3-540-04666-6

Zeitschriften

Histochemistry

Cell and Tissue Research
Continuation of „Zeitschrift für Zellforschung und mikroskopische Anatomie"

Calcified Tissue Research

Chromosoma

Anatomy and Embryology
Zeitschrift für Anatomie und Entwicklungsgeschichte

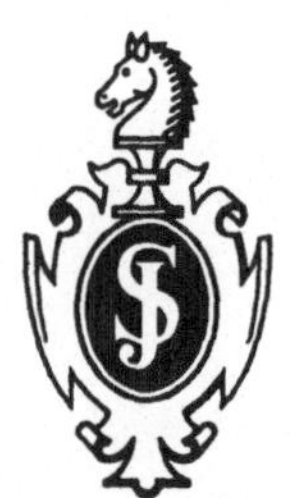

Springer-Verlag Berlin Heidelberg New York

FK	Kryostat- oder Gefrierschnitt nach Blockfixation in Formaldehyd (S. 38, 42)
FP	Paraffinschicht nach Formaldehydfixation (S. 44)
GK	Kryostat- oder Gefrierschnitt nach Blockfixation in Glutaraldehyd (S. 37, 42)
GSA	gefriersubstituierter Kryostatschnitt nach Acetonmontage (S. 37)
GSC	gefriersubstituierter Kryostatschnitt nach Celloidinmontage (S. 37)
GSI	gefriersubstituierter Kryostatschnitt nach Isopropanolmontage (S. 37)
GT	gefriergetrockneter Kryostatschnitt (S. 34, 37)
GTA	gefriergetrockneter Kryostatschnitt nach Acetonmontage (S. 34, 37)
GTC	gefriergetrockneter Kryostatschnitt nach Celloidinmontage (S. 34, 37)
GTI	gefriergetrockneter Kryostatschnitt nach Isopropanolmontage (S. 34, 37)
KA	Aceton-behandelter Kryostatschnitt (S. 41)
KF	Formaldehyd-fixierter Kryostatschnitt (S. 41)
Mt	Membrantechnik (S. 33)
uK	unfixierter Kryostatschnitt (S. 29)

Die Seitenzahlen verweisen auf die ausführliche Beschreibung der Technik.